Impressum

1. Auflage Juni 2012,
erschienen bei fairpub, einem Imprint der Evendom GmbH

Chefredaktion: Uli Baur

Chef vom Dienst: Sonja Wiggermann

Redaktionsleitung und Konzeption: Jochen Niehaus

Redaktion: Michael Miersch; Dr. Regina Albers, Ulrike Bartholomäus,
Claudia Gottschling, Paul Klammer, Maria Latos

Autoren: Claudia Füßler, Vlad Georgescu, Mila Hanke, Nike Heinen, Dr. Josef H. Richholf,
Stefanie Reinberger, Silvia Sanides, Joseph Scheppach, Werner Siefer, Katja Töpfer, Beate Wagner

Art Director: Susanne Achterkamp

Grafik: Heike Noffke, Petra Rehder, Petra Vogt

Bildredaktion: Rüdiger Schrader; Maike Feder, Sirka Henning

Freie Mitarbeiter: Heike Jüptner, Regina Tremmel (Bildredaktion);
Kristian Dunkl, Sophie Wolfbauer (Grafik)

Dokumentation/Schlussredaktion: Petra Kerkermeier (Ltg.)

Daten-Recherche: Munich Inquire Media GmbH

Diese Ausgabe ist ein Fortdruck der Zeitschriftenausgabe vom Februar 2012.
Das Impressum auf Seite 130 ist daher nicht für die Buchausgabe gültig.

Verlagsgeschäftsführer: Burkhard Graßmann

Projektkoordination: Dr. Friedrich Schwandt

Umschlaggestaltung: Susanne Achterkamp

Umschlagmotiv: Lisa Spindler

Druck Cover und Bindung: Rasch Druckerei und Verlag GmbH & Co. KG,
Lindenstraße 47, 49565 Bramsche

Druck Innenteil: pva, Druck und Medien-Dienstleistungen GmbH,
Industriestraße 15, 76829 Landau/Pfalz

ISBN 978-3-9814980-2-8

Gedruckt in Deutschland

Illustration: John Kaspuhl/FOCUS-Magazin Fotos: Heinz Heiss (2

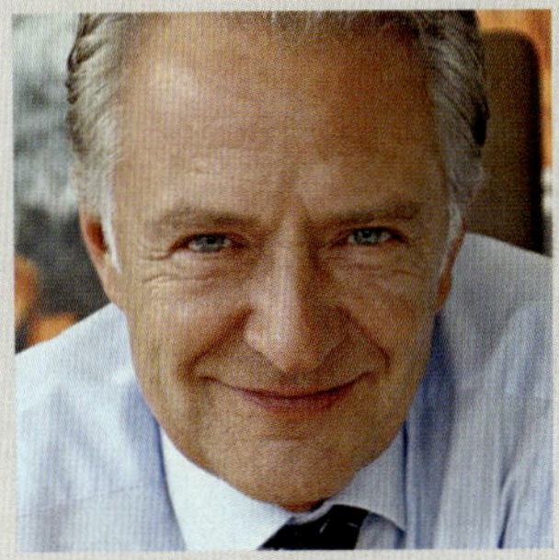

Hilfe für Ihren **Rücken**

DER SCHMERZ IM KREUZ ist das Thema dieser zweiten Ausgabe von FOCUS-Gesundheit. Wer sagt, er hätte „Rücken", meint selten die anatomische Tatsache, sondern das Zerren, Stechen und Drücken, das ihn plagt. Acht von zehn Deutschen erleben mindestens eine solche Schmerzepisode in ihrem Leben. Fragt man Menschen auf der Straße, klagt fast jeder zweite über Rückenprobleme. Nur wegen Schnupfen gehen die Deutschen häufiger zum Arzt.

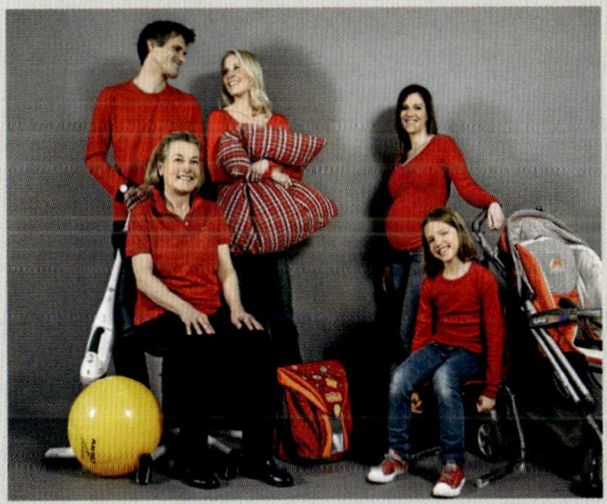

FOCUS-Kollegen aus der Redaktion und Kinder posieren als fitte Familie in der Rückenschule

Das Leiden kostet die Volkswirtschaft 50 Milliarden Euro pro Jahr. Teuer sind Frühverrentungen und Arbeitsausfälle. Immerhin 18 Milliarden zahlen Patienten und Versicherungen für Behandlungen, Operationen und Medikamente. Zum Vergleich: Für das Rückgrat deutscher Mobilität, die Autobahnen und Fernstraßen, gab der Staat im vergangenen Jahr nur 2,2 Milliarden Euro an Reparaturen aus.

Die meisten Menschen behandeln übrigens ihre Rückenschmerzen selbst. Und das mit Erfolg: 80 bis 90 Prozent der Beschwerden verschwinden ohne Zutun eines Arztes. Wärmepflaster, Tabletten und Hausmittel helfen, die ersten Tage nach dem Hexenschuss zu überstehen. Wenn der Schmerz aber über Wochen und Monate das Leben beeinträchtigt, ist die Hilfe von Experten nötig. Sie verhindern, dass das Leiden chronisch wird. Empfehlenswerte Ärzte finden Sie in unserer Adressenliste im Heft.

Die Autoren dieser Ausgabe haben mit Wirbelsäulenspezialisten aller Disziplinen gesprochen. Orthopäden, Neurochirurgen, Manualmediziner, Psychiater, Psychosomatiker und Physiotherapeuten erklären, was wirklich hilft. Sie geben Antwort auf die drängendsten Fragen: Woher kommt der Schmerz? Sollte ich zum Arzt und zu welchem? Muss ich wirklich „unters Messer"?

An der Wirbelsäule wird viel gebohrt, verschraubt und gemeißelt. Dabei wählen Chirurgen inzwischen Methoden, die nur noch kleine Schnitte erfordern und kaum verletzen. Kritiker – und viele Chirurgen gehören selbst dazu – vermuten, dass zu häufig operiert wird. Auch darüber berichten wir – und was noch hilft, wenn selbst die OP nicht geholfen hat.

In Zukunft wird FOCUS-Gesundheit nicht, wie geplant, viermal im Jahr, sondern sechsmal erscheinen. Die vielen positiven Reaktionen auf unsere erste Ausgabe „Das Herz" haben uns darin bestätigt, dass Wissen oft die beste Medizin ist.

Herzlichst, Ihr

Uli Baur

Uli Baur, Chefredakteur

Foto: Dieter Mayr/FOCUS-Magazin

Inhalt

FOCUS-Gesundheit – Nr. 02 – Der Rücken

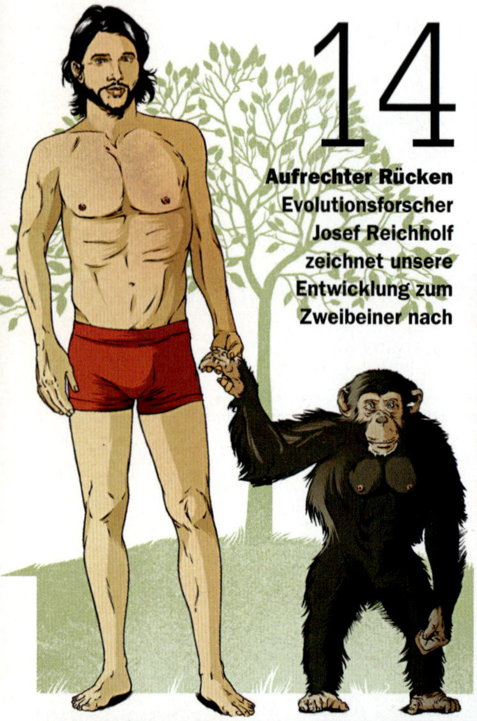

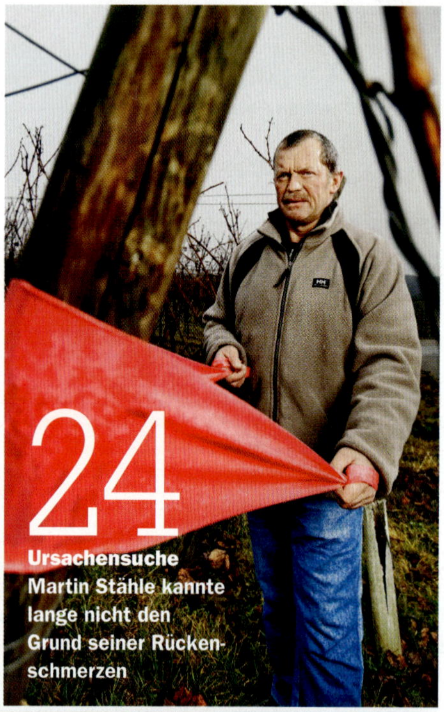

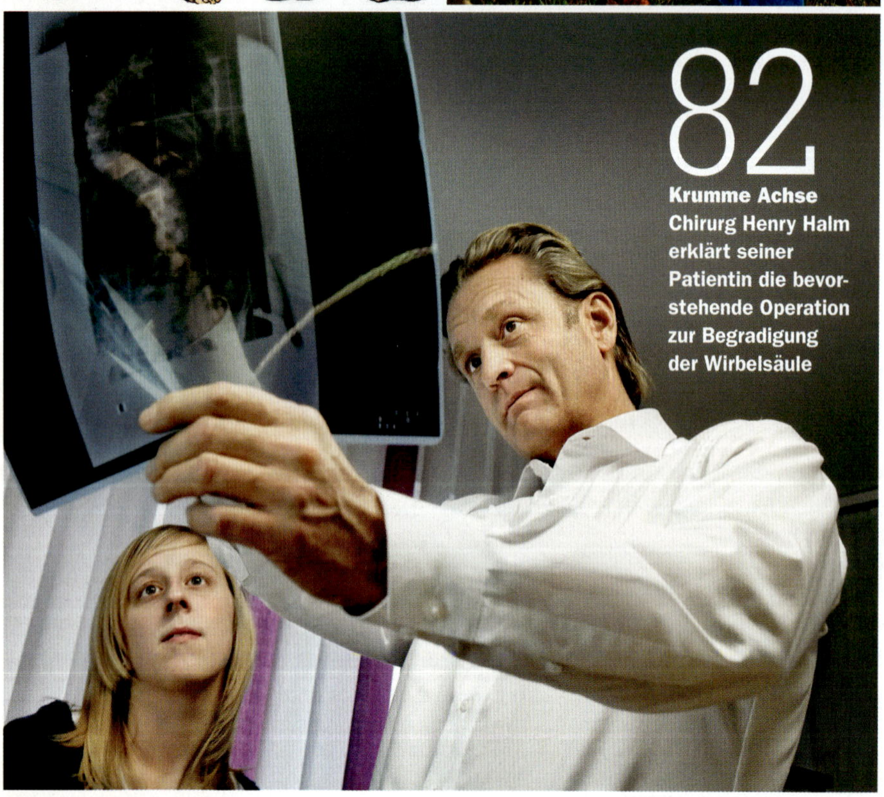

Der aufrechte Mensch

23 Der schmerzende Rücken

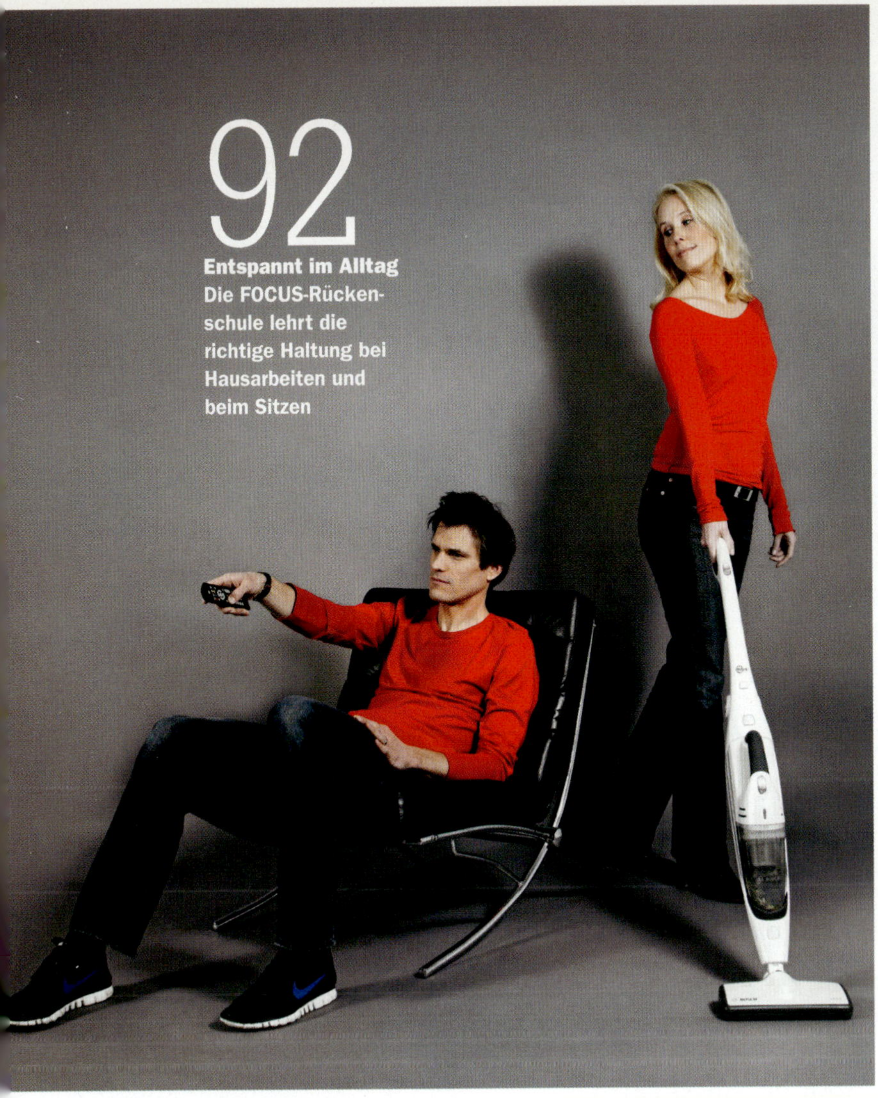

Rubriken

Titelfoto: Lisa Spindler

Starre, weiche **Achse**

Die Struktur ist wunderlich. Und man bekommt sie sonst eher im Museum zu Gesicht. Dort, wo die Skelette der Dinosaurier und anderer Wirbeltiere stehen: das Rückgrat. Seine Geschichte reicht 400 Millionen Jahre zurück. Im Devon bewegten sich die ersten Lebewesen aus dem Meer an Land und benötigten fortan, weil es mit dem leichten Schweben im Wasser vorbei war, ein festeres Gerüst. Es musste stark sein, um die Beine und den Körper der Tiere zu tragen. Mancher versteinerte Dino-Wirbel misst einen halben Meter im Durchmesser. Das Gestell musste aber auch flexibel sein, um Gehen, Springen und Sprinten zu ermöglichen.

Das Rückgrat von Vierbeinern, z. B. Hunden oder Pferden, fungiert noch als Brücke. Es verspannt die Vorder- und Hinterbeine fest miteinander. Die Wirbelsäule des Menschen hingegen, ihre Form ist sechs bis sieben Millionen Jahre alt, ist mehr einem Mast vergleichbar: Er steht senkrecht und hat die Aufgabe, den Kopf und den Körper mit den inneren Organen zu tragen und über dem Becken und den Beinen zu balancieren.

Die Natur vertraut dazu einer Konstruktion, die Mediziner heute eine „semirigide", also halbfeste Achse nennen. Jeder Wirbel kann sich zu seinem durch eine Bandscheibe getrennten Nachbarn nur um wenige Grad beugen, drehen oder kippen. Doch in der Summe befähigt dies den Menschen, ein Akrobat zu sein, also sich nach hinten zu bücken und mit den Händen den Boden zu berühren. Oder einfach nur eine Münze aufzuheben und sich nach Freunden umzudrehen.

Weich wie Wachs wäre das Rückgrat allerdings ohne seine Muskeln. Kleine und kurze Exemplare spannen sich zwischen den knöchernen Fortsätzen der Wirbel, um sie zu stabilisieren. Große laufen wie Segel über den Rücken und zurren die Wirbelsäule fest wie Taue den Mast eines Schiffes.

FOCUS INFOGRAFIK

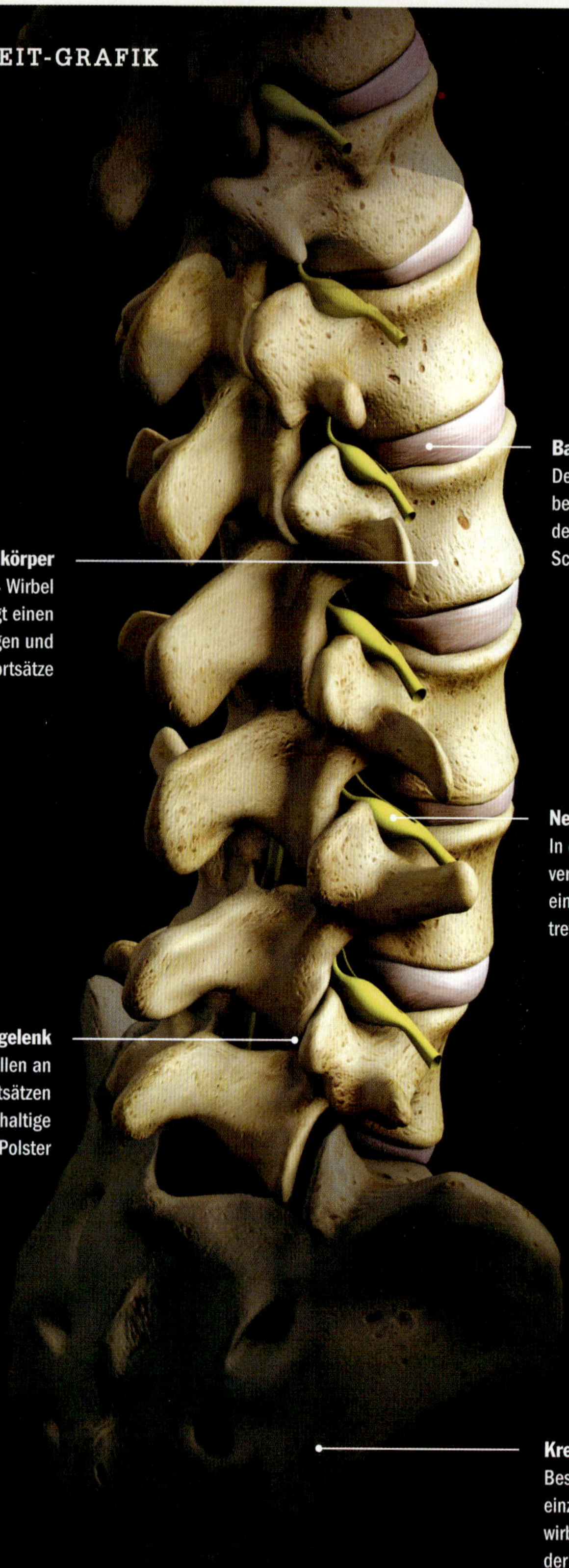

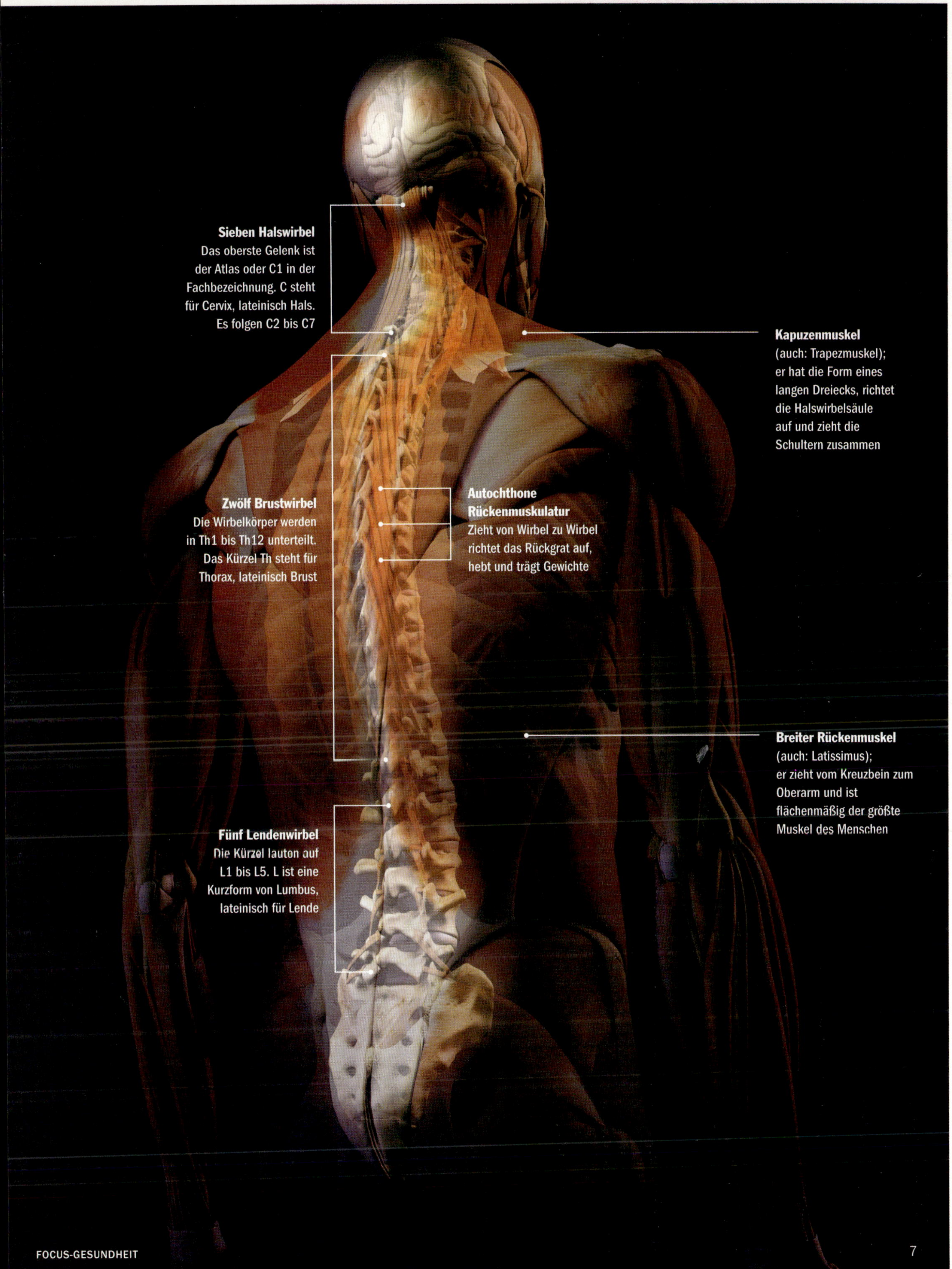
Sieben Halswirbel
Das oberste Gelenk ist der Atlas oder C1 in der Fachbezeichnung. C steht für Cervix, lateinisch Hals. Es folgen C2 bis C7
Kapuzenmuskel
(auch: Trapezmuskel); er hat die Form eines langen Dreiecks, richtet die Halswirbelsäule auf und zieht die Schultern zusammen
Zwölf Brustwirbel
Die Wirbelkörper werden in Th1 bis Th12 unterteilt. Das Kürzel Th steht für Thorax, lateinisch Brust
Autochthone Rückenmuskulatur
Zieht von Wirbel zu Wirbel richtet das Rückgrat auf, hebt und trägt Gewichte
Breiter Rückenmuskel
(auch: Latissimus); er zieht vom Kreuzbein zum Oberarm und ist flächenmäßig der größte Muskel des Menschen
Fünf Lendenwirbel
Die Kürzel lauten auf L1 bis L5. L ist eine Kurzform von Lumbus, lateinisch für Lende

Die Rückenprofis fordern: Teamgeist

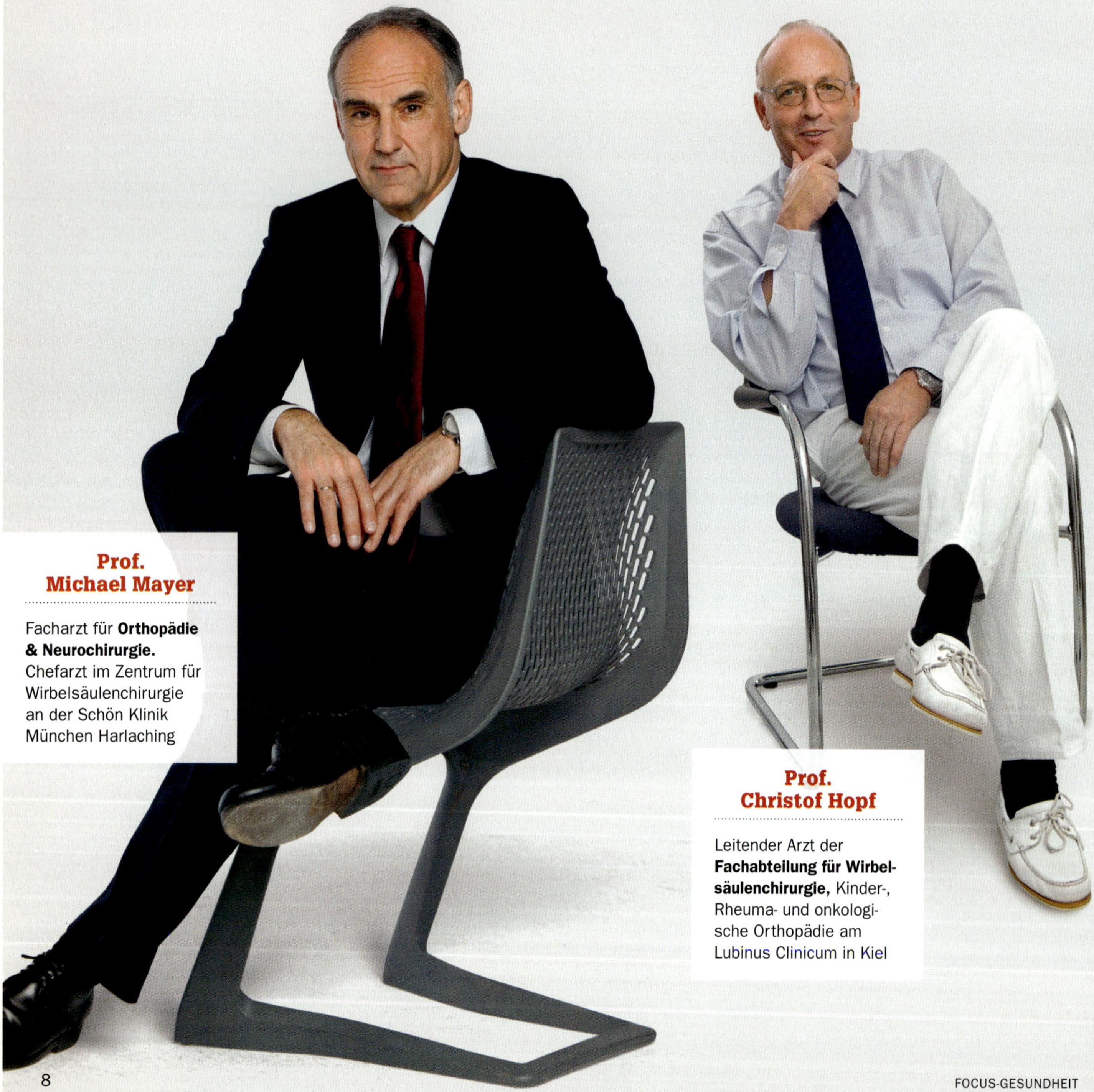

Prof. Michael Mayer

Facharzt für **Orthopädie & Neurochirurgie.** Chefarzt im Zentrum für Wirbelsäulenchirurgie an der Schön Klinik München Harlaching

Prof. Christof Hopf

Leitender Arzt der **Fachabteilung für Wirbelsäulenchirurgie,** Kinder-, Rheuma- und onkologische Orthopädie am Lubinus Clinicum in Kiel

Nach Ansicht von Deutschlands Wirbelsäulenexperten verlaufen Diagnostik und Therapie zu oft ohne Konzept. Viele Röntgenbilder und Operationen seien unnötig, Risikopatienten blieben dagegen ohne wirksame Hilfe. **Gemeinsam wollen sie den Dauerschmerz besiegen**

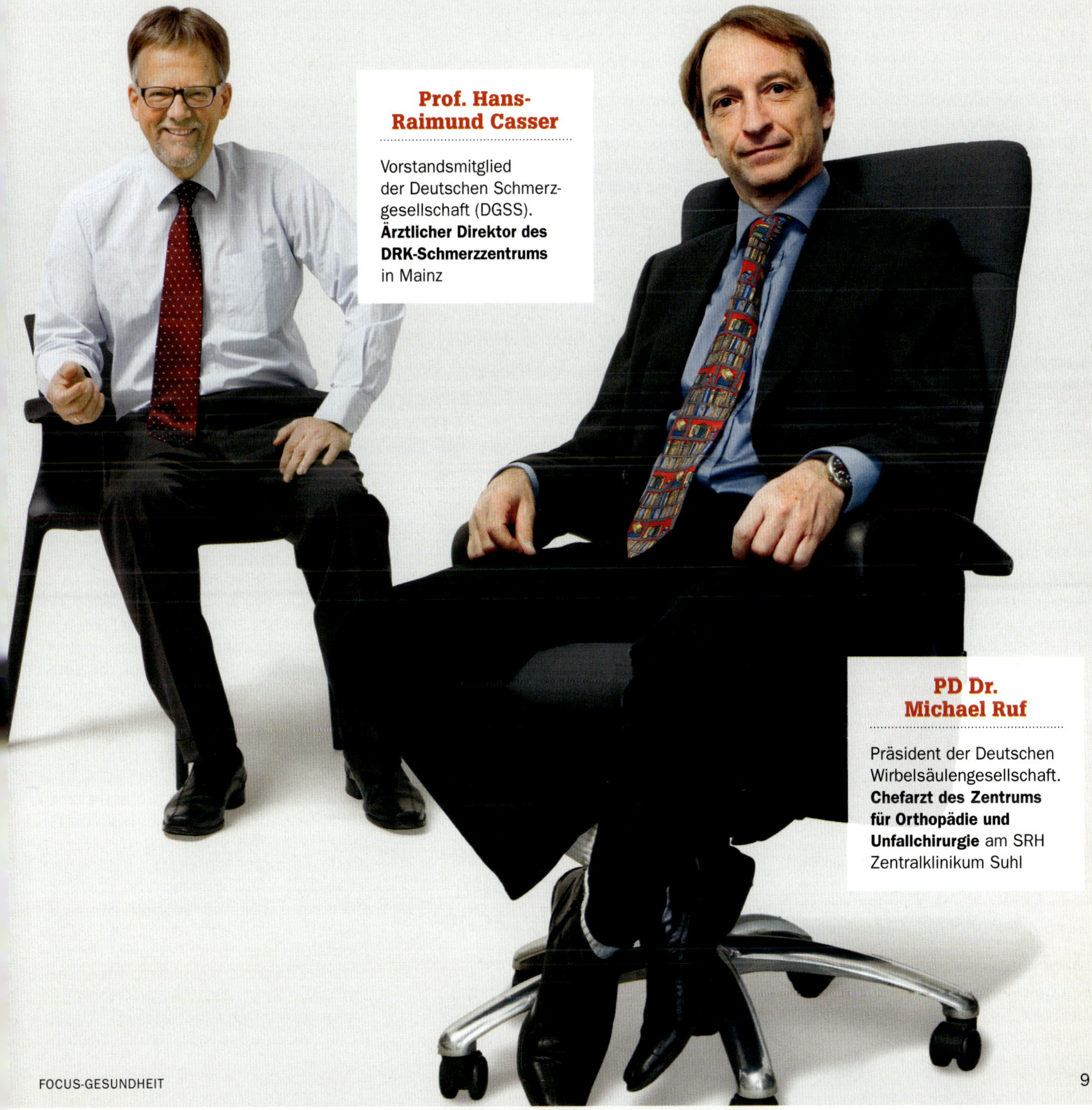

Prof. Hans-Raimund Casser

Vorstandsmitglied der Deutschen Schmerzgesellschaft (DGSS). **Ärztlicher Direktor des DRK-Schmerzzentrums** in Mainz

PD Dr. Michael Ruf

Präsident der Deutschen Wirbelsäulengesellschaft. **Chefarzt des Zentrums für Orthopädie und Unfallchirurgie** am SRH Zentralklinikum Suhl

Fotos: Wolf Heider-Sawall, Marien Losse, Bernd Roselieb, Bert Bostelmann alle FOCUS-Magazin   Composing: FOCUS-Magazin

Rückenexperten nennen sich viele Mediziner: Orthopäden, Neurologen, Chirurgen, Chiropraktiker und Schmerzärzte. Wessen Behandlung brauche ich, wenn es im Kreuz zwackt?
RUF: Bei einem einfachen, akuten Rückenschmerz ist der Hausarzt der erste Ansprechpartner. Schwierig wird es, wenn die Beschwerden wochenlang nicht verschwinden oder neurologische Ausfälle wie Gefühlsstörungen oder Schwächen auftreten. Dann ist es derzeit leider so, dass Patienten, je nachdem zu welchem Facharzt sie gehen, unterschiedlich behandelt werden. Der Neurologe hat sein eigenes Verständnis der Dinge, ebenso der Orthopäde. Hier gibt es leider keine Einigkeit. Ein unguter Zustand.
Eine „beste“ Behandlung bei Rückenschmerz gibt es also gar nicht?
RUF: Doch, aber diese ist eben individuell und sollte unabhängig davon sein, welchem Fachgebiet der Behandler angehört. Die Disziplinen müssen besser zusammenarbeiten, um die Therapie auf ein höheres Niveau zu bringen.
Werden Rückenschmerzpatienten in Deutschland zu häufig unnötig operiert?
RUF: Es gibt dazu leider keine zuverlässigen Zahlen. Aber auch von Seiten der Fachgesellschaft haben wir den Eindruck, dass zu viel operiert wird, ja.
Was ist die Ursache dafür?
HOPF: Die Standarderklärung ist das steigende Alter der Bevölkerung. Möglicherweise spielen aber auch wirtschaftliche Aspekte eine Rolle. Es gibt mehr Abteilungen als früher und mehr niedergelassene Konsiliarärzte, die operieren.
RUF: Es steckt auch ein Ausbildungsproblem dahinter. Wenn ein Wirbelsäulenchirurg die alternativen, konservativen Optionen nicht kennt, bietet er sie dem Patienten auch nicht an. Die Disziplinen müssen mehr miteinander sprechen! Der Mangel an Kommunikation betrifft dabei sämtliche Bereiche von der Diagnostik über die Therapiewahl bis hin zur Nachbehandlung.
Wie wollen Sie das Problem in den Griff bekommen?
RUF: Mit besserer Ausbildung. Derzeit kann sich jeder Orthopäde, Unfall- oder Neurochirurg niederlassen, das Schild „Wirbelsäulenchirurg“ an seine Praxis hängen und anfangen zu operieren. Er braucht dazu keinerlei spezielle Nachweise oder Fortbildungen.

Wollen Sie Ihre Kollegen zur Nachschulung schicken?
RUF: Wir wollen eine Zusatzbezeichnung „Wirbelsäulenchirurg“ etablieren. Um sich dafür zu zertifizieren, müssen mehrtägige Kurse besucht werden, mit Vorträgen, Workshops und Übungen an Leichen. Für höhere Stufen des Zertifikats werden auch Nachweise für durchgeführte Operationen und wissenschaftliche Arbeiten verlangt.
HOPF: Wir versammeln in den Zertifizierungsprogrammen der Deutschen Wirbelsäulengesellschaft Unfallchirurgen, Orthopäden und Neurochirurgen, die voneinander lernen. So erreichen wir eine ungeheure Qualitätssteigerung.
Soll die Zusatzausbildung verpflichtend sein, wenn sich Ärzte an der Wirbelsäule zu schaffen machen?
RUF: Eine Verpflichtung zum Zertifikat wird es nicht geben. Wir hoffen aber auf einen starken Wettbewerbsvorteil, da sich Patienten sicher sein können, dass sie bei einem zertifizierten Wirbelsäulenchirurgen in guten Händen sind.

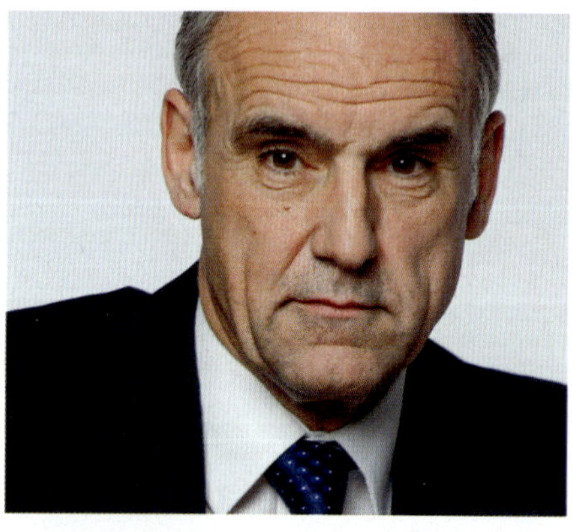

»Je genauer die Diagnose, desto gezielter die Therapie. Es gibt immer eine Ursache der Schmerzen«

Prof. Michael Mayer

Es gibt eine Vielzahl verschiedener Operationsmethoden, etwa zur Behandlung von Bandscheibenschäden, mit Lasern, Kälte und verschiedenen mikrochirurgischen Techniken. Welche ist die beste?
MAYER: Es ist schwierig, den Erfolg einer Behandlung vom natürlichen Verlauf zu unterscheiden. Was dem einen hilft, ist nicht auch zwangsläufig gut für den anderen. Erwartungshaltungen spielen eine Rolle, ebenso die Gene und natürlich die zu Grunde liegende Erkrankung. In unseren Kliniken werten wir bei 7000 Patienten Diagnosen und Behandlungsergebnisse aus, um gezielt zu beraten.
HOPF: Die Entscheidung für eine Therapie ist immer individuell zu treffen. Um die verschiedenen Verfahren vergleichbar zu machen, haben wir vor Kurzem ein Register geschaffen, in dem sämtliche in Deutschland durchgeführten Wirbelsäulenoperationen und ihre Ergebnisse dokumentiert werden sollen. Nur so werden wir in Zukunft Wirksamkeit, Sicherheit und Kosteneffektivität wirklich beurteilen können.
Gibt es einen erkennbaren Trend bei den Operationsmethoden?
HOPF: Wie in den anderen chirurgischen Bereichen auch geht der Trend klar zu einer Verkleinerung der Eingriffe. Über winzige Schnitte wird zunehmend endoskopisch, also mit einer flexiblen Optik und miniaturisierten Werkzeugen, operiert, um Gewebeschäden möglichst gering zu halten.
Deutschland ist Weltmeister bei der Anfertigung von Computertomografien und Röntgenbildern. Werden zu viele Fotos vom Rücken geschossen?
HOPF: Ja, ich glaube schon. Es muss nicht bei jedem Rückenschmerz gleich ein Röntgenbild oder eine Magnetresonanztomografie gemacht werden. Bei einem älteren Menschen ist darauf fast immer etwas zu entdecken – was aber nicht unbedingt mit den Schmerzen zu tun haben muss. Der Patient bekommt so möglicherweise etwas angedichtet, ein Kontrollröntgen wird nötig und so weiter. Es kommt eine Diagnose- und Therapiespirale in Gang, die nicht gut ist.
CASSER: Aber die Patienten sind häufig nicht zufrieden, wenn sie nicht die maximale Diagnostik erhalten. Viele wollen unbedingt eine Magnetresonanztomografie. Doch sie müssen wissen, dass dabei auch ein Risiko besteht:

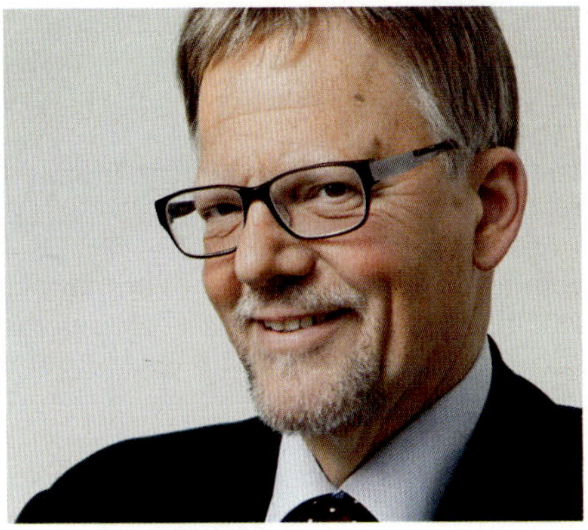

»Es gilt der Grundsatz: erster Schmerz – erste Chance, etwas dagegen zu tun«

Prof. Hans-Raimund Casser

Das MRT ist so detailreich, dass dort zwar viele Wirbelsäulenschäden zu sehen sind – doch die haben vielleicht gar nichts mit den aktuellen Beschwerden zu tun. Es ist keine leichte Aufgabe, die Relevanz eines Bildbefunds zu beurteilen. Die Entscheidung ist nie ganz hundertprozentig. Verunsicherung auf Seiten des Patienten und möglicherweise überflüssige Therapien können die Nebenwirkung der Bilder sein.

Wann wäre ein Röntgenbild sinnvoll?

RUF: Eine weiterführende bildgebende Diagnostik ist dringend erforderlich bei länger bestehenden Schmerzen, neurologischen Störungen und bei Vorerkrankungen wie Tumoren oder Osteoporose.

Was raten Sie einem Menschen, der morgens mit starken Kreuzschmerzen erwacht?

HOPF: Ich rate zur Geduld. Die meisten Wirbelsäulenerkrankungen sind harmlos, und die Spontanheilungstendenz ist enorm hoch. Personen ohne Vorerkrankungen können abwarten und die Sache aussitzen.

Rückenschmerz ist einer der häufigsten Gründe für einen Arztbesuch. Sind die Konsultationen unnötig?

HOPF: Fast alle Menschen über 50 werden hin und wieder von Rückenschmerzen geplagt, das ist einfach so und ganz normal. Es ist unsinnig, deswegen jedes Mal gleich zum Arzt zu rennen.
Wir müssen lernen, gelassener damit umzugehen. Er gehört bis zu einer gewissen Grenze zum Leben dazu. Durch keine Operation wird eine 50 Jahre alte Wirbelsäule wieder 20.

MAYER: Ich plädiere bei Kreuzschmerzen für eine frühe und gewissenhafte Diagnose! Je schneller und genauer sie gestellt wird, desto gezielter kann die Therapie einsetzen und desto besser können deren Ergebnisse gemessen werden. Es ist erstaunlich, dass auch zu Beginn des 21. Jahrhunderts noch die Meinung vorherrscht, die Mehrzahl der Kreuzschmerzen sei „unspezifisch“, also in gewisser Weise grundlos. Dabei gibt es natürlich immer eine Ursache für die Schmerzen.

Würden nicht enorme Kosten entstehen, wenn alle Rückenschmerzpatienten gründlich durchuntersucht werden?

MAYER: Nein, die Belastung für die Systeme sinkt, denn unnötige Behandlungen würden vermieden. Bei Wirbelsäulenoperationen ist auch das Timing entscheidend. Die richtige Operation zum falschen Zeitpunkt hat ein schlechteres Ergebnis als die gleiche Operation zum richtigen Zeitpunkt. Wartet man zu lange, sind unter Umständen noch komplexere Eingriffe nötig.
Und die Behandlung wird besser, wenn Experten, wie bei uns im Rückeninstitut, gemeinsam eine Diagnose stellen. Das erspart Patienten die Odyssee von Arzt zu Arzt.

Gibt es Problemgruppen unter den Patienten?

HOPF: Es gibt eine Patientengruppe, deren vorrangiges Problem im Bereich der psychischen Schmerzverarbeitung liegt. Sie leiden stärker unter ihren Beschwerden und neigen eher zur Chronifizierung. Viele von ihnen haben schon Operationen hinter sich, und weitere Eingriffe würden nichts bringen. Das müssen wir auch den Kollegen immer wieder ins Gedächtnis rufen.

Woran können Ärzte solche Patienten erkennen, bei denen ein Psychiater oder Psychosomatiker die beste Option wäre?

CASSER: Schwer chronifizierte Patienten beschreiben ihre Schmerzen als „zerstörerisch", glauben, davon in den Selbstmord getrieben zu werden. Da sollten bei den Kollegen die Alarmglocken läuten. Eine Operation hilft diesen Patienten nicht.

Wie kann man einen Patienten vor dem Schicksal der Chronifizierung bewahren?

CASSER: Alle Patienten, die trotz optimaler ärztlicher Bemühungen länger als vier bis sechs Wochen Schmerzen haben oder länger als zwei Wochen krankgeschrieben sind, brauchen die Hilfe von Experten. Sie sollten einem spezialisierten sogenannten Assessment-Team vorgestellt werden, das noch einmal durchcheckt und herausfindet, was bei diesem Patienten nicht richtig läuft. Zum Team gehören Orthopäden, Neurologen, Schmerztherapeuten, Psychotherapeuten sowie Physiotherapeuten und auch der betreuende Hausarzt.

Wollen Sie also noch mehr Diagnostik?

CASSER: Nicht mehr, sondern gezieltere Diagnostik. Im Moment ist es ja so, dass die Patienten monatelang unterwegs sind, von einem Arzt zum anderen. Jeder veranlasst ein Röntgen, MRT oder sogar invasivere Untersuchungen. Das Expertenteam in persönlicher Abstimmung bringt hier ein Konzept hinein. Unnötiges wird vermieden, denn das Team ist auch dazu da, nein zu sagen.

Rückenschmerzdiagnostik und -Therapie kosten die Sozialsysteme Milliarden. Können wir uns die Spezialistenbehandlung für Hunderttausende Patienten leisten?

CASSER: Die Assessment-Teams würden unter dem Strich Geld sparen. Sie unterbrechen die Spirale immer neuer Untersuchungen und Therapieversuche. Sie helfen, Chronifizierungen zu vermeiden, die das meiste Geld kosten.

Was ist die wichtigste Untersuchung bei Rückenschmerz?

CASSER: Das Entscheidende ist das Zuhören. Der Patient liefert, wenn er erzählt, was er erlebt hat, die wichtigsten Hinweise auf seine Erkrankung. Auf die tiefe Anamnese folgt die genaue körperliche Untersuchung. Der Respekt vor den Aussagen des Patienten, nicht die technischen Leistungen, müssen im Vordergrund stehen. Auch in der Therapie. Wenn das Gespräch gut verläuft, erkennt der Patient, dass nicht die Bandscheibe die Ursache seiner Probleme ist, sondern vielleicht sein Stress oder sein Bewegungsmangel. Wenn die Leute diesen Zusammenhang einmal verstehen, dann ist viel erreicht.

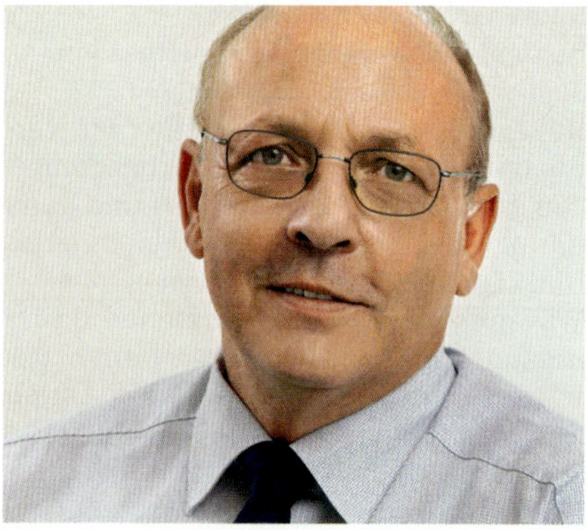

»Wir müssen wieder lernen, gelassener mit Rückenschmerzen umzugehen«

Prof. Christof Hopf

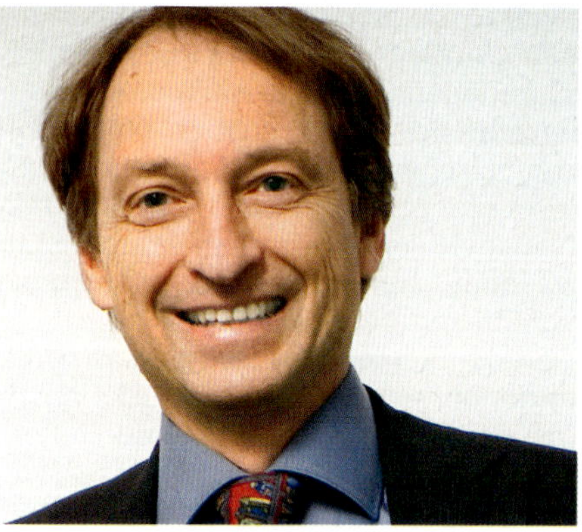

»Mit jedem Kilo Übergewicht nimmt die Wahrscheinlichkeit von Schäden zu«

PD Dr. Michael Ruf

Welchen Stellenwert hat der Psychologe im Expertenteam?

CASSER: Das Statement eines Psychotherapeuten gehört bei komplexen Rückenschmerzproblemen zwingend dazu. Wohlgemerkt sollte dieser aber auch spezielle Kenntnisse in der Beurteilung von Schmerzpatienten haben. Wenn die Untersuchung zeigt, dass hier möglicherweise ein Dauerpatient entsteht, würde man ihn einer multimodalen Teambehandlung zuführen, also einem umfassenden Behandlungsprogramm durch Mediziner, Psychologen und Physiotherapeuten. Und auch hier würden trotz der intensiven Bemühungen weniger Kosten entstehen, als wenn solche Risikopatienten in der konventionellen Versorgung versauern.

Für wie viele Patienten käme diese Spezialbehandlung in Frage?

CASSER: In unserer Ambulanz kommen hierfür nach sorgfältiger Untersuchung circa ein Drittel in Frage und profitieren nachhaltig davon.

Kann man Rückenschmerzen verhindern?

RUF: Ein Viertel bis die Hälfte von dem, was wir zu operieren haben, sind Zivilisationskrankheiten, ausgelöst durch unsere Lebensweise. Man kann und sollte mit ausreichend Bewegung vorbeugen. Jeder Bundesbürger sollte sich morgens zehn Minuten Zeit für Wirbelsäulengymnastik nehmen.
Übergewicht ist ebenfalls ein wichtiges und vermeidbares Risiko. Mit jedem Kilo nimmt die Wahrscheinlichkeit von Wirbelsäulenschäden zu. Auch die Ergebnisse von Operationen sind bei Übergewichtigen schlechter.

CASSER: Reine Prävention bei Menschen, die noch niemals Rückenschmerz hatten, ist kaum möglich. Die meisten müssen das einmal erlebt haben, um zu handeln. Man sollte wissen: 80 Prozent haben einmal Rückenschmerzen. Das ist keine Katastrophe. Aber wenn man sein Verhalten dann nicht ändert, kann sich das zu einem ständig nörgelnden, schwer zu therapierenden Krankheitszustand entwickeln. Es gilt der Grundsatz: erster Schmerz – erste Chance, etwas zu tun. ■

INTERVIEW: JOCHEN NIEHAUS

Fotos: Marrion Losse, Bert Bostelmann beide FOCUS-Magazin

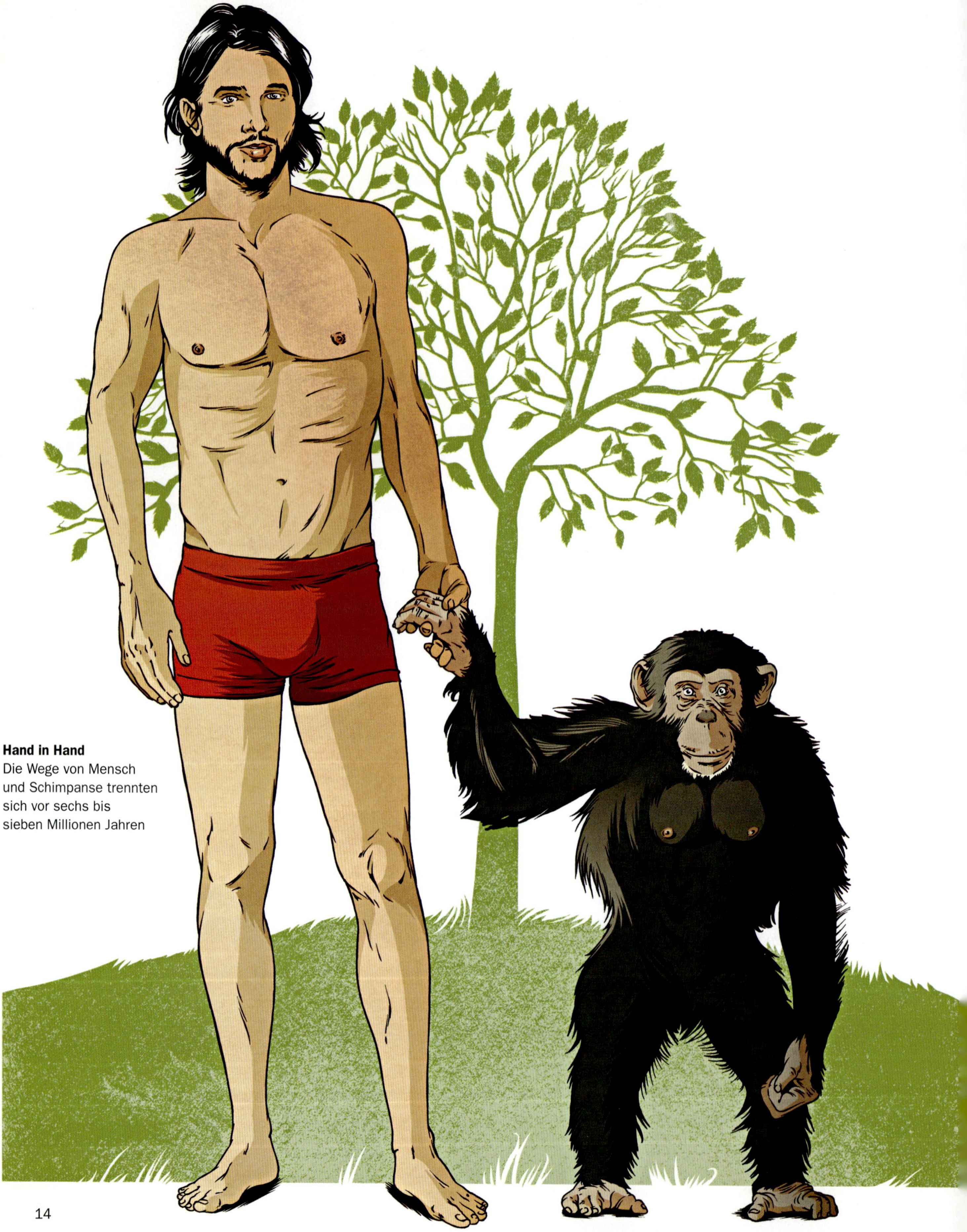

Hand in Hand
Die Wege von Mensch und Schimpanse trennten sich vor sechs bis sieben Millionen Jahren

»Der Fuß machte Menschen aus unseren **Vorfahren**«

Die raffinierte Konstruktion von **Rückgrat, Becken und Beinen** verwandelt den Homo sapiens in einen überlegenen Geher. Sitzen kann er nicht so gut

Unter allen Säugetieren sind wir Menschen die einzigen echten Zweibeiner. Von unseren nächsten Verwandten, den Schimpansen und den Bonobos, unterscheiden wir uns, wie auch von allen übrigen Menschenaffen und Affen, weit mehr in der Anatomie der Füße als in irgendeinem anderen Merkmal des Körpers. Es war der Fuß, der unsere fernen Vorfahren auf den Weg zum Menschen brachte. Das Gehirn entwickelte sich erst lange danach zu seiner heutigen Größe und Leistungsfähigkeit.

Mindestens sechs Millionen Jahre ist es her, seit sich die Wege von Vormenschen und Menschenaffen trennten. Und es geschah in Afrika. Die letzten gemeinsamen Vorfahren ähnelten zwar Schimpansen, waren aber wahrscheinlich keine Knöchelgänger wie diese. Dennoch eignen sich Schimpansen gut für den Vergleich: Ihre Beine sind kürzer als die Arme. Ihr Becken steht schräg, und so ist auch ihre Körperhaltung, wenn sie sich auf allen vieren am Boden fortbewegen. Sie können sich zwar fast in die Senkrechte aufrichten, aber diese Position nicht lange halten. Denn der Schwerpunkt ihres Körpers bleibt vor den Füßen, sodass sie das Körpergewicht zu Boden zieht. Sie müssen laufen, um die Haltung eine Weile bewahren zu können.

Auf allen vieren sind sie schneller, vor allem auf den Bäumen. Mit längeren Armen und kürzeren Beinen klettert es sich gut. Nicht aber mit unseren menschlichen Proportionen. Zudem bewegen sich unsere Beine ziemlich parallel zueinander, nicht weit o-beinig wie bei den Schimpansen.

Sich einfach auf die Hinterbeine zu stellen macht also noch keinen aufrechten Gang. Zumindest keinen ausdauernden. Zweifelsohne steht am Beginn der Menschwerdung der aufrechte Gang. Aber warum haben unsere fernen Vorfahren diesen entwickelt?

Im ersten Jahr nach der Geburt sind wir noch Vierfüßler. Kommt der Säugling ins Krabbelstadium, stützt er sich mit den Händen vom Boden ab und rutscht auf den Knien. Bald geschieht das recht flott. Doch das Kind will sich aufrichten. Es kämpft sich regelrecht hoch zur Zweibeinigkeit, zur Bipedie. Anfangs braucht es noch die Hände der Eltern oder größerer Geschwister, um sich in der Senkrechten halten zu können. Doch auch ohne diese Hilfe würde es den Übergang schaffen. Unser schalenförmig geformtes ▶

Die Wirbelsäule gestreckt, das Becken schalenförmig – so **verließen die Menschenaffen den Urwald** in Afrika. Aufrecht erkundeten sie ihre Umgebung.

Illustration: Jörn Kaspuhl/FOCUS-Magazin

tes Becken bietet der Wirbelsäule die nötige Stütze. Und hat sich diese zu ihrer bezeichnenden, flachbogigen Doppel-S-Form gestreckt, steht und läuft der Mensch und will immer mehr und immer schneller laufen. Irgendwie ähnlich muss es sich wohl zugetragen haben, als sich die Vorfahren der Gattung Mensch auf die Hinterbeine stellten.

Die Menschenaffen sind allerdings kein gutes Modell, um die Zweibeinigkeit abzuleiten. Sie passten sich in den mehr als sechs Millionen Jahren, seit sich unsere Wege trennten, einem anderen Lebensstil an. Wahrscheinlich entwickelten sie sich zu den (Finger-)Knöchelgehern erst nach der Trennung vom Menschenvorfahren. Denn menschliche Kleinkinder benutzten diese Möglichkeit, die flache Hand zu schützen, so gut wie nie.

Also sollten wir bei noch ferneren Vorfahren nach Hinweisen auf Vorstadien des aufrechten Ganges suchen. Fossilien dazu sind spärlich, aber verheißungsvoll. Sie stützen mit harten Fakten, was unsere eigenen Körperfunktionen mit Blutdruck, Blutversorgung des Kopfes und Anatomie der Wirbelsäule andeuten: Die ferne Verwandtschaft lebte vor zehn und mehr Jahrmillionen in Wäldern und kletterte ausgiebig auf Bäumen herum. Aber die Beine wurden bereits mehr zum Abstützen des Körpers verwendet als zum vierhändigen Klettern. Die Wirbelsäule war schon ziemlich gestreckt und das Becken schalenförmig, bevor sich diese waldbewohnenden Menschenaffen, von denen es sogar Vertreter in den Wäldern des südlichen Europa gegeben hatte, aufmachten, aufgerichtet zu Fuß die Umgebung zu erkunden.

Dryopithecus („Eichenaffe") und Orrorin („Ursprünglicher Mensch") zeigen Eigenschaften, die das Leben im Wald mit dem Gang ins offene Land verbindet. Ausgeprägte Zweibeiner waren schließlich die Angehörigen der Gattung Australopithecus („Südaffen"), von der es mehrere Arten gab: robustere und grazilere, solche, die noch mehr im lichten Wald, und andere, die schon ausgeprägt im Offenland lebten. Allein die verfügbaren Fossilien widerlegen bereits die häufig vorgebrachten Einwände, „Zwischenformen" hätten nicht überlebensfähig sein können, weil sie ursprüngliche Fähigkeiten einbüßten und neue, die sich erst viel später als „fortschrittlich" erwiesen, noch nicht perfekt genug ausgebildet waren. Jedes heranwachsende Kind demonstriert, wie „grau" solche Ansichten sind – und „Missing link"-Fossilien werden schließlich doch gefunden.

Wir kennen die Evolution des Menschen durchaus gut genug. Wir wissen, dass unser Brustkorb mit den Armen und Händen stammesgeschichtlich mehr als doppelt so alt ist wie unsere Zweibeinernatur mit dem Schalenbecken und den Lauffüßen. Wenn neue Funde und Erkenntnisse Korrekturen im Detail ergeben, gehört das zum Gang der Naturwissenschaft, die nicht gläubig auf einer festen Ansicht verharrt.

So ergibt sich aus neuen Untersuchungen, dass die „Eiszeitmenschen", die Neandertaler (Homo neanderthalensis), auf Grund der Struktur ihrer Fersen und Achillessehnen keine so guten und dauerhaften Läufer waren wie wir, der Homo sapiens. Deswegen waren sie unseren Vorfahren möglicherweise unterlegen, als diese vor etwa 40 000 Jahren aus Afrika in die Eiszeitwelt der Neandertaler einwanderten. Die Neandertaler starben aus, obwohl sie im Durchschnitt sogar ein etwas größeres Gehirn als unsere Vorfahren hatten. Aber eben keine ganz so guten Füße! Die Kernfrage ist also nicht, wie es zum aufrechten Gang gekommen ist, sondern warum?

An dieser Frage scheiden sich die Geister. Eine weit verbreitete, auf Überlegungen von Paläoanthropologen wie Richard Leakey und Raymond Dart aus der ersten Hälfte des 20. Jahrhunderts zurückgehende Erklärung geht davon aus, dass vor zehn bis zwei Millionen Jahren auf Grund anhaltender Klimaveränderungen die Tropenwälder schrumpften. Die fernen Vorfahren der Stammeslinie, aus der sich die Menschen weiterentwickelten, hätten die afrikanischen Wälder verlassen müssen, weil ihr Lebensraum zu knapp geworden war, und sich auf den Weg in die Savanne gemacht.

Diese Ansicht hat drei gravierende Schwachpunkte. Erstens erklärt sie nicht, weshalb Schimpansen und Gorillas nicht mitmachten, sondern Knöchelgänger wurden. Zweitens nahmen Angehörige der Gattung der Paviane zwar den Weg in die Savanne (und in felsiges Gelände), blieben aber Vierfüßer, die sogar sehr schnell laufen und sich wirkungsvoll gegen Raubtiere zur Wehr setzen können.

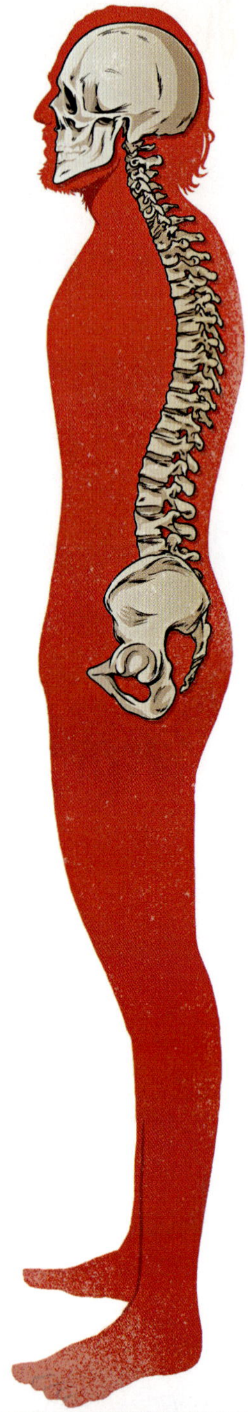

Zweibeiner

Beim Homo sapiens bildet die Wirbelsäule eine elegante Doppelkurve, um die Stauchbelastungen beim Gehen abzufedern. Das Becken ist schalenförmig und überträgt das Körpergewicht auf Beine und Füße.

Und drittens soll die Savanne sogar der Raubtiere wegen besonders gefährlich gewesen sein. Weshalb also den Schutz des Waldes verlassen, zumal in einem Zustand, in dem man noch nicht so gut zu Fuß ist?

Andere Vorstellungen verlegten die Aufrichtung auf die Hinterbeine sogar ins Wasser. Dabei gibt es sehr gewichtige Befunde, die für den Abstieg von den Bäumen in die Ebene sprechen.

Als in den letzten Jahrmillionen des Tertiärs die Wälder schrumpften, breiteten sich Savannen aus. Diese füllten sich mit Großtieren der Arten, wie sie gegenwärtig noch in eindrucksvollen Resten in den afrikanischen Nationalparks, etwa der Serengeti, zu sehen sind. Dort leben mehr als 20 Tonnen „Großtierfleisch“ pro Quadratkilometer in Form der Millionen von Gnus, Zebras, Antilopen, Gazellen, Büffel, Elefanten und anderen Tieren, die sich von der Vegetation der Savannen ernährten. Die Tropenwälder enthalten im Vergleich dazu geradezu wenig an tierischer Biomasse. Sie bringen es auf kaum mehr als 20 Kilogramm Großtiere pro Quadratkilometer. Lediglich Termiten sind in größerer Masse vorhanden, aber schwer zu bekommen.

Nun zeigten Jane Goodall und andere Primatenforscher, dass insbesondere unsere nächsten Verwandten, die Schimpansen, mit denen wir fast 99 Prozent des Erbguts teilen, zeitweise unter akutem Eiweißmangel leiden. Sie überfallen dann Paviane oder kleine Gazellen, zerreißen sie wie im Blutrausch und fressen sie auf, während sie ansonsten „friedliche Vegetarier“ sind. Die Versorgung mit ausreichend Protein ist für die Mütter entscheidend. Wie viele Babys sie bekommen und in welchen zeitlichen Abständen, hängt davon ab. Großtiere in den Savannen stellten eine große Chance dar, an die knappen Proteine zu gelangen.

Doch im hohen Gras ist dazu Übersicht vonnöten. Und die Fähigkeit, am Verhalten der kreisenden Geier erkennen zu können, wo ein frisches, totes Großtier zu finden ist. Dass es solche in weit größerer Menge gegeben hat, als sie Löwen und andere Raubtiere verwerten konnten, ergibt sich aus der Evolution der Geier. Sie gaben gerade in jener Zeit die aktive Jagd nach Art der Adler auf, als die Menschwerdung ihren Anfang nahm. Und sie überlebten bis heute, weil stets Überschüsse an Großtierkadavern vorhanden waren. Sie zu nutzen brachte entscheidende Vorteile für die frühen Menschenartigen (Hominiden).

Vor allem das Knochenmark ist höchst ergiebig, enthält es doch alles, was der Mensch braucht und was Babys für ein erfolgreiches Aufwachsen und Überleben nötig haben. Mit einfachen Werkzeugen, Steinen, die zu Faustkeilen verbessert wurden, lässt es sich herausschlagen. Um an die Kadaver zu kommen, ist Sprintschnelligkeit ebenso wichtig wie die Fähigkeit zum anhaltenden Mitwandern mit den Großtierherden. Denn auf den Wanderungen bleibt mehr „auf der Strecke“, als von Raubtieren getötet wird. Sich aufzurichten, den aufrechten Gang zu perfektionieren lohnte also.

Vor allem, als vor etwa zwei Millionen Jahren die Klimaschaukel der Eiszeit einsetzte. Damals wurden die Frühmenschen vollends zu Nomaden, zu den besten Gehern und Läufern, die es gibt. Kein anderes Tier kann Marathondistanzen unter tropischen Temperaturbedingungen durchhalten. Wir Menschen verfügen dafür über das beste Kühlsystem: Das Schwitzen am ganzen Körper macht uns so ausdauernd. Der federnde Schritt, die elastische Wirbelsäule und der präzise auf ihr balancierte Kopf bilden zusammen mit der zu Dauerleistungen befähigten Beinmuskulatur das Rüstzeug. Zum langen Sitzen ist es nicht „gedacht“ gewesen. Primaten, die viel sitzen, haben dazu passende Schwielen am Hinterteil. Wir sind Geher und Läufer; sogar zum Schlafen will unser Körper ausgestreckt sein. Bewegung hält den Kreislauf in Schwung und sorgt für den richtigen Blutdruck im so großen und so hoch getragenen Kopf.

Das Gehirn darin benötigt eine konstant sehr gute und genauestens geregelte Durchblutung, denn es verbraucht mehr als 20 Prozent des Energieumsatzes, obwohl es nur zwei Prozent der Körpermasse ausmacht. Allzu viel Sitzen und Liegen tut also weder dem Gehirn gut noch der Wirbelsäule, die uns bestens aufrecht hält, solange die Füße sich viel bewegen. ■

JOSEF H. REICHHOLF

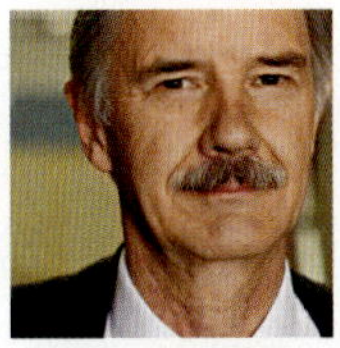

Der Autor

Josef H. Reichholf, 66

Der Zoologe lehrte als Honorarprofessor an beiden Münchner Universitäten. Reichholf veröffentlichte mehrere Bücher („Warum die Menschen sesshaft wurden“, „Rabenschwarze Intelligenz“) und erhielt 2007 den Sigmund Freud-Preis für wissenschaftliche Prosa

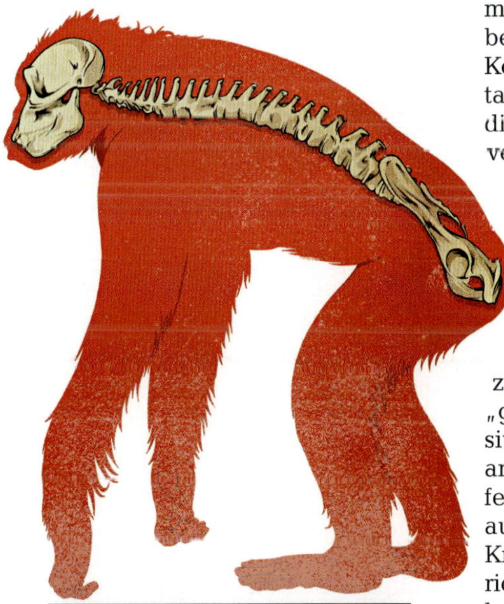

Knöchelgeher

Beim Schimpansen erfüllt die Wirbelsäule die Funktion einer Spannbrücke: Sie verbindet Schultern und Becken und verteilt das Körpergewicht auf die vier Stützen. Das Becken ist schmal, es muss das Gewicht der Organe nicht aufnehmen.

Illustration: Jörn Kaspuhl/FOCUS-Magazin Foto: dpa

Gezogen, gestreckt, **begradigt**

Buckel und krumme Rücken begleiteten die Menschheit seit Urzeiten. Wie die Medizin beharrlich lernte, die Erkrankungen der Wirbelsäule zu therapieren

Pioniere

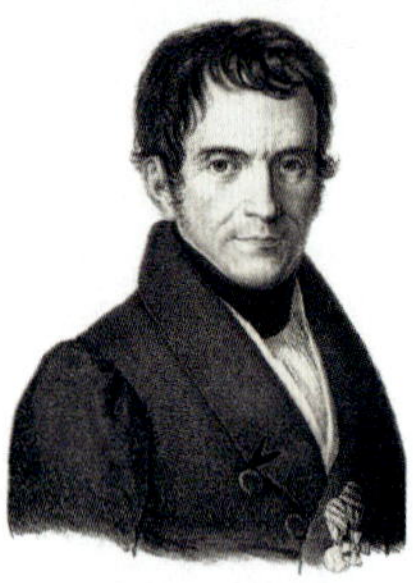

Früher Helfer

Der Instrumentenmacher Johann Georg Heine gründete im Jahr 1816 in Würzburg eine erste Heilanstalt für rückenkranke Kinder.

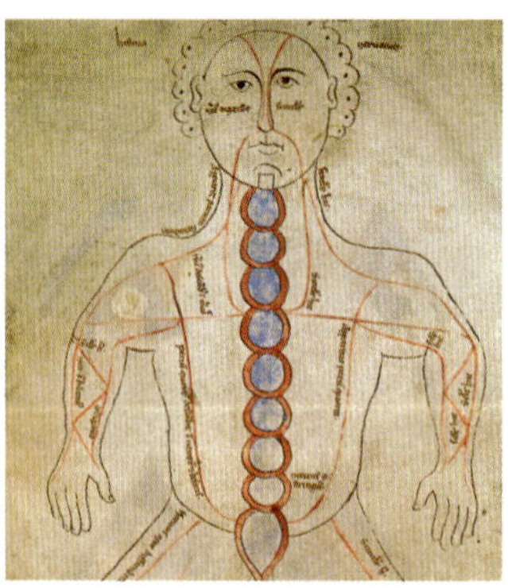

Antike Ahnung

Die blasenartige Darstellung der menschlichen Wirbelsäule geht vermutlich auf den griechischen Arzt Galen (129–199 n. Chr.) zurück.

Den aufrechten Gang mag der Mensch vor Millionen von Jahren erfunden haben. Doch ein Straßenbild, in dem die Bevölkerung wirklich aufrecht geht, ist eine vergleichsweise moderne Errungenschaft: Bis ins 19. Jahrhundert hinein prägten Behinderte, vielmehr Krüppel, wie sie damals zumeist genannt wurden, das öffentliche Leben. Unter ihnen waren nicht wenige, die eine Erkrankung am Skelettsystem oder an der Wirbelsäule hatten.

In typisch gebückter Haltung liefen nicht nur ältere Frauen herum, die an Osteoporose litten. Selbst Kindern und Jugendlichen machte der Knochenschwund bereits zu schaffen und sie zu gesellschaftlichen Außenseitern. Eine Therapie gab es nicht. Die Rachitis ließ Kinder wie Erwachsene einen katzenartigen Buckel annehmen oder ihre Brust einfallen. Auch gegen diese Vitamin-D-Mangelerkrankung war die Menschheit lange Zeit machtlos.

Vor allem aber Kinder mit Skoliose zählten zu den Verlierern ihrer Zeit. Das Leiden, bei dem sich die Wirbelsäule verdreht und gleichzeitig stark S-förmig verbiegt, war äußerlich unübersehbar: Eine Schulter hängt herab, auffällige Rippenbuckel zeigen sich, und beim Gehen beugt sich der Körper meist demütig nach vorn. Die Betroffenen litten nicht nur unter dem Hohn und Spott ihrer Mitmenschen, sondern hatten auch Schwierigkeiten, ihren Lebensunterhalt zu bestreiten.

Verformungen des Skelettsystems galten in der Historie lange Zeit als gottgegeben, als Schicksal, das es im besten Fall zu akzeptieren galt – bis der Messerschmied und Instrumentenmacher Johann Georg Heine 1816 einen Sinneswandel auslöste, auch in der Medizin.

Heine gründete in Würzburg eine Heilanstalt, die sich zum Ziel setzte, speziell die Situation von Kindern mit Skoliose zu verbessern. Er nahm 36 kleine Patienten mit deformierten Rücken kostenlos im Carolinen-Institut auf und behandelte sie. Kontrollierte Streck- und Dehnübungen gehörten zum therapeutischen Programm dieser Orthopädieklinik, die bald zur berühmtesten in Europa geworden war. Zudem versprachen Korsetts, Streckbetten und spezielle Metallstützen zumindest eine Linderung der Beschwerden. Die immensen Kosten dafür konnten sich nur Vermögende leisten.

Ob Hexenschuss, Ischias, Skoliose oder Bandscheibenvorfall – Rückenleiden waren seit Urzeiten ein hartnäckiger Begleiter des Homo sapiens. „Der Schmerz muss bereits die Steinzeitler vor Hunderttausenden von Jahren in die Unbeweglichkeit gezwungen haben", vermutet Michael Rauschmann, Vorstandsmitglied des Deutschen Orthopädischen Geschichts- und Forschungsmuseums in Frankfurt am Main. Befunde anhand prähistorischer Skelette mit ihren Deformierungen legen diesen Schluss nahe.

Warum sich der Rücken mancher Menschen krümmte, während andere ihr normales Aussehen behielten, beschäftigte schon die Gelehrten der Antike. „Die Wirbelsäule trägt Ursache und Wirkung in einem", versuchte sich der griechische Arzt Hippokrates rund ▶

Fotos: Archiv Gemeinde Lauterbach/Hans Hekler, Culture-images Repro: Martin Ley/FOCUS-Magazin

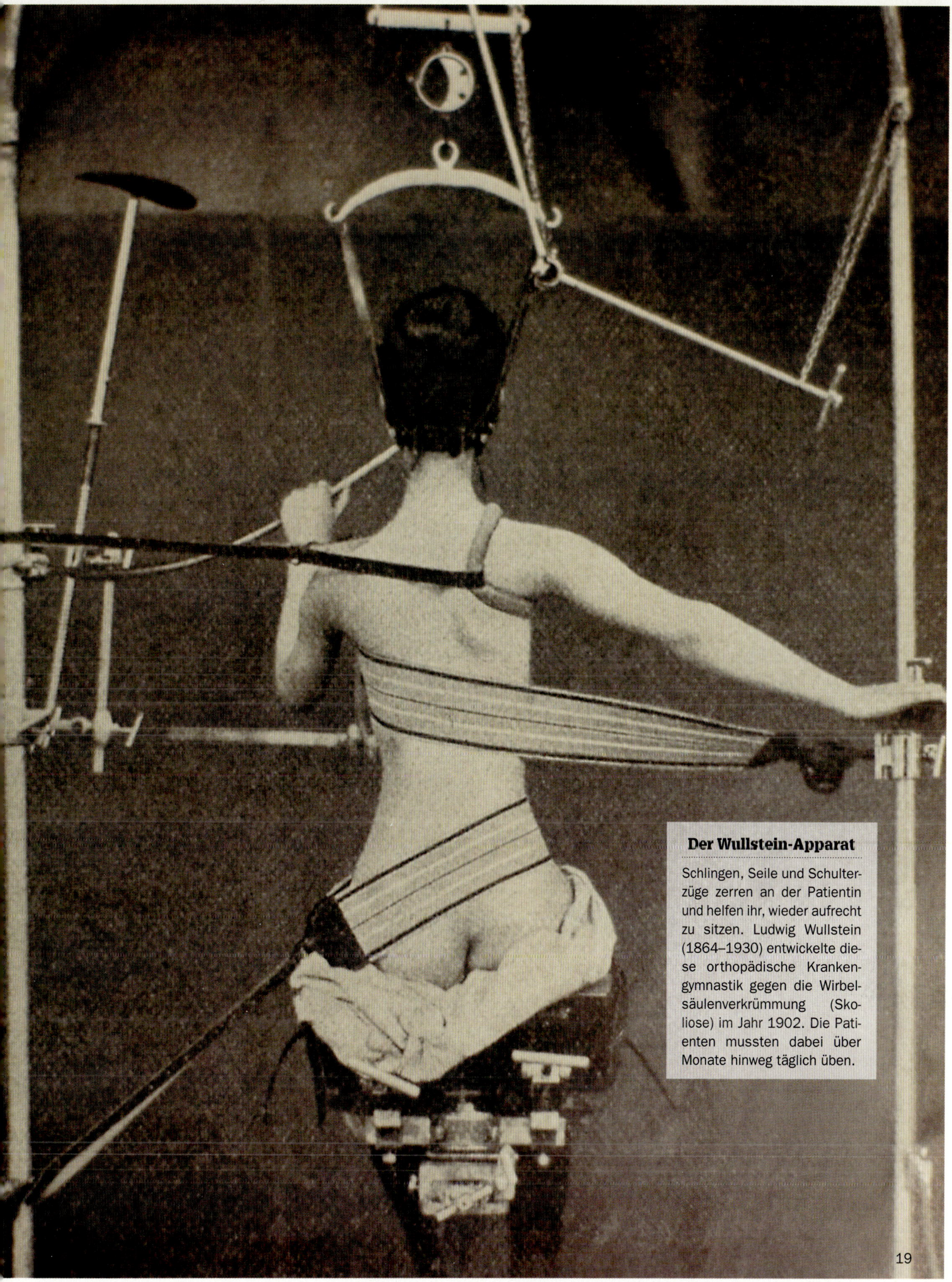

Der Wullstein-Apparat

Schlingen, Seile und Schulterzüge zerren an der Patientin und helfen ihr, wieder aufrecht zu sitzen. Ludwig Wullstein (1864–1930) entwickelte diese orthopädische Krankengymnastik gegen die Wirbelsäulenverkrümmung (Skoliose) im Jahr 1902. Die Patienten mussten dabei über Monate hinweg täglich üben.

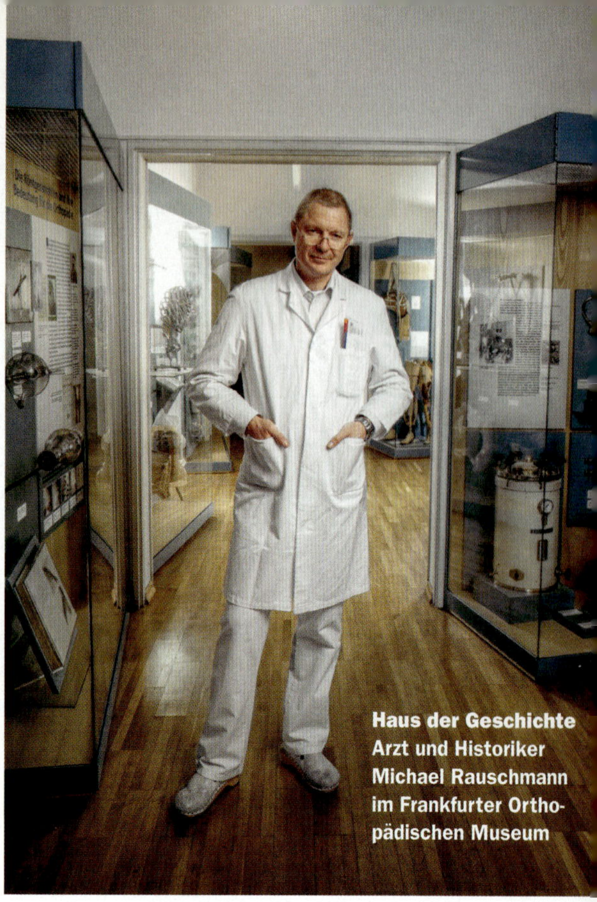

Haus der Geschichte Arzt und Historiker Michael Rauschmann im Frankfurter Orthopädischen Museum

Pionierleistungen

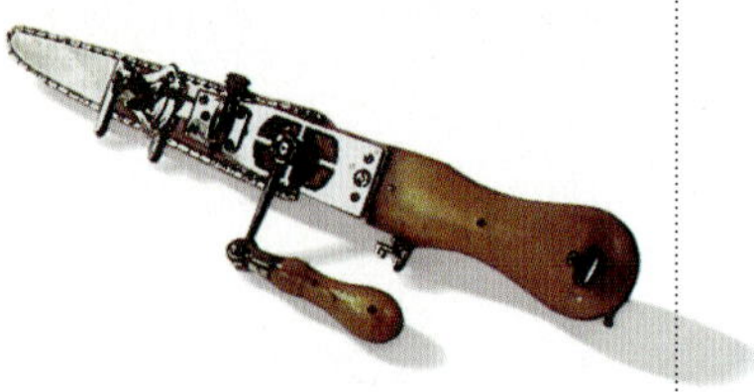

Knochensäge

Was martialisch anmutet, war eine medizinische Innovation: Das sogenannte Osteotom erlaubte eine rasche Eröffnung des Rückenmarkkanals.

»Der Schmerz zwang schon **Steinzeitler** in die Unbeweglichkeit«

Michael Rauschmann

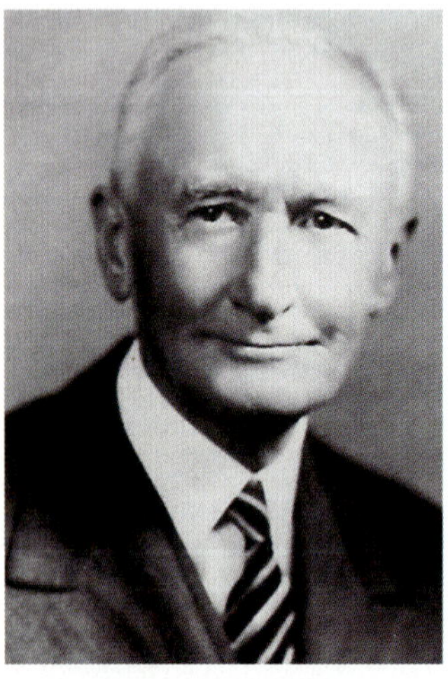

Früher Operateur

Der Bostoner Neurochirurg William Jason Mixter (1880–1958) führte 1934 den weltweit ersten dokumentierten Eingriff an der Bandscheibe durch.

400 Jahre vor Christus an einer Erklärung.

Das antike Wissen, wonach sich unliebsame Rückenpein durch Strecken und Stauchen der Muskulatur, also durch eine Krafteinwirkung auf die Wirbelsäule lindern lässt, ging im Laufe der Jahrhunderte verloren. Im Mittelalter setzten Heiler Holzbalken und Streckbänke gegen Rückenschmerzen ein, eher selten gab es auch ein paar gymnastische Übungen für die Leidenden.

Die ersten nennenswerten Durchbrüche in der Rückenmedizin brachte das 16. Jahrhundert. Der Franzose Ambroise Paré (1510–1590) beispielsweise entwickelte Stützkorsetts aus Metall zur Behandlung der Skoliose, jener Erkrankung, bei der sich die Wirbelsäule S-förmig verschiebt.

Der britische Anatom Francis Glisson (1597–1677) ging einer anderen Malaise nach. Er wollte herausfinden, auf welche Weise Rachitis behandelt werden könnte. Seine Extensions- oder Streckmethode war für die damalige Zeit eine Sensation: Eine gepolsterte Lederschlinge, die an Kinn und Hinterkopf des Patienten befestigt wurde, übte einen Zug auf die Wirbelsäule aus. Das Zusammenspiel der Kräfte begradigte die Krümmung. Im Grundprinzip kommt das Verfahren noch heute zum Einsatz.

Die Geburt der modernen Orthopädie datieren Medizinhistoriker auf das Jahr 1741. Ein Jahr vor seinem Tod verfasste der französische Arzt Nicolas Andry (1658–1742) ein Buch, in dem er empfahl, Deformationen der Wirbelsäule bei Kindern durch den Einsatz von Schienen aus Metall zu beheben. Einem krummen Baum gleich, dessen Stamm ein kräftiger Pfahl stützt, sollten die Kinderrücken mit Hilfe der Hilfsmittel wieder gerade gerichtet werden. Fortan avancierten Spezialstützen aus Metall – sogenannte Orthesen – gegen Skoliose sowie Streckbetten und Korsetts zu unverzichtbaren Hilfsmitteln.

Doch erkannten die Ärzte bald, dass chirurgische Eingriffe unumgänglich waren, wenn man gravierende Störungen am Bewegungsapparat korrigieren wollte. Nur wie?

Ausgerechnet der Knochen des Menschen erwies sich dabei auf Grund seiner Festigkeit als hartnäckiges Hindernis. Denn zu langsames Sägen führte zu unliebsamem Splittern, außerdem gab es noch keine wirksame Narkose. Für einen Neffen Johann Georg Heines, den Arzt und späteren Chirurgen Bernhard Heine (1800–1846), stand daher fest: Eine schnell arbeitende Kettensäge musste her. Das neuartige medizinische Gerät sollte die unangenehme Arbeit der Eröffnung des Rückenmarkkanals beim Sektionsakt erleichtern. Im Jahr 1831 führte Heine die erste klinische orthopädische OP durch und begann mit Tierversuchen zur Knochenregeneration. Heute gilt er als Begründer der experimentellen Orthopädie.

Dem belgischen Operateur Jules Guérin (1801–1886) schließlich gelang 1839 ein weiterer spektakulärer Durchbruch: Er versuchte, die Seitenkrümmung des Skoliose-Rückens zu beheben, indem er Sehnen und Muskeln der Patienten durchtrennte.

Operationen etablierten sich aber erst nach dem 30. September 1846 als fester Bestandteil der Orthopädie. An die- ▶

Fotos: Marcus Thelen/FOCUS-Magazin, Deutsches Orthopädisches Geschichts-und Forschungsmuseum, Jahrbuch, Band 1 sem Tag setzte der US-Zahnarzt William Morton weltweit erstmals erfolgreich eine Äthernarkose ein.

Somit rückte das Zentrum des menschlichen Bewegungsapparats ins Visier des chirurgischen Schaffens: die Wirbelsäule. Im Jahr 1934 traute sich der am Massachusetts General Hospital in Boston/USA arbeitende Neurochirurg William Jason Mixter (1880–1958) erstmals an die Entfernung von geschädigtem Bandscheibengewebe – dies gilt als Geburtsstunde dieses Operationstypus. „Allerdings glichen diese Eingriffe einem Blindflug", erklärt Rauschmann die Defizite des damaligen Vorgehens. Denn ohne die Bildgebungsverfahren unserer Zeit „operierten Mediziner manchmal schlichtweg in der falschen Etage, also die verkehrte Bandscheibe".

Dem Berliner Chirurgen Julius Wolff (1836–1902) gelang durch das 20 Jahre währende intensive Studium der Knochenpräparate von Leichen und Lebenden eine wegweisende Beobachtung: Er stellte fest, dass die Feinstruktur des biologischen Halteapparats aus mineralischen Knochenbälkchen besteht. Wolff beschrieb diese Strukturen mathematisch, analysierte ihre Festigkeit und tauschte sich mit Bauingenieuren aus, die sich zu der Zeit mit der Konstruktion des Eiffelturms in Paris befassten.

Daneben verglich Wolff die Knochenstruktur der Präparate akribisch mit dem Alltag der Menschen zu ihren Lebzeiten und machte in dieser wohl ersten orthopädischen Langzeitstudie eine noch heute aktuelle Entdeckung: Die an Brückenkonstruktionen erinnernden Knochengerüste erwiesen sich als umso stabiler und kompakter, je mehr sich die Menschen bewegt hatten.

Der massive Einfluss intensiver körperlicher Arbeit auf das Skelettsystem inspirierte Wolff im Jahr 1892 dazu, das „Gesetz der Transformation der Knochen" zu formulieren: Das Skelett des Menschen nimmt an Festigkeit zu, wenn es belastet wird – und wird weicher, wenn es zu nichts anderem benutzt wird, als faul auf dem Sofa zu lümmeln.

Der elementare Zusammenhang zwischen Bewegung, also Sport und Fitness, und der Gesundheit des Halteapparats ist ein Thema, das Patienten wie Ärzte bis heute beschäftigt. Georg Duda, Direktor des Julius Wolff Instituts für Biomechanik und Muskuloskeletale Regeneration an der Berliner Charité, betont: „Bewegung ist für jeden Menschen enorm wichtig. Ohne Bewegung verkümmern wir!" Dieser Leitsatz jeglicher Rückentherapie ist mehr als 100 Jahre alt. ■

M. VOLLBORN / V. GEORGESCU

Sport stärkt Knochen

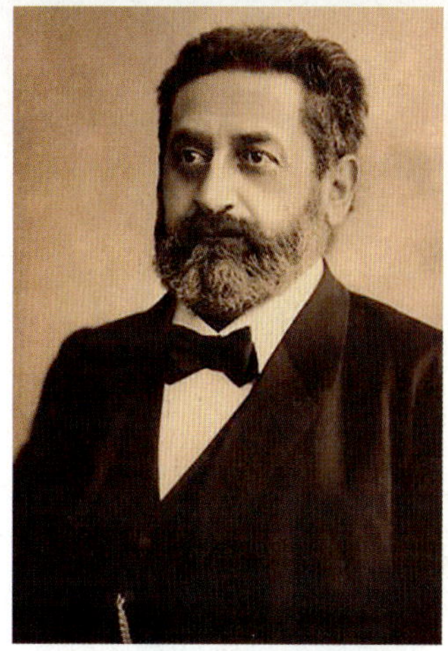

Forscher und Chirurg

Der Berliner Arzt Julius Wolff untersuchte gegen Ende des 19. Jahrhunderts Knochenpräparate unter dem Mikroskop. Dabei verglich er die Feinstruktur des Hartgewebes mit der Lebensweise. Es zeigte sich deutlich: Je mehr sich die Menschen bewegt hatten, desto stabiler und dichter waren auch die Knochen gewachsen.

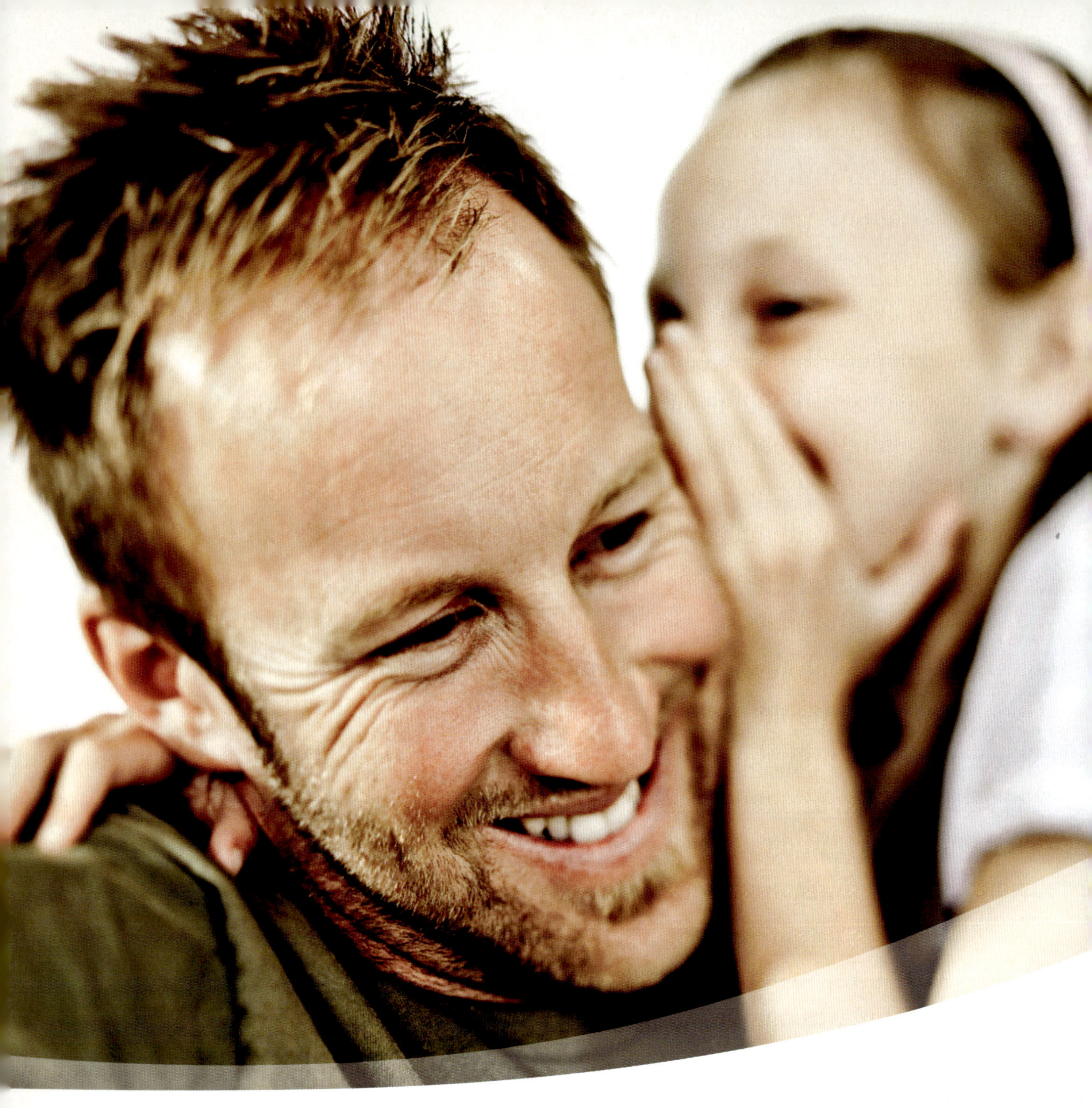

Der schmerzende Rücken

+ Rückenschmerzen **+** Nackenschmerzen **+** konservative und alternative Therapien **+**

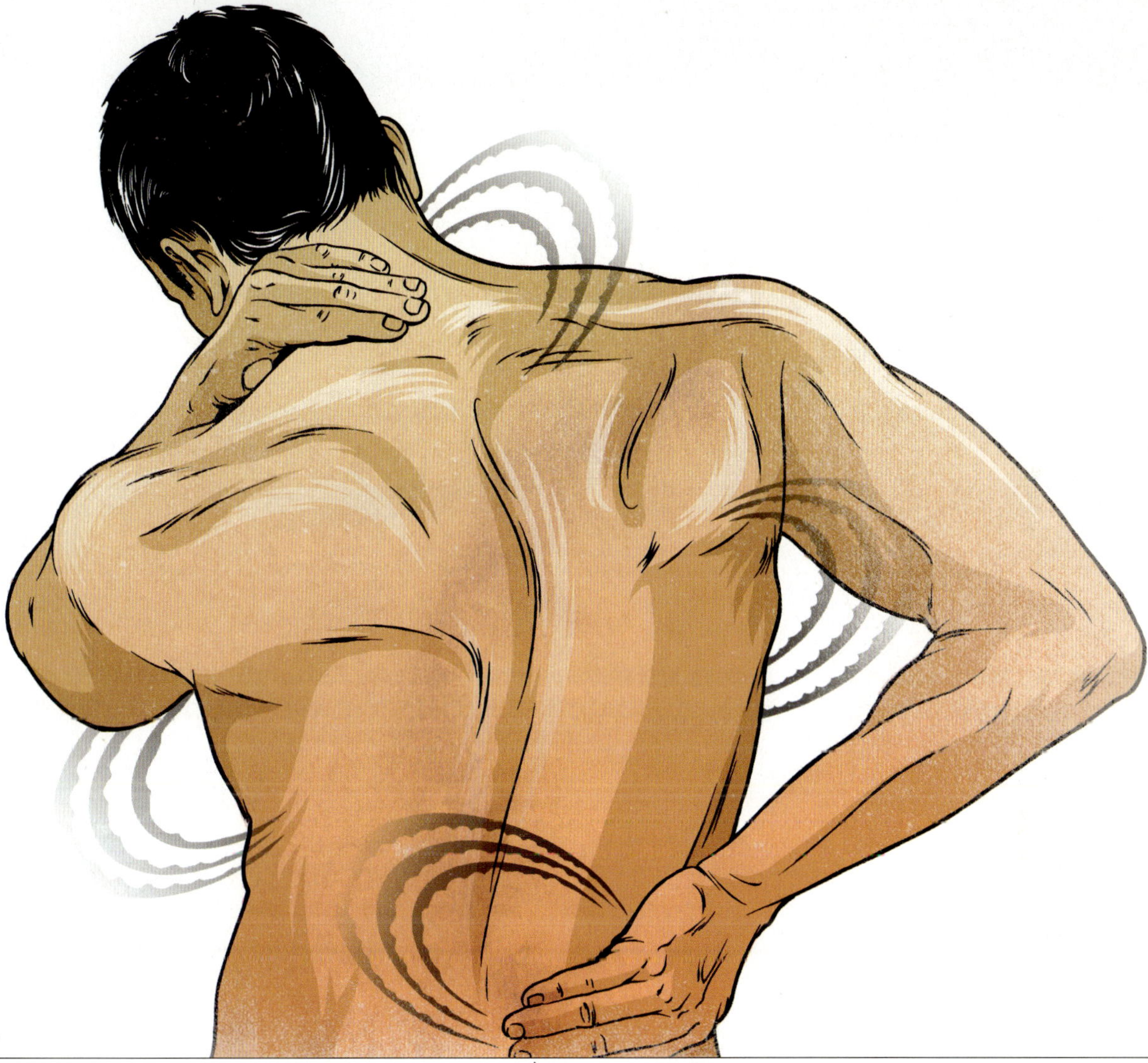

50 Mrd. Euro insgesamt kosten **Rückenleiden** hierzulande jährlich. Über die Hälfte der Ausgaben wird durch Fehltage verursacht. **S. 24**

»Gelegentliche Rückenschmerzen sind ein normaler Teil des Lebens«

Michael Pfingsten
Rückentherapeut an der Universität Göttingen
S. 32

Ärzte empfehlen heute einem Rückenpatienten als beste Therapie gegen den Schmerz, möglichst **aktiv zu bleiben** und den Körper moderat zu belasten – auch wenn es ein bisschen wehtut. Bettruhe und Schonung werden nicht mehr empfohlen. **S. 34**

Auf der Suche nach Alternativen zu einer schulmedizinischen Rückentherapie wählen 70 Prozent der Patienten eine manuelle Behandlung, wie sie Chiropraktiker und Osteopathen anbieten. Am besten wirken diese Verfahren in Kombination mit Training. **S. 42**

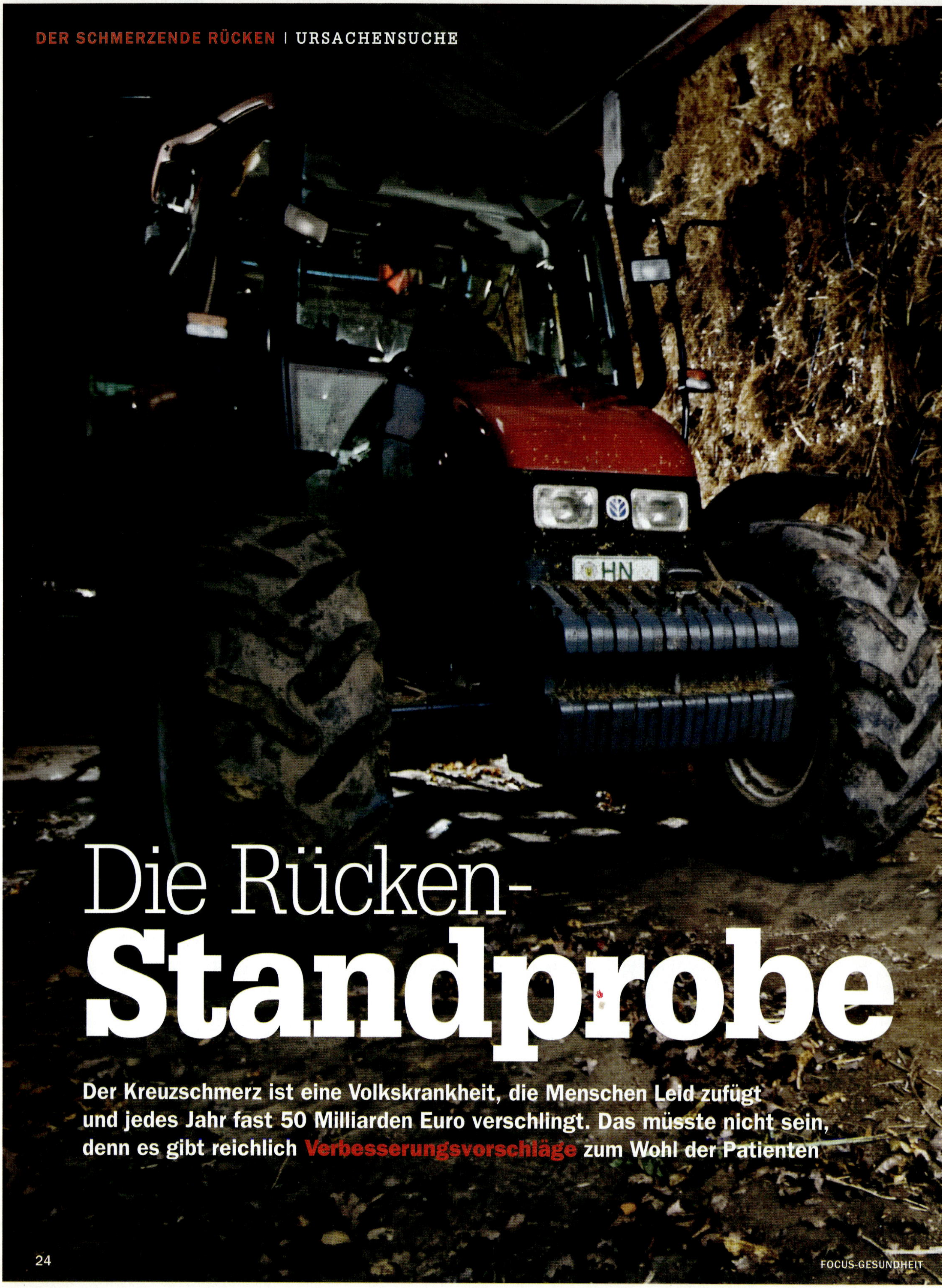

Die Rücken-Standprobe

Der Kreuzschmerz ist eine Volkskrankheit, die Menschen Leid zufügt und jedes Jahr fast 50 Milliarden Euro verschlingt. Das müsste nicht sein, denn es gibt reichlich Verbesserungsvorschläge zum Wohl der Patienten

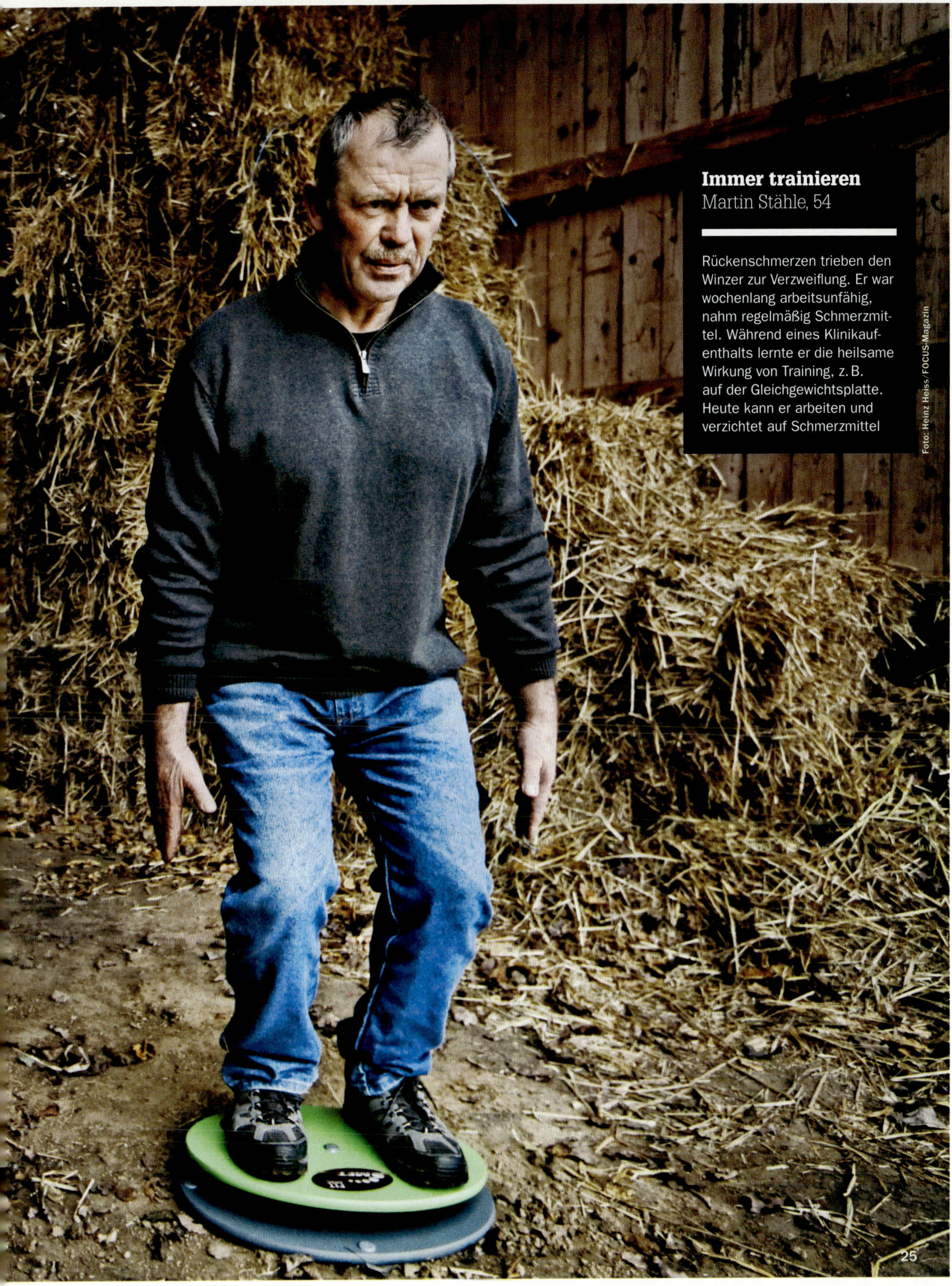

Immer trainieren
Martin Stähle, 54

Rückenschmerzen trieben den Winzer zur Verzweiflung. Er war wochenlang arbeitsunfähig, nahm regelmäßig Schmerzmittel. Während eines Klinikaufenthalts lernte er die heilsame Wirkung von Training, z. B. auf der Gleichgewichtsplatte. Heute kann er arbeiten und verzichtet auf Schmerzmittel

Foto: Heinz Heiss/FOCUS-Magazin

Die Sache mit dem Kreuz wäre einfacher, wäre es ein Stock. Ein steifes Ding, das weder auf Druck noch auf Zug reagierte. Ein Mensch mit Stock müsste sich weniger verbiegen und Rückgrat zu zeigen, das fiele ihm leichter. Die Arbeit könnte ihn im Alter kaum krumm und buckelig in die Rente entlassen.

Doch das Kreuz ist weder Stock noch einzelner Knochen. Aus 34 getrennten Stücken besteht das Rückgrat des Menschen zwischen Kopf und Becken. Wäre die knöcherne Kette nicht fest verzurrt – von Knorpeln, Bändern und Muskeln – sie würde nicht halten, sondern auseinanderpurzeln wie ein Haufen Perlen ohne Schnur.

Das ist wichtig zu wissen. Denn mit den Lebensjahren lockert sich die Schnürung des Wirbelpakets. Die Knochen erweichen, die knorpeligen Bandscheiben schrumpfen, die Muskeln verlieren ihre Spannkraft. Das wäre nicht so schlimm, wäre die Wirbelsäule nicht von Nervenfasern durchsetzt. Sie verlaufen mitten in den Wirbeln und treten seitlich aus. Mit schmerzempfindlichen Nerven aber liefert ein wackelig gewordenes Haltepaket alle Zutaten für eine Volkskrankheit.

Die Zahlen sprechen eine deutliche Sprache – und sie sind trostlos: Mehr als 80 Prozent der Deutschen leiden mindestens einmal im Leben an Rückenschmerzen. Rund 70 Prozent zwickte es die vergangenen zwölf Monate im Kreuz.

Die Erkrankung hat oft gravierende Folgen für das Privat- wie das Berufsleben. Wer zwei Jahre lang wegen Rückenschmerzen nicht zur Arbeit gehen konnte, hat nur eine leicht über 30-prozentige Chance, der Frühverrentung zu entgehen. Auf fast 50 Milliarden Euro belaufen sich die jährlichen Krankheitskosten wegen Rückenbeschwerden. Das macht gut 600 Euro pro Kopf, vom Säugling bis zur Greisin – ein weltweiter Spitzenwert. Trotz der enormen Investitionen wird das Problem aber nicht kleiner. Das ist das große Kreuzschmerzrätsel.

1. **Wunder** Selbstheilung

Dabei ist das Leiden näher betrachtet nicht so gravierend – und müsste nicht so kostspielig sein. Denn die Volkskrankheit Rückenschmerz verschwindet in aller Regel nach einigen Wochen wieder. Und zwar ganz von allein.

Der Leidende mag ein wärmendes Pflaster auflegen, Bienen- oder Pferdesalbe auftragen, sich ein Schafs- oder Katzenfell unters Hemd stecken, vom Arbeitsplatz fernbleiben oder sich ins Büro schleppen, zum Arzt gehen und sich Schmerzmittel verschreiben lassen, eine teure Kernspintomografie anfertigen lassen, sich gar operieren lassen – oder rein gar nichts tun: Statistisch gesehen, ist der Schmerz in 80 Prozent aller Fälle in einigen Wochen verschwunden. Doch wahrscheinlich kehrt er zurück.

„Gelegentliche Rückenschmerzen sind ein normaler Teil des Lebens", folgert Michael Pfingsten (s. auch Interview S. 32), Rückentherapeut an der Universität Göttingen und Herausgeber eines medizinischen Fachbuchs. Für einen Leidenden mag das nur schwer zu akzeptieren sein, doch oft ist es richtig, trotz Schmerzen im Alltag zu bleiben.

Ärzte beschreiben den Deutschen jedoch als „medizinisch sensibilisiert". Was damit gemeint ist, offenbart die Statistik: Deutsche gehen rund 17-mal im Jahr zum Arzt, Europäer durchschnittlich nur viermal und Schweden begnügen sich gar mit 1,7 Praxisbesuchen. Entsprechende Unterschiede in der Volksgesundheit sind dabei nicht auszumachen.

Teure Volkskrankheit

ISSA Studie-Arbeitsrückkehrraten in Prozent

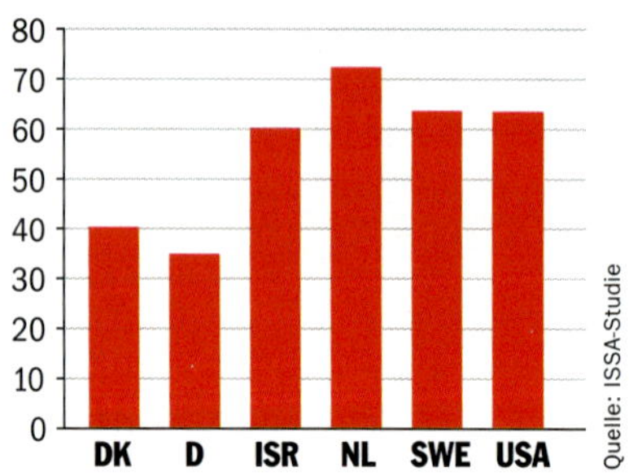

Die Rolle der Anreize Wird Arbeitsunfähigkeit nicht bezahlt (z. B. USA), sind die Rückkehrraten in den Beruf höher

Kreuzschmerz in Deutschland in Prozent

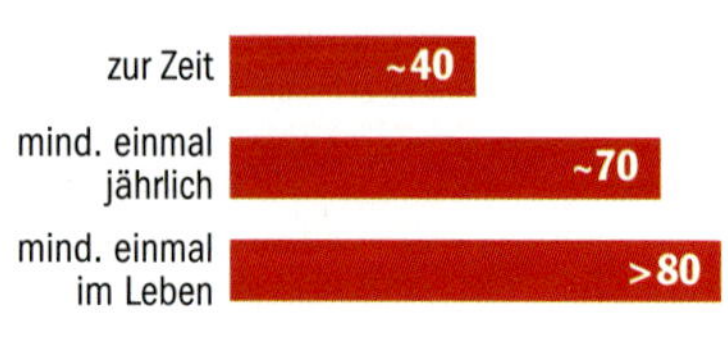

Volkskrankheit Rund 40 Prozent der Deutschen haben zu jedem Zeitpunkt Beschwerden mit ihrem Rücken

2. **Das Rätsel** der Bilder

Was für den Schmerz gilt, das gilt auch für den Verschleiß am Rückgrat: Er ist ab einem bestimmten Alter normal. In einer aktuellen Studie mit dem Magnetresonanztomografen (MRT) stießen japanische Wissenschaftler bei im Schnitt 48 Jahre alten Männern und Frauen auf weitreichende Schäden. Fast jeder zweite hatte eine Abnützung im Bereich der Wirbelsäule oder der Bandscheiben. Wer mehr als 60 Jahre auf dem Buckel hat, der ist mit einer Häufigkeit von 88 Prozent lädiert. Natürlicher Verschleiß, erbliche Disposition, berufliche Belastung aber auch Rauchen sind dafür verantwortlich.

Nur: Geschädigt ist nicht krank. Die obigen Studien erfolgten an Probanden, die sich gesund fühlten und schmerzfrei waren. „Die Wahrheit des Schmerzes liegt nicht allein in den Strukturen, auf die man in einem Bild zeigen kann", erklärt Ulf Marnitz, Orthopäde am Rückenzentrum am Markgrafenpark in Berlin. Und wer hofft, die Ursachen von Schmerzen mit MRT-Befunden lokalisieren und operativ beheben zu können, kann sich auf dem Holzweg befinden. Dann, wenn es dem Patienten trotz des Eingriffs nicht bessergeht.

Die Verführungskraft der Bilder hat einen paradoxen Effekt, weiß Marnitz: „Die besten Therapieergebnisse werden in Regionen erzielt, wo am seltensten MRT-Untersuchungen durchgeführt werden." Sprich: In Großstädten ist die Versorgung oft schlechter, als auf dem Land, weil dort weniger Geräte stehen. ▶

Foto: Norbert Michalke/FOCUS-Magazin

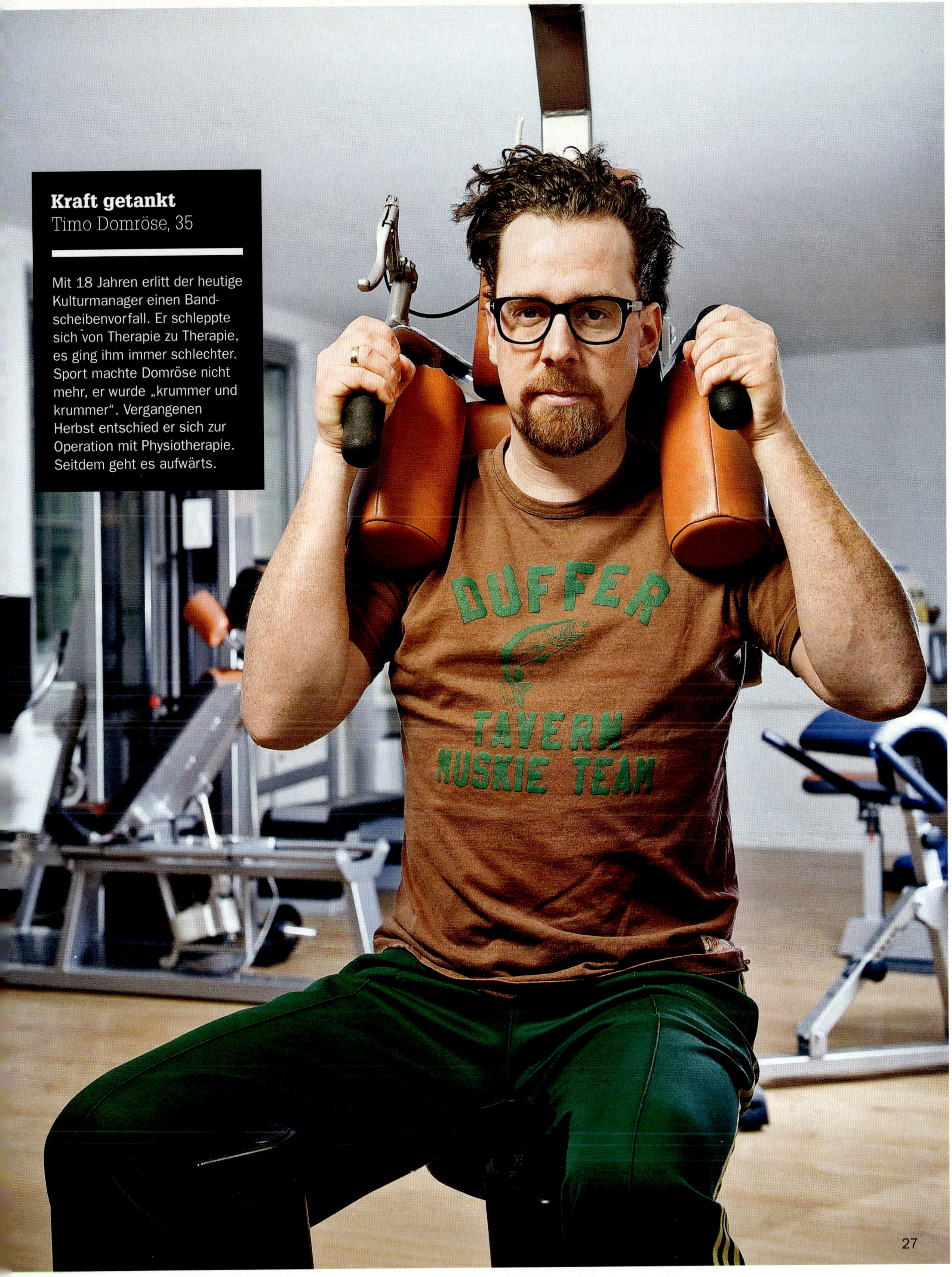

Kraft getankt
Timo Domröse, 35

Mit 18 Jahren erlitt der heutige Kulturmanager einen Bandscheibenvorfall. Er schleppte sich von Therapie zu Therapie, es ging ihm immer schlechter. Sport machte Domröse nicht mehr, er wurde „krummer und krummer". Vergangenen Herbst entschied er sich zur Operation mit Physiotherapie. Seitdem geht es aufwärts.

3. **Schmerz** und Psyche

Der Pein ist nicht einfach auf die Schliche zu kommen. Menschen wachsen mit der Erfahrung auf, dass sie eine sachliche Ursache haben muss. Dort der Schnitt in den Finger, hier das Pochen. Das kann so sein, muss aber nicht, widerspricht Ulrich Egle, Ärztlicher Direktor der Psychosomatischen Fachklinik Kinzigtal. „Schmerz hat häufig eine starke psychische Komponente", sagt er.

Das heißt: Wenn die Qual monatelang fortbesteht, dann kann sie sich ins Gedächtnis eingraben. In diesem Fall dauert sie auch dann fort, wenn die sachliche Ursache vorüber ist. Therapeuten sprechen von einer Chronifizierung, die es zu vermeiden gilt. Psychische Komponente heißt aber auch: Sorgen verstärken Schmerzen oder rufen sie gar hervor. Unzufriedenheit im Job, eine Trennung, der Tod eines Freundes oder eine handfeste Depression – Gram kann sich am Rücken in muskulären Verspannungen, Fehlhaltungen und damit Schmerz äußern.

Für die Patienten, weiß Ulrich Egle, ist die Psycho-Sache schwer zu akzeptieren. „Sie meinen, der Therapeut hält sie für bekloppt, obwohl sie ‚nur' Schmerzen haben." Egle hat sich daher angewöhnt vom Gehirn als Schmerzursache zu sprechen und nicht von der Psyche. „Das klingt nach einem Organ und ist eher annehmbar." Aber klar ist: „Die Seele kann man nicht operieren."

4. **Immer** mehr Operationen

Solche Sätze spricht Ulrich Egle häufig auf Tagungen wie etwa dem Deutschen Wirbelsäulenkongress letzten Dezember in Hamburg. Die Empörung der Chirurgen hält sich dabei in Grenzen, denn Sitzungen, in denen es um Psyche und Rückenschmerz geht, sind meist nur mittelmäßig besucht. Die Säle füllen sich, sobald die Operateure über Schrauben, Prothesen und Methoden diskutieren. Die Skalpell-Zunft hat stark expandiert.

In den fünf Jahren zwischen 2004 und 2009 stieg die Zahl der jährlichen Eingriffe an der Bandscheibe um knapp 43 Prozent (von 112000 auf 160000) und die der Wirbelversteifungen gar um 220 Prozent (von 45000 auf 146000). Manche Rückenleiden erfordern zwingend eine Operation (s. S. 51). Den deutlichen Anstieg sehen viele Experten kritisch, denn mehr Operation erhöhen das Risiko, chronisch Kranke zu produzieren.

Doch wie viele der Eingriffe sind vermeidbar: 20, 40, 80 oder 90 Prozent? Eine Qualitätskontrolle oder ein Register gibt es nicht, und so kursieren hierzu viele Zahlen. In einer Studie betraute die Techniker Krankenkasse Anästhesisten mit einer Zweitmeinung. Sie konnten bei neun von zehn Patienten eine bereits erfolgte OP-Überweisung nicht bestätigen. Der Berliner Orthopäde Marnitz ermittelte in seinem Zentrum einen Anteil von 50 Prozent vermeidbarer Eingriffe.

Wer selbst vor einer möglichen OP steht, sollte zwei Ratschläge beherzigen: 1. Unbedingt bei einem anderen als dem operierenden Arzt eine Zweitmeinung einholen. 2. Ein Behandlungszentrum aufsuchen, in dem ein Facharzt (Orthopäde), ein Physiotherapeut und ein Psychologe zusammen eine bis zu drei Stunden dauernde Voruntersuchung durchführen, die sogenannte „Triage" (s. S. 30/31).

Denn: „Wer voreilig eine Operation verlangt, bringt sich um die 90-prozentige Chance, ohne OP schmerzfrei zu werden", erklärt der Orthopäde Michael Mayer, Chefarzt am Wirbelsäulenzentrum der Schön Klinik in München.

Gesund trotz Befund

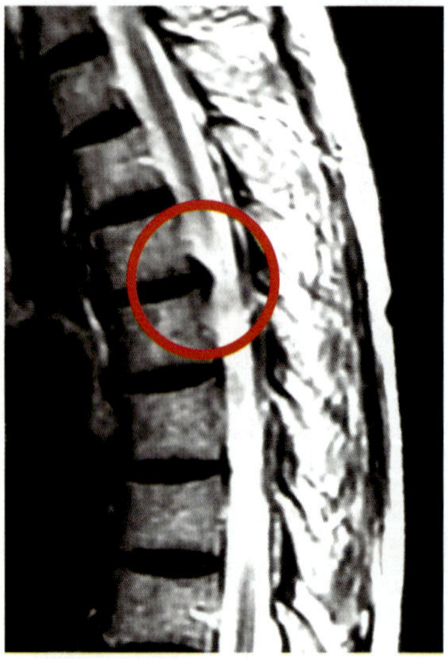

Heimtückische Vorwölbung Das MRT-Bild offenbart einen Bandscheibenvorfall (Kreis) bei der 62-jährigen Patientin. Doch: Sie ist schmerzfrei

5. **Der Patienten-**Anspruch

Auch das ist eine Realität: Die Patienten sehen in den Männern und Frauen in Weiß gern die Alleinverantwortlichen für ihr Wohlbefinden, weiß Bernd Fromm, Chefarzt der Sigmund Weil Klinik in Bad Schönborn. „Überfüttert, mit schlaffer Bauchdecke und Rückenschmerzen kommen sie in meine Praxis und fordern: ‚Tun Sie was!'", berichtet er. „Ich bin dann versucht zu sagen, ‚tun Sie doch erst einmal selbst was!'"

Fromm ist weise genug, das zu unterlassen. Lieber betreibt er, was im Fachjargon „körperliche Aktivierung" genannt wird: Der Patient wird ausführlich informiert, er muss den Rücken und die Entstehung des Schmerzes verstehen lernen. Gemeinsam werden Trainingspläne zum Aufbau der Muskulatur entworfen.

Der Leidende soll sich nicht schonen, sondern bewegen. Und zwar nicht nur unter ärztlicher Überwachung, sondern in seinem normalen Alltag. „Jeder Gärtner weiß doch, dass ein Stock drei Seile benötigt, um fest verankert zu sein. Für das Rückgrat ist das die vordere Bauchmuskulatur, die schräge Bauchmuskulatur und die Rückenmuskulatur."

Fromms Botschaft: Wer die Seile an der Wirbelsäule durch Training beständig nachzieht, kann deren mit dem Alter einhergehende Instabilität ausgleichen.

6. **Falsche** Anreize

Eine Stunde einer Medizinischen Trainingstherapie honorieren die Kostenträger mit rund 25 Euro. Zwischen 9000 und 15000 Euro sind für eine operative Fusion fällig; hierbei werden zwei Wirbel fest miteinander verbunden. Eine Bandscheiben-OP schlägt mit 3000 bis 4000 Euro zu Buche – unabhängig davon, ob die Behandlung objektiv dringlich war oder für den Patienten erfolgreich.

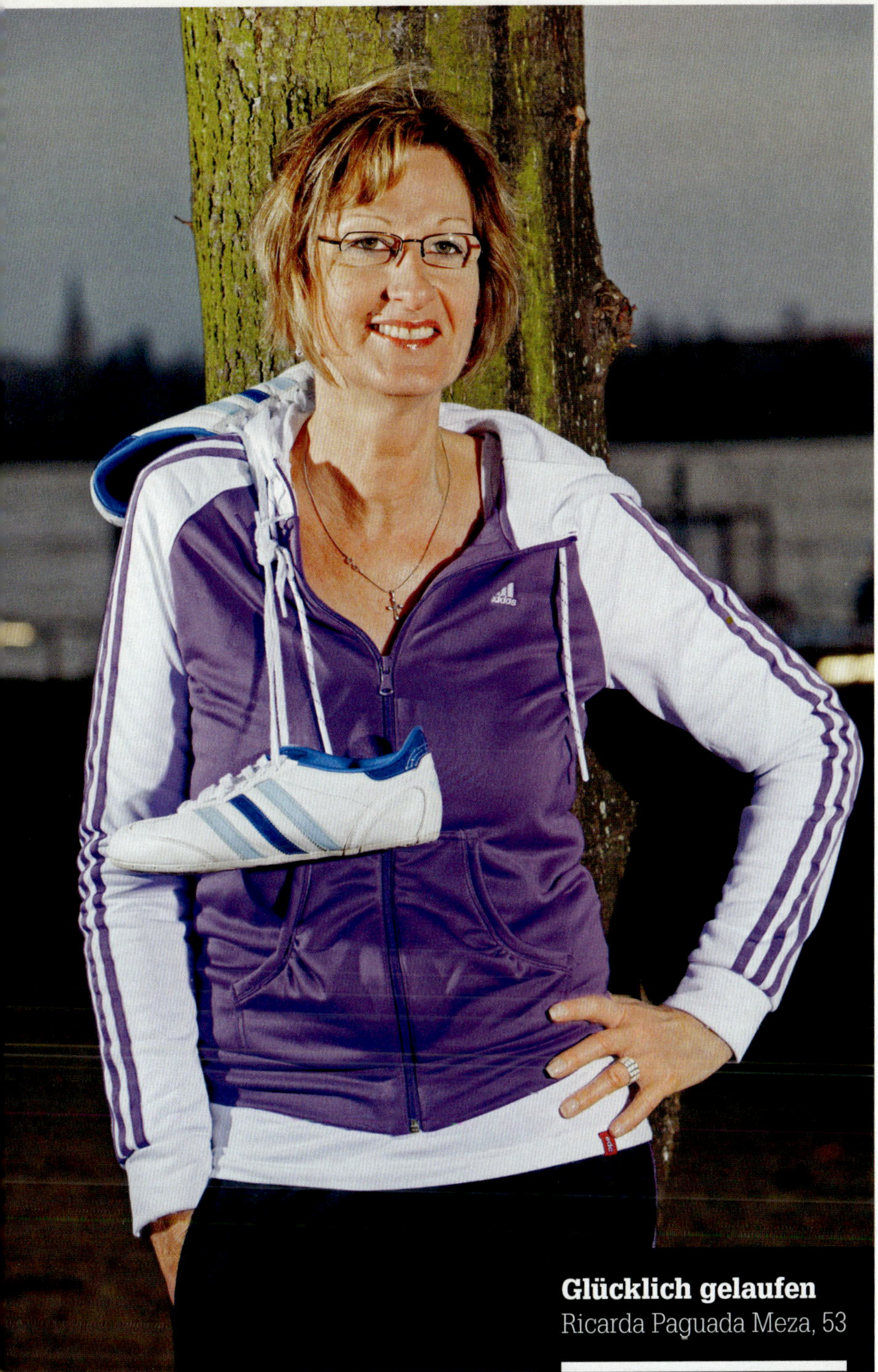

Glücklich gelaufen
Ricarda Paguada Meza, 53

Die Erzieherin und dreifache Mutter plagte sich jahrelang wegen eines Beckenschiefstands und mehrerer Bandscheibenvorfälle. Sie ging zum Stressabbau in eine Klinik. Dort halfen ihr Einzelgespräche und der Rat: „Gehen Sie Joggen!“ Das macht sie drei- bis viermal die Woche und fühlt sich wohl.

Dürftig dagegen, was ein niedergelassener Kollege für die Behandlung eines Kranken erhält, der mit Rückenschmerz zu ihm kommt: den festen Satz von rund 30 Euro (unterschiedlich nach Bundesland) – pro Quartal. Die Deckelung verleitet Ärzte zur sogenannten „Quartalsschieberei“. Soll heißen: Man behandelt den Patienten kurz und gibt ihm den nächsten Termin erst für das folgende Vierteljahr – um neu abzurechnen. Der Heilung dient das Verschieben nicht unbedingt.

Denn: Je länger ein Mensch Schmerz empfindet, umso größer ist das Risiko, dass dieser sich ins Gedächtnis eingräbt, mithin chronisch oder „kompliziert“ wird. „Fünf Prozent aller Rückenschmerzfälle werden überhaupt erst kompliziert, weil das Medizinsystem indirekt auf Chronifizierung ausgerichtet ist“, schimpft Orthopäde Marnitz.

7 **Mangelnde** Kooperation

Einen Facharzt für das Kreuz gibt es in Deutschland nicht. Stattdessen erklären sich eine Reihe von Disziplinen dafür zuständig: Orthopäden, Neurologen, Neurochirurgen, Psychiater, Allgemeinmediziner, Schmerztherapeuten, Manualmediziner, Internisten, Rehabilitationsmediziner, Rheumatologen, Radiologen oder Physiotherapeuten, nur um Beispiele zu nennen.

Deren Fachgesellschaften haben zusammen mit der Bundesärztekammer, der Kassenärztlichen Bundesvereinigung und anderen im letzten Jahrzehnt die „Nationale Versorgungsleitlinie Kreuzschmerz“ verfasst. Der Katalog widmet sich über weite Strecken der Therapie und lässt so jeder Fachgruppe genug Raum, die „eigenen Prozeduren anzuwenden und zu propagieren“, kritisiert Orthopäde Mayer.

Die Diagnose hingegen umfasst nur wenige Seiten. Dabei bilde sie den Schlüssel für eine gezielte, effektive und damit kostengünstige Therapie. „Ich will genau wissen, was der Patient hat“, erklärt Mayer und fordert „einen radikalen Paradigmenwechsel: hin zur frühen und schnellen Diagnose unter Ausschöpfung interdisziplinären Fachwissens“. Die so häufig beschworene Zusammenarbeit der Disziplinen, um das komplexe Problem Rückenschmerz zu entschlüsseln, gäbe es in der Realität viel zu selten und wenn dann nur im Notfall.

Die Lösung des Kreuzschmerzrätsels? Theoretisch ist wohl bekannt, wie eine Besserung für Rückenpatienten und Kostenträger zu erzielen wäre. Hilfreich wäre eine gemeinschaftliche Anstrengung, um den Widerstreit der einzelnen Interessen zu überwinden. ■

WERNER SIEFER

Kreuzschmerz – was tun?

Ein Wegweiser durch die häufigsten Erkrankungen und Symptome

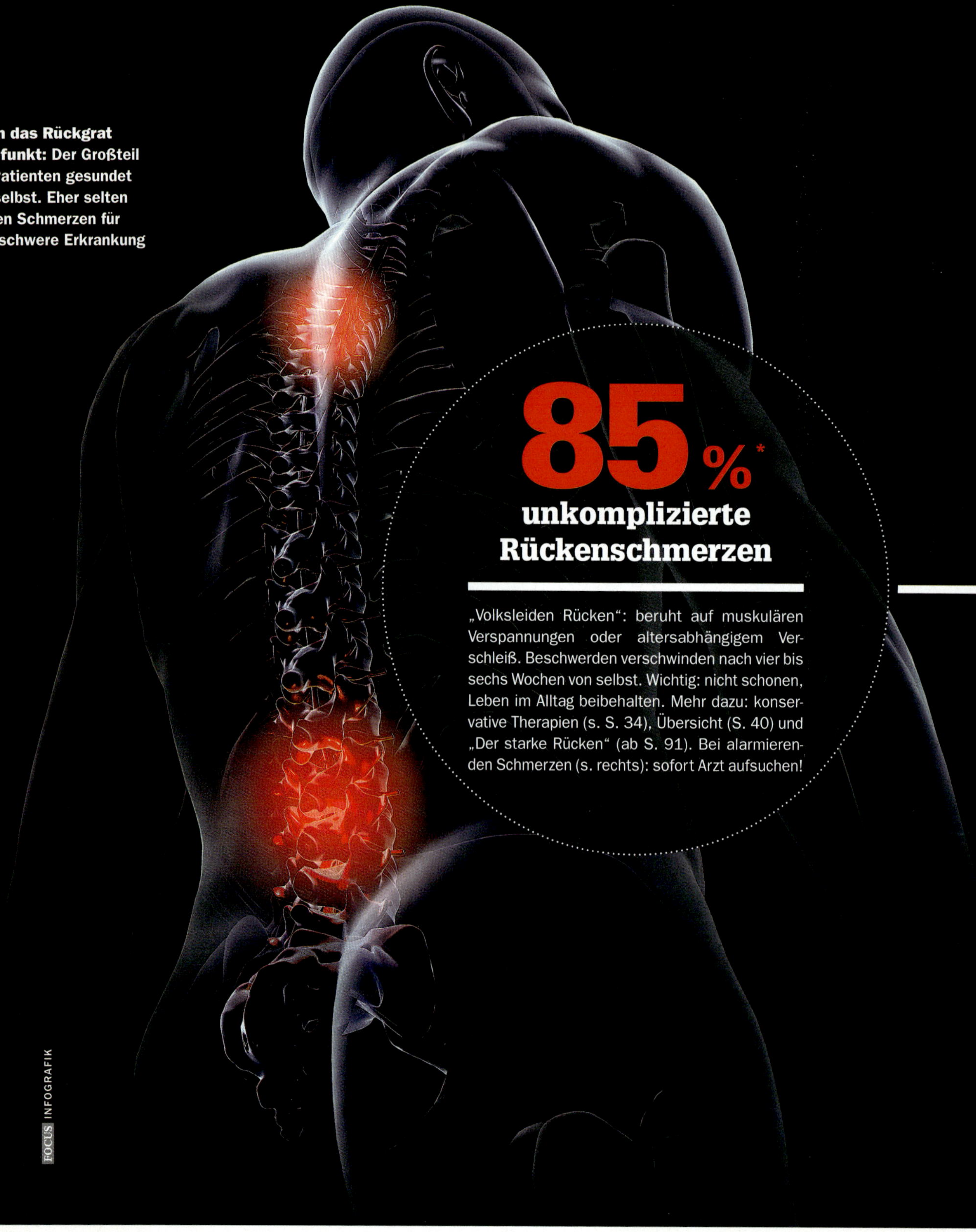

Wenn das Rückgrat SOS funkt: Der Großteil der Patienten gesundet von selbst. Eher selten stehen Schmerzen für eine schwere Erkrankung

85 %*

unkomplizierte Rückenschmerzen

„Volksleiden Rücken“: beruht auf muskulären Verspannungen oder altersabhängigem Verschleiß. Beschwerden verschwinden nach vier bis sechs Wochen von selbst. Wichtig: nicht schonen, Leben im Alltag beibehalten. Mehr dazu: konservative Therapien (s. S. 34), Übersicht (S. 40) und „Der starke Rücken“ (ab S. 91). Bei alarmierenden Schmerzen (s. rechts): sofort Arzt aufsuchen!

FOCUS INFOGRAFIK

Ausführliche Anamnese

Spätestens dann, wenn die Beschwerden länger als vier bis sechs Wochen anhalten, sollten Patienten auf einer ausführlichen interdisziplinären Diagnose bestehen. Dies ist in der „Nationalen Versorgungsleitlinie Kreuzschmerz" beschrieben. Bei dieser sogenannten Triage begutachten ein Facharzt (Orthopäde), ein Psychologe und ein Physiotherapeut den Patienten im Gespräch und mit Hilfe standardisierter Fragebögen über bis zu drei Stunden hinweg. Die Experten erheben mögliche organische Beeinträchtigungen, erfassen den Zustand von Muskeln und Halteapparat sowie, wichtig, die psychosoziale Situation des Betroffenen. Erst diese Daten erlauben ihnen, anschließend gemeinsam Empfehlungen für eine zielgerichtete Therapie auszusprechen.

* ungefähre Angaben gemäß Einschätzung der Fachgesellschaften

5 %*

Komplizierte Rückenschmerzen

Häufig chronifiziert

Ursachen

Risikofaktoren sind: Alter über 50 Jahre, Vererbung, Bewegungsmangel, Übergewicht, Rauchen, Stress, Depression, Angstzustände; Chronifizierung (bedeutet: Schmerz hält über einen Zeitraum von mehr als sechs Monaten an).

Diagnose

Ausführliche Anamnese, „Triage", siehe links

Therapie

Interdisziplinäre multimodale Schmerztherapie (mehr dazu siehe Seite 68)

5 %*

Bein- oder Armschmerz

Alarmierende Rückenschmerzen

Ursachen

Akute oder chronische Nervenwurzelreizung z. B. durch einen Bandscheibenvorfall oder Osteoporose. Sehr selten: Tumor

Symptome

Oft als „Ischias" bezeichnet; entsprechend der Schwere kommt es zu Schmerzen, Ausfällen der Motorik oder der Balance, fehlenden Reflexen oder gar Störungen der Blasenfunktion. Depressive Verstimmungen sind häufig eine Folge des Dauerschmerzes.

Diagnose

Facharzt, z. B. Orthopäde, Neurochirurg, Bildgebung (Magnetresonanztomografie)

Therapie

Operation oder: sechs bis zwölf Wochen konservative Therapie, einschließlich PRT (Periradikuläre Therapie)

5 %*

Wirbelkanalenge

Alarmierende Rückenschmerzen

Ursachen

Knöcherne Wucherungen an den Wirbelkörpern (Spinalkanal und Austritte der Nervenwurzeln)

Symptome

Neurologische Ausfälle und Ermüdung beim Gehen, „Schaufensterkrankheit". Beträgt die Gehdistanz am Stück 500 Meter und mehr, gilt dies als noch tolerabel. Ist der Patient nicht mehr in der Lage, 500 Meter zu gehen, gilt dies als Indikation für einen Eingriff. Mehr dazu: s. Seite 58

Diagnose

Facharzt, Bildgebung (Magnetresonanztomografie)

Therapie

Operation, Physiotherapie, Epidurale Infiltration (Spritze unter Bildgebung)

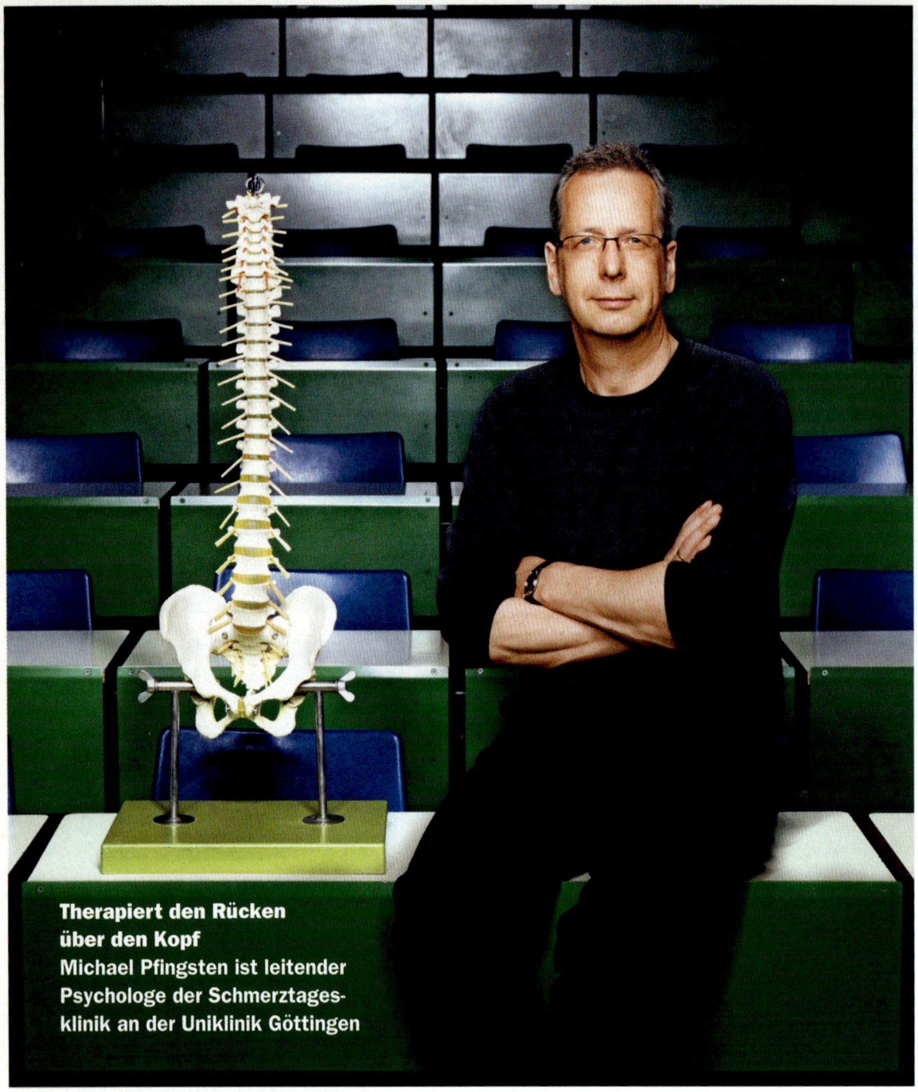

Therapiert den Rücken über den Kopf
Michael Pfingsten ist leitender Psychologe der Schmerztagesklinik an der Uniklinik Göttingen

Die Suche nach der inneren **Balance**

Der Psychologe und Rückentherapeut **Michael Pfingsten** kann mit seinem Behandlungsansatz die Wahrnehmung von Schmerzen verändern

Wie reagieren Ihre Patienten, wenn Sie ihnen erklären, dass ihr Rückenproblem auch stark psychologisch bedingt ist?
Die meisten sind offen dafür und verstehen, dass Stress zu Muskelverspannungen führt. Was sich daraus entwickelt, ist aber individuell sehr verschieden. Jeder Mensch erlebt Schmerzen anders. Bei manchen spielt die Psyche eine große Rolle, bei anderen weniger.

Wie heilen Sie als Psychologe Rückenkranke?
Sie lernen bei mir, mit ihren Schmerzen anders umzugehen.

Das klingt so lapidar, als könne man Schmerzen einfach ignorieren.

Wie sollen denn Therapiegespräche die Wahrnehmung verändern?
Unser Ansatz ist die Verhaltenstherapie. Da spielt auch Training eine wichtige Rolle. Entscheidend ist dabei die richtige Dosis. Der Patient sollte auf keinen Fall üben, bis es wehtut. Diese negative Erfahrung verstärkt das Schmerzempfinden. Wir müssen das Belohnungsprinzip nutzen und dem Kranken zu positiven Erlebnissen verhelfen. Er soll spüren, dass er wieder mehr kann.

Wenn der Rücken aber doch wieder zwickt?
Das klingt jetzt hart, was ich sage. Aber manchmal sollte man als Therapeut es auch ignorieren, wenn der Patient stöhnt. Chronische Schmerzpatienten müssen wieder lernen, dass derjenige Aufmerksamkeit bekommt, der nicht jammert, sondern mitmacht. Solche Verhaltensmuster werden schon in der Kindheit erlernt. Aber die Gratwanderung zwischen Ablenkung und Anteilnahme verlangt hohe Kompetenz.

Röntgenbilder schaden der Psyche, warum?
Auf hochauflösenden Bildern findet der Arzt fast immer irgendwelche Schäden, auf die der Patient dann sein Leiden fixiert. Laut einer Studie nehmen leichte Rückenprobleme dadurch einen schlechteren Verlauf. Auch weil andere Schmerzursachen, wie belastende Lebenssituationen, aus dem Blickfeld geraten.

Unterscheiden sich Männer und Frauen in ihrem Schmerzverhalten?
Frauen leben gesundheitsbewusster, haben aber schlechtere Karten durch ihre Doppelbelastung in Beruf und Familie. Männer wollen nicht akzeptieren, dass sie sich überfordern. Wer sieht schon gern ein, dass man ab 45 Jahren nicht mehr mit den Jungen mithalten kann und länger braucht, sich zu erholen. Zurückstecken will gelernt sein.

Was sind die ersten Schritte auf dem Weg in ein schmerzfreies Leben?
Jeder Patient muss für sich eine innere Balance zwischen Belastung und Entspannung finden. Lassen sich die Rahmenbedingungen nicht verbessern, dann gilt es, die Einstellung zu ändern. Wer Frust mit Kollegen oder dem Chef hat, kann lernen, die Situation durch sein eigenes Verhalten positiv zu beeinflussen.

Wenn Ihre Patienten die Klinik verlassen, holt sie doch der Stress wieder ein, oder?
Diese Annahme ist falsch. Meine Patienten sind oft überrascht, auf welche Lösungsideen man in einer Gesprächsgruppe mit Leidensgenossen kommt. ■

INTERVIEW: CLAUDIA GOTTSCHLING

Foto: Stefan Thomas Kroeger/FOCUS-Magazin

Selbsttest

Besteht bei Ihnen ein **Rückenrisiko?**

Alter

Wie alt sind Sie?

- unter 21 Jahre **0** ☐
- 21 bis 30 Jahre **1** ☐
- 31 bis 40 Jahre **2** ☐
- 41 bis 50 Jahre **3** ☐
- 51 bis 60 Jahre **5** ☐
- 61 bis 70 Jahre **7** ☐
- 71 Jahre und älter **9** ☐

Mit den Jahren lässt die Elastizität von Bändern und Gelenken nach. Knochen und Muskeln werden schwächer. Das Risiko für Rückenleiden nimmt dafür zu.

Gewicht

Bestimmen Sie Ihren BMI (siehe rechts) und übertragen Sie den Wert in das Schema:

- BMI bis 25 **0** ☐
- 26 bis 27 **2** ☐
- 28 bis 30 **3** ☐
- 31 bis 33 **5** ☐
- 34 und mehr **7** ☐

Ein Body-Mass-Index (BMI) bis 25 ist genau richtig. Wer aber übergewichtig ist, belastet seinen Rücken zusätzlich. Sie sollten versuchen, im Normalgewicht zu bleiben.

Sitzen

Wie viele Stunden sitzen Sie täglich – im Büro, vor dem Fernseher, in Auto, Bus, Bahn usw.?

- mehr als acht Stunden **4** ☐
- vier bis acht Stunden **2** ☐
- weniger als vier Stunden **0** ☐

Langes Sitzen beansprucht die Wirbelsäule einseitig. Sorgen Sie für Ausgleich mit ausreichend Bewegung.

Bewegung

Wie häufig treiben Sie Sport?

- nahezu täglich mindestens 30 Min. **0** ☐
- zwei- bis dreimal pro Woche 30 Min. **1** ☐
- einmal pro Woche mindestens 30 Min. **2** ☐
- Ich bin seltener aktiv. **3** ☐
- Ich treibe überhaupt keinen Sport. **4** ☐

Wer sich regelmäßig bewegt, tut seinem Rücken etwas Gutes und beugt späteren Rückenleiden vor.

Quelle: FOCUS Online

Beruf

Üben Sie einen Beruf aus, bei dem Sie lange stehen, schwer heben oder sich häufig bücken müssen?

- ja **8** ☐
- nein **0** ☐

Stress

Empfinden Sie Ihr Leben als hektisch? Stehen Sie häufig unter Zeitdruck?

- selten oder nie **0** ☐
- manchmal **3** ☐
- meistens oder immer **5** ☐

Stress und Hektik belasten auch den Rücken. Versuchen Sie, hektische Situationen zu vermeiden. Möglicherweise hilft Ihnen auch ein aktives Entspannungstraining.

Familie

Gibt es in Ihrer Familie bereits Bandscheibenvorfälle oder Fälle von Arthrose?

- Nein oder: Das ist mir nicht bekannt **0** ☐
- Ja, ein Verwandter über 50 hat Arthrose oder einen Bandscheibenvorfall. **1** ☐
- Ja, ich habe zwei oder mehr Verwandte über 50 mit Arthrose oder einem Bandscheibenvorfall. **2** ☐
- Ja, ein Verwandter unter 50 hat Arthrose oder einen Bandscheibenvorfall. **4** ☐
- Ja, ich habe zwei oder mehr Verwandte unter 50 mit Arthrose oder einem Bandscheibenvorfall. **6** ☐

Beschwerden

Leiden Sie bereits an Rückenschmerzen?

- selten oder nie **0** ☐
- ja, gelegentlich **3** ☐
- ja, häufig **5** ☐
- ja, immer oder fast immer **9** ☐

Rückenschule

Haben Sie schon mal eine Rückenschule besucht? Achten Sie im Alltag darauf, schwere Lasten rückenfreundlich zu heben?

- ja **0** ☐
- nein **2** ☐

Die Rückenschule vermittelt rückenfreundliches Verhalten im Alltag.

Body-Mass-Index $\left[BMI = \frac{\text{Gewicht in kg}}{(\text{Größe in m})^2}\right]$

Adipositas · Übergewicht · Normalgew. · Untergewicht

Gewicht in kg	1,50		1,60		1,70		1,80		1,90		2,00
110	48	45	43	40	38	36	34	32	30	29	27
	46	43	41	38	36	34	32	31	29	28	26
100	44	41	39	37	34	33	31	29	28	26	25
	42	39	37	35	33	31	29	28	26	25	24
90	40	37	35	33	31	29	28	26	25	24	23
	38	35	33	31	29	28	26	25	24	22	21
80	35	33	31	29	28	26	25	23	22	21	20
	33	31	29	28	26	25	23	22	21	20	18
70	31	29	27	26	24	23	22	21	20	19	18
	29	27	26	24	23	21	20	19	18	17	16
60	27	25	24	22	21	20	19	18	17	16	15
	25	23	22	20	19	18	17	16	16	15	14
50	23	21	20	19	18	17	16	15	14	13	13
	20	19	18	17	16	15	14	14	13	12	12

Körpergröße in Meter

Auswertung

Die Punkte werden addiert. Die Summe ergibt Ihre persönliche Risikoeinschätzung.

0 bis 9 Punkte: geringes Risiko
Sie leben sehr rückenfreundlich und haben viele Risikofaktoren für Rückenleiden minimiert. Weiter so!

10 bis 19 Punkte: durchschnittliches Risiko
Sie sind durchschnittlich anfällig für Rückenprobleme. Halten Sie sich fit und versuchen Sie, Belastungen im Alltag zu minimieren.

20 bis 29 Punkte: erhöhtes Risiko
Einige Ihrer Gewohnheiten sind rückenschädlich. Beginnen Sie damit, Ihre Rücken- und Bauchmuskeln gezielt zu trainieren. Sollten Sie bereits unter Schmerzen leiden, sprechen Sie mit einem Arzt darüber.

30 bis 39 Punkte: hohes Risiko
Ihr Rücken ist deutlich belastet. Trainieren Sie Ihre Rücken- und Bauchmuskulatur und vermeiden Sie Belastungen. Falls Sie bereits Schmerzen haben, so sollten Sie mit einem Arzt darüber sprechen.

40 und mehr Punkte: sehr hohes Risiko
Ihre Wirbelsäule ist stark beansprucht. Fangen Sie am besten sofort an, Rücken- und Bauchmuskeln gezielt zu trainieren und Belastungen zu verringern. Sollten Sie unter Schmerzen leiden, sprechen Sie mit einem Spezialisten.

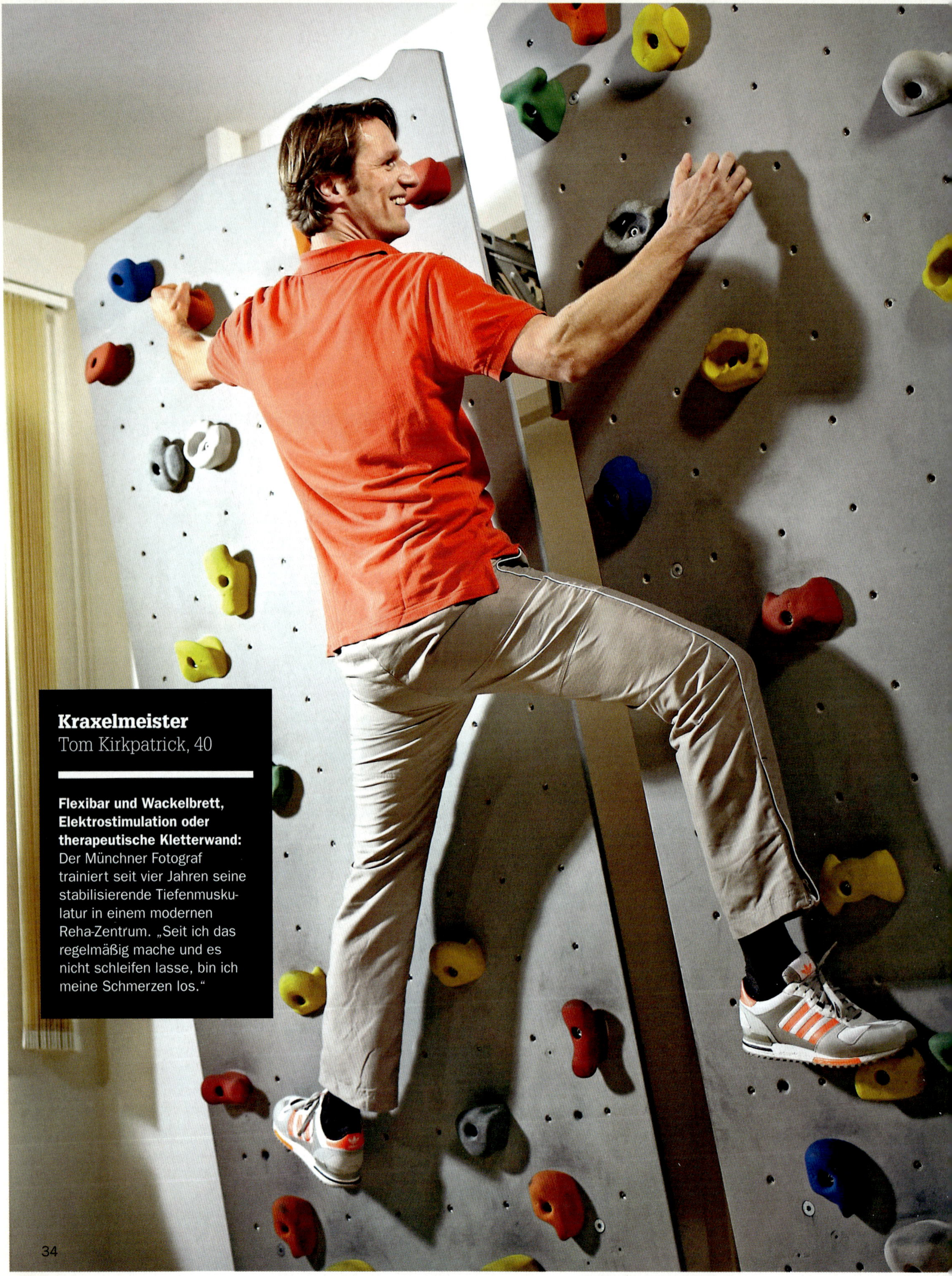

Kraxelmeister
Tom Kirkpatrick, 40

Flexibar und Wackelbrett, Elektrostimulation oder therapeutische Kletterwand: Der Münchner Fotograf trainiert seit vier Jahren seine stabilisierende Tiefenmuskulatur in einem modernen Reha-Zentrum. „Seit ich das regelmäßig mache und es nicht schleifen lasse, bin ich meine Schmerzen los."

Einfach ein bisschen **bewegen**

Akute Rückenbeschwerden ohne ernsthafte Schäden bessern sich durch Wärme und Bewegung. Experten erklären, wie Sie auch **langfristig schmerzfrei** bleiben

Auf dem Boden kriechend, sich in Ecken kauernd, gebückt, gebeugt, verdreht: Auf der Suche nach der idealen Perspektive und dem besten Bild ist Fotograf Tom Kirkpatrick keine Position zu wild. Seinen Ausrüstungsrucksack schultert er zudem fast täglich. Zwei Kameras, Objektive, Stativ und Notebook – gut 15 Kilo transportiert er von einem Job zum nächsten. „Mein Rücken macht das locker mit", erzählt der Münchner. „Das war aber nicht immer so."

Vor knapp zehn Jahren zog es dem 2-Meter-Mann zum ersten Mal im Rückgrat. Erst in der Brustwirbelsäule, dann im Lendenwirbelbereich. Die Schmerzen kamen und gingen, beeinträchtigten ihn zunächst nicht sehr. Doch mit der Zeit wurden sie immer häufiger und hielten immer länger an. „Irgendwann sind sie dann acht Wochen gar nicht mehr verschwunden", erzählt der heute 40-Jährige. Er musste Aufträge absagen. „Spätestens da war mir klar, dass ich dringend einen Weg finden muss, der mir auf Dauer hilft."

Etwa 80 Prozent der Bevölkerung klagt mindestens einmal im Leben über Beschwerden am Rücken. In 80 bis 90 Prozent der Fälle sind dies sogenannte „unspezifische Rückenschmerzen": solche, denen keine klar diagnostizierbaren Wirbel-, Bandscheiben- oder Nervenschäden zugrunde liegen, die aber trotzdem äußerst quälend sind. Die meisten Betroffenen erleben das intensive Ziehen in Kreuz oder Nacken nur sehr selten und sind es nach kurzer Zeit wieder los. Hält der Schmerz noch keine sechs Wochen an, klassifizieren Ärzte diese Fälle als „Akut-Patienten".

„Bei derlei Rückenleiden sollte man vor allem eines tun: gelassen bleiben, auch wenn's weh tut", rät Rainer Sabatowski, Leiter des Universitäts Schmerz-Centrums Dresden. Denn selbst hinter intensiven Attacken stecken meist nur harmlose Verspannungen. Ausgelöst durch ungewohnte Bewegungen, gerät das feine Wirbelgefüge aus dem Gleichgewicht. Die Muskulatur reagiert auf die plötzliche Instabilität, indem sie reflexartig verhärtet. So stützt sie das Rückensystem, verhindert aber auch, dass Wirbel, Sehnen und Bänder von selbst wieder in ihre entspannte Ausgangsposition zurückrutschen. Ein Nerv wird gedrückt oder gereizt – der Schmerz ist da.

»Die Grundregel: nicht das Bett hüten, sondern in Bewegung bleiben!«

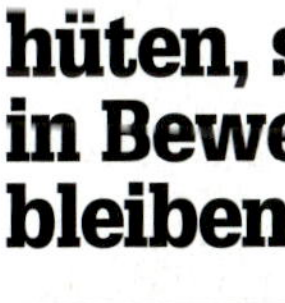

Reha-Experte
Wolfhard Savoy, Leiter des Therapie- und Trainingszentrums der Schön Klinik München Harlaching

„Wirklich kaputt ist an der Wirbelsäule meistens nichts, selbst wenn es sich so anfühlt", betont auch Wolfhard Savoy, Leiter des Therapie- und Trainingszentrums der Schön Klinik München Harlaching. Einige Symptome sind jedoch Alarmglocken für den sofortigen Arztbesuch, weil Rückenmarksnerven ernsthaft beschädigt sein könnten: wenn der Schmerz vom Kreuz ins Bein ausstrahlt oder wenn in Rücken oder Gliedmaßen starkes Kribbeln oder Taubheitsgefühle auftreten.

Ist dies nicht der Fall, spricht zunächst nichts gegen eine erste Selbstbehandlung zu Hause. „Meist lindern bereits Wärmeapplikationen wie spezielle Pflaster oder Kirschkernkissen die Beschwerden deutlich", so Rainer Sabatowski. Der wichtigste Heilungskathalysator ist allerdings Bewegung. „Nur wenn Sie Ihren gewohnten Alltagsaktivitäten so weit wie möglich nachgehen, können sich die reflektorisch angespannten Muskeln wieder lösen und ihre normale physiologische Funktion übernehmen", erklärt Reha-Experte Savoy. Bei extremen Schmerzen ist es erlaubt, für maximal eine Stunde ein sogenanntes Stufenbett zu nutzen. Denn die Position (Beine mit 90-Grad-Winkel in Hüfte und Knie auf einem großen Polsterwürfel ablegen) entlastet vorübergehend die Wirbelsäule, und die Schmerzen lassen nach. „Bettruhe und langfristiges Schonen sind aber definitiv tabu, das macht das Leiden nur noch schlimmer", so Savoy. ▶

Fotos: Dirk Brzoniecki/FOCUS-Magazin, R. Brinkschulte

Für all jene, die sich aus Angst vor noch intensiveren Schmerzen gar nicht erst in die Bewegung trauen, sind leichte Schmerzmedikamente ein gutes Hilfsmittel – niedrig dosiert und kurzfristig (siehe auch Tabelle Seite 40). Wirkt die „erste Hilfe" aus Wärme, Bewegung und Medikamenten jedoch nicht und ist der Leidensdruck auch nach mehreren Tagen groß, ist der Gang zum Hausarzt oder Orthopäden ratsam.

Als die Schmerzen nicht aufhörten, ihn zu quälen, suchte auch Fotograf Kirkpatrick Hilfe. Erst einmal, dann immer wieder, in verschiedenen Praxen. Ernsthafte Ursachen wie Wirbelverletzungen, Tumorerkrankungen oder Bandscheibenvorfälle waren schnell ausgeschlossen; Zeit für ein ausführliches Gespräch mit ihm nahm sich aber niemand. „Nur wenn Ärzte die persönliche Rückenschmerzgeschichte ernst nehmen und die richtigen Nachfragen stellen, können sie aus dem breiten Behandlungsangebot die individuell passendste Kombination zusammenstellen", betont Schmerzexperte Sabatowski. Bei Patient Kirkpatricks Arztbesuchen fehlte diese wichtige ausführliche Anamnese. „Meist war ich nach wenigen Minuten mit einem Standardrezept für Massagen, Fango und einem Sechserpack Physiotherapieeinheiten wieder draußen."

Muskelauszeit
Hannah Kochs, 26

Besonders bei Stress ziehen ihr die Schmerzen in Kreuz und Nacken. Eine Behandlungsmethode, die dauerhaft Linderung verschafft, hat die Münchner Studentin bislang noch nicht gefunden. Seit Kurzem lernt sie Übungen zur progressiven Muskelrelaxation. „Damit kann ich hoffentlich verhindern, dass meine starken Verspannungen überhaupt entstehen."

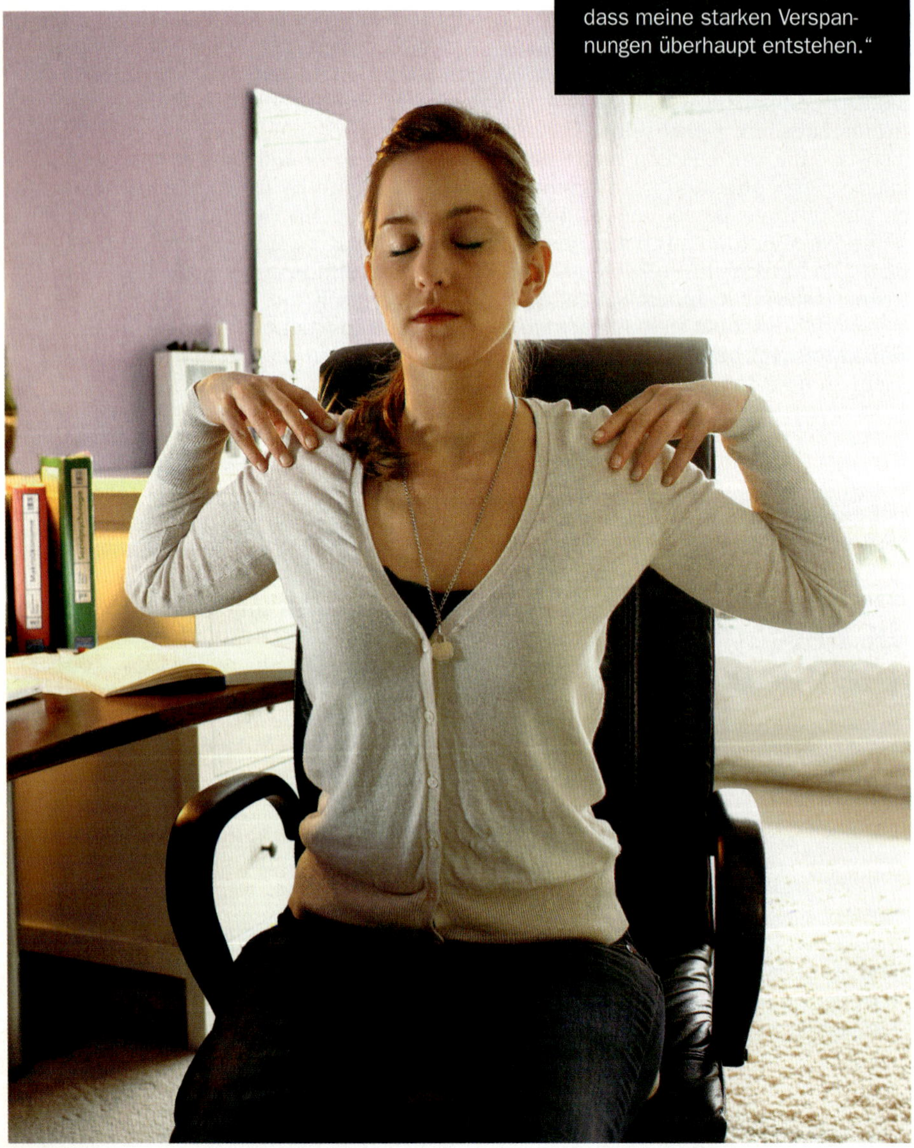

Hannah Kochs kennt diesen unbefriedigenden Praxismarathon. Die 26-Jährige arbeitet tagsüber in einer Personalberatung, abends und am Wochenende schreibt sie an ihrer Masterarbeit in Wirtschaftspsychologie. „Ich stehe schon seit Monaten unter Dauerstrom und sitze fast den ganzen Tag", erzählt die junge Frau. Immer, wenn der Stress groß ist und die Zeit für Erholung und Sport knapp, wird der Schmerz in Nacken und Kreuz zu ihrem täglichen Begleiter. Das sei schon seit mehreren Jahren so, immer wieder, immer öfter.

Auf der Suche nach Linderung hat Hannah Kochs schon viel probiert: Massagen, Fango, Physiotherapie, Chiropraktik, Akupunktur. Einiges vom Arzt verordnet, vieles auf eigene Faust. Das meiste hat kurzfristig geholfen, oft gingen die Schmerzen aber auch ohne ihr Zutun nach ein paar Wochen wieder weg – und ließen sie mehrere Monate in Ruhe. „Ich will nicht, dass mein Rücken zum Dauerthema wird", sagt Kochs. „Aber es ist gar nicht leicht, die richtige Therapie zu finden."

„Individuell zugeschnitten statt Schema F – so sieht die ideale Behandlung aus", sagt Reha-Experte Savoy. Er warnt davor, voreilig nur Wärme und Physiotherapie zu verordnen. „Auch wenn jemand zum ersten Mal mit Rückenbeschwerden in eine Praxis kommt: Oft ist der Betroffene gar kein Akutpatient mehr, sondern befindet sich schon auf dem Wege der Chronifizierung." Er landet in der falschen Therapieschublade, weil die Beschwerden beispielsweise nicht erstmalig, sondern eigentlich schon früher aufgetreten sind – nur liegt das lange zurück. So mancher spielt seine Beschwerden auch jahrelang

Foto: Stefan Pielow und Wolf Heider-Sawall beide FOCUS-Magazin

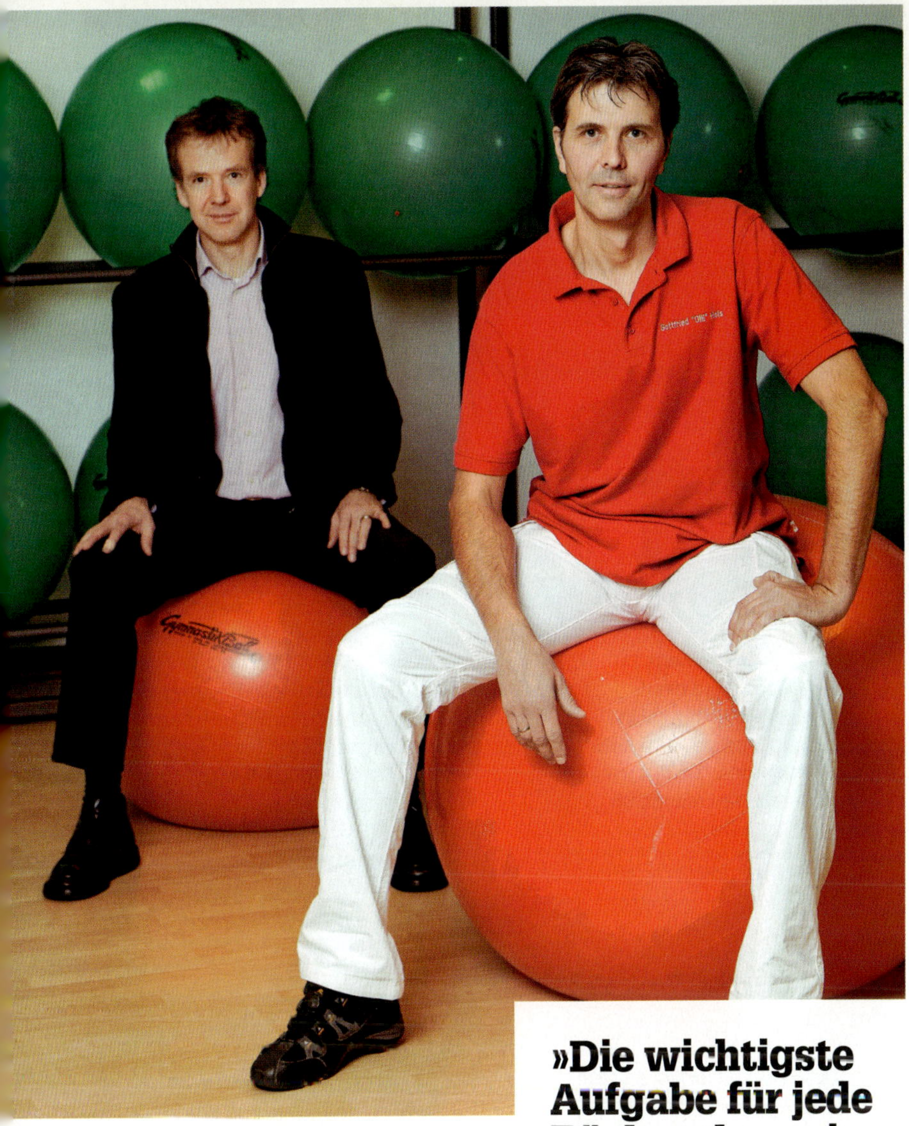

herunter und geht erst dann zum Arzt, wenn es nicht mehr auszuhalten ist – der typische „Durchhalter". „Bei all diesen Menschen droht die Gefahr, dass sie die Beschwerden langfristig nicht mehr loswerden", so Savoy. „Bleibt sie unerkannt, geht wertvolle Zeit mit unpassender Behandlung verloren."

Mit der Frage, wie man Risikopatienten in Zukunft früher und systematischer erfassen könnte, beschäftigt sich seit Kurzem auch ein groß angelegtes Forschungsprojekt. Zahlreiche Universitäten in ganz Deutschland sind daran beteiligt. „Es gibt Hinweise darauf, dass das Zusammenspiel zwischen Nerven und Muskeln bei Rückenpatienten nicht einwandfrei funktioniert", erklärt Philip Kasten, Sportorthopäde am Universitätsklinikum Dresden. Sollte die Forschung dies bestätigen, ließe sich ein Frühwarnsystem entwickeln: Ein Sensomotoriktest, kombiniert mit einem Fragebogen zu psychosozialen Belastungen, könnte

»Die wichtigste Aufgabe für jede Rückentherapie ist: vermeiden, dass aus akuten Schmerzen chronische werden«

Forschung & Praxis
Klaus Pfeifer (l.), Sportwissenschaftler an der Universität Erlangen-Nürnberg, und Sporttherapeut Olli Hois (r.) vom Therapiezentrum „medi train" begleiten das Training ihrer Patienten online

Risikofaktoren schon bei den ersten Arztbesuchen identifizieren. „Wir wären in der Lage, die Therapie sofort individuell anzupassen und so viele Chronifizierungen zu verhindern", sagt Kasten.

Fotograf Kirkpatrick löste seine Physiotherapie-Rezepte ein, die Schmerzen gingen; dann hörte er wieder auf mit den Trainingsstunden. Er übte weiterhin seine sportlichen Hobbys aus, Tennis und Mountainbiken, verzichtete aber auf spezielles Krafttraining. „Und bald fing der ganze Kreislauf von vorn an", erzählt der Münchner rückblickend.

Sportwissenschaftler und Orthopäden sind sich einig, dass der Rücken muskuläre Unterstützung braucht, damit Beschwerden langfristig nicht immer wiederkehren. Die meisten Sportarten reichen nicht aus, um die Rücken- und Bauchmuskulatur ausreichend zu stärken (siehe auch Seite 110). Zusätzliches Kräftigungstraining für die individuellen Schwachstellen – sei es nach den Konzepten von Kieser, FPZ oder spezialisierten Reha-Zentren – ist also durchaus sinnvoll, für die Prävention ebenso wie für die Therapie.

So las ein Orthopäde auch Patient Kirkpatrick eines Tages die Leviten: Er müsse sein Rückenschicksal selbst in die Hand nehmen, anstatt sich als wehrloses Opfer zu begreifen. Seinem Rücken die Treue halten, in guten wie in schlechten Zeiten. Mit anderen Worten: konsequent trainieren, um die eigene Wirbelsäule mit einem starken Muskelkorsett zu unterstützen. Und zwar dauerhaft und regelmäßig. Kirkpatrick folgte dem Ratschlag. Seit vier Jahren geht er zweimal die Woche in ein spezialisiertes Therapie- und Trainingszentrum in München-Harlaching. Er hat Spaß bei den abwechslungsreichen, individuell auf ihn zugeschnittenen Übungen an modernen Geräten. Seitdem ist er so gut wie beschwerdefrei. „Die Rückenprobleme hatte ich tatsächlich nur, weil die kleinen, aber wichtigen Muskeln entlang meiner Wirbelsäule für meine Körpergröße einfach zu schwach waren", weiß Kirkpatrick heute.

Der feste Trainingsort außerhalb seiner Wohnung, geregelte Termine und manchmal auch die Gesellschaft einer Gruppenstunde – für ihn ist das genau das Richtige. Allein zu Hause im Wohnzimmer würde er das Training wieder ▶

schleifen lassen, weil dort Anleitung und Motivation fehlen. Ein verbreitetes Problem, das ein Erlanger Modellprojekt nun lösen möchte.

„Oha, da leuchtet jemand rot", ruft Olli Hois mit fränkisch rollendem R. Konzentriert sitzt der Sporttherapeut vor seinem Laptop und studiert die aktuellen Patientendaten. Ein Name blitzt in Alarmfarbe auf dem Bildschirm auf, für Hois das Signal, aktiv zu werden. „Dieser Herr war monatelang einer unserer Fleißigsten, jetzt hat er seit zwei Wochen keine Rückmeldung mehr gegeben, wie er mit den einzelnen Übungen zurechtkommt", erklärt Hois. „Den ruf ich gleich mal an und frag, was los ist."

Olli Hois arbeitet als Sporttherapeut bei „medi train" – einem Zentrum für Gesundheitssport, Sport- und Physiotherpie in Erlangen. Er ist einer der Köpfe hinter dem neuartigen Trainingsansatz „RückenWind". „Das Konzept ist dem modernen Alltag angepasst: vorübergehend offline, die meiste Zeit online, und zeitlich sehr flexibel", erklärt Klaus Pfeifer. Der Sportwissenschaftler an der Universität Erlangen-Nürnberg steuerte das wissenschaftliche Know-how zu dem Trainingsprogramm bei, das Therapiezentrum die Praxiserfahrung und Software und die Siemens-Betriebskrankenkasse (SBK) die Projektunterstützung. Das Ergebnis ist ein Baustein-Konzept aus anfänglichen Kursstunden und einem eigenständigen, individuellen online-Training zu Hause – wo und wann es absolviert wird, ist egal.

„Es ist wissenschaftlich erwiesen, dass die Kombination aus Bewegung und Verhaltenstraining am besten ge-

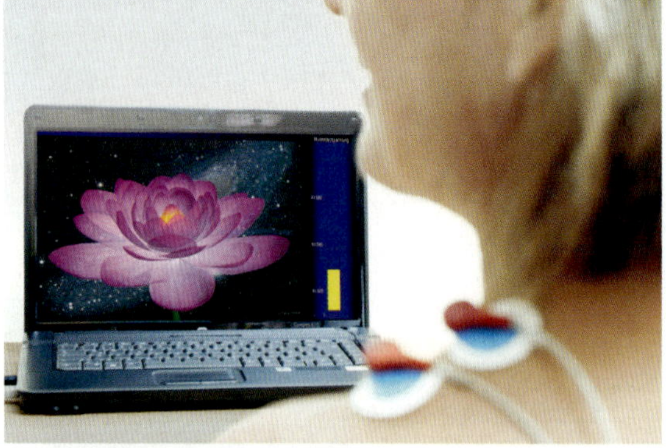

Visueller Entspannungstrainer
Beim EMG-Biofeedback wird die Spannung einzelner Rückenmuskeln optisch dargestellt: Sind sie verhärtet, ist die Blüte geschlossen. Schafft man es, Anspannung gezielt zu reduzieren, öffnet sich der Blütenkelch

Foto: Oliver Kröning/FOCUS-Magazin

gen Rückenschmerzen hilft", so Sportwissenschaftler Pfeifer. „Deswegen will unser Programm zwei Dinge erreichen: regelmäßigen Sport in den Alltag integrieren und den Umgang mit dem Rückenschmerz grundlegend verändern." Eine aktuelle erste Evaluation nach zwei Jahren und rund 300 Teilnehmern ergab, dass sich ihre Einstellung tatsächlich deutlich wandelte: Die Patienten waren weniger davon überzeugt, dass Bewegung und Arbeit ihre Schmerzen verschlimmern könnten, neigten weniger zu Katastrophisierungen und mehr dazu, selbst aktiv zu werden. „Dass jeder für seine Rückengesundheit selbst verantwortlich ist – das ist für uns die wichtigste Einsicht überhaupt", so Pfeifer.

Die Eigenverantwortung geht über regelmäßige Bewegung noch hinaus. Auch psychosoziale Faktoren wie privater oder beruflicher Stress, Arbeitsplatzunzufriedenheit oder depressive Verstimmungen können Rückenschmerzen auslösen oder verstärken. „Wenn solche Aspekte die Beschwerden vermutlich beeinflussen, sollten Arzt und Patient gemeinsam Methoden auswählen, die auf Körper und Psyche gleichermaßen einwirken", sagt Klaus Hug, Inhaber des Biofeedbackzentrums Allgäu. Autogenes Training, progressive Muskelrelaxation nach Jacobson und auch Biofeedback sind Entspannungstechniken, die chronische Rückenschmerzen nachweislich lindern. „Der Vorteil der psychophysiologischen Methode ist, dass die Muskelspannung über Elektroden gemessen und in Bilder umgesetzt wird", erklärt Hug. „So hat der Patient eine objektive und verständliche Rückmeldung, ob er sich tatsächlich entspannen konnte."

Die Augen schließen, tief ein- und ausatmen, die Faust erst anspannen, dann ganz bewusst wieder locker lassen. Für einige Minuten sind Bücherstapel und Abgabetermin der Masterarbeit für Studentin Kochs ganz weit weg. Mit einem gesprächsbereiten Orthopäden fand sie heraus, dass ihre Schwachstelle nicht fehlende Rumpfmuskeln sind. Vor allem mangelt es Kochs offenbar an der Fähigkeit, in belastenden Situationen nicht zu verkrampfen.

Sie entschied sich, zunächst die progressive Muskelrelaxation als Entspannungstraining auszuprobieren. Sobald sie merkt, dass der Stress ihr wieder im Nacken sitzt, nimmt sie sich nun mit den Übungen eine Schreibtisch-Auszeit. „Mein Nacken ist jetzt nicht mehr so häufig verspannt", erzählt die Studentin. „Ich weiß zwar nicht, ob meine Schmerzen allein durch Entspannungstraining ganz verschwinden werden. Aber es fühlt sich gut an, dass ich selbst regelmäßig etwas dafür tue." ■

MILA HANKE

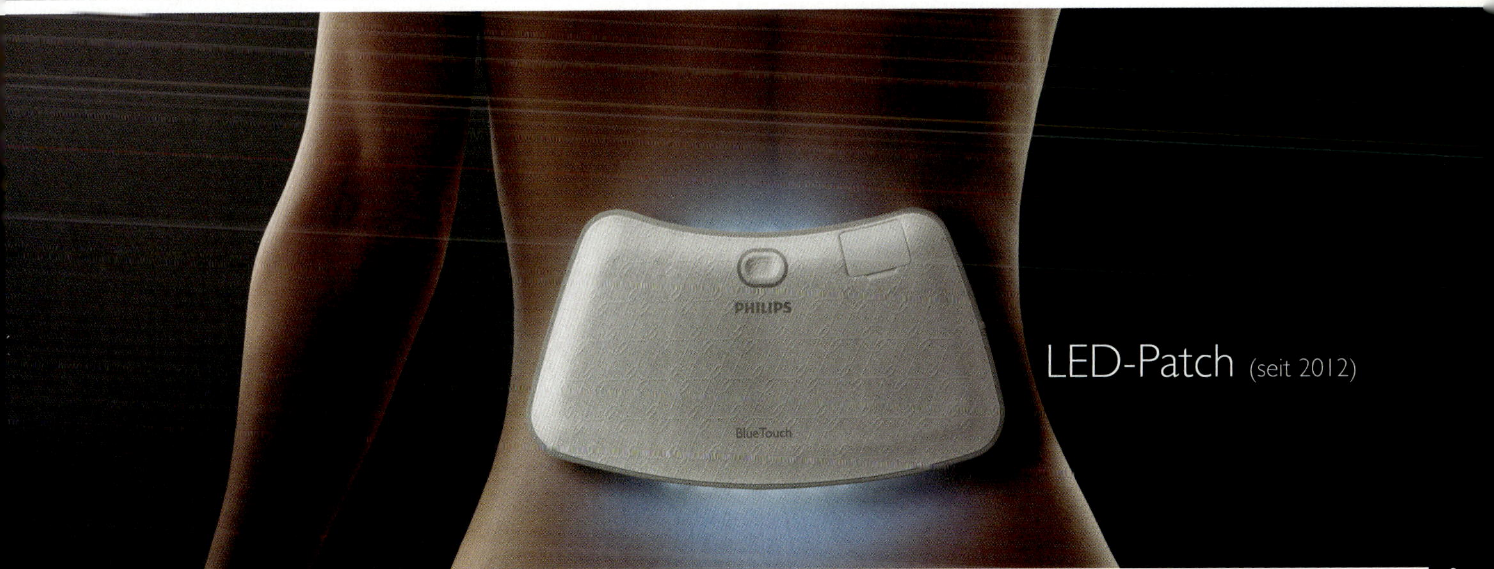

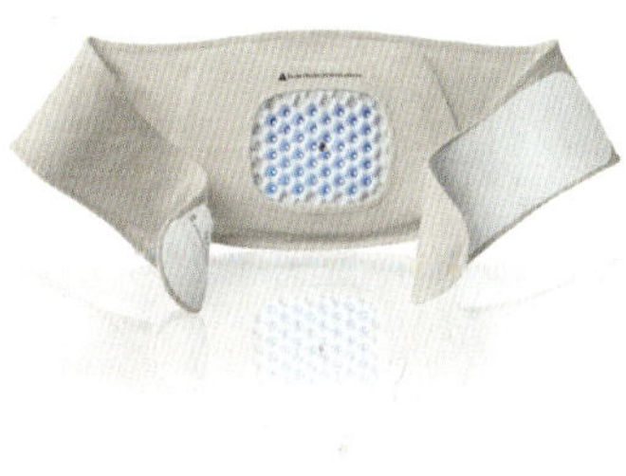

Behandlungsmethoden

Je nach Dauer und Intensität der Rückenschmerzen* empfehlen die aktuellen Nationalen Versorgungsleitlinien verschiedene Therapieansätze – oder raten von ihnen ab. Hier finden Sie eine Erklärung und Einschätzung der wichtigsten **Verfahren ohne Medikamente**

»Wer das Erlernte im Alltag richtig umsetzt, kann mit Biofeedback Verspannungsschmerzen lindern«

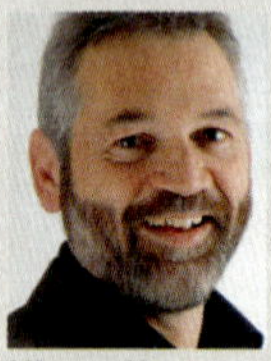

Klaus Hug
Inhaber des Biofeedbackzentrums Allgäu

Prinzip	Indikation	Bewertung
Wärmetherapie		
Eine Wärmequelle wird auf die schmerzende Stelle aufgelegt – etwa in Form eines Wärmepflasters, Körnerkissens, oder einer Wärmflasche. Alle Produkte fördern die Durchblutung.	Die Anwendungen lösen leichte Muskelverspannungen und sind deshalb bei akuten Rückenschmerzen eine praktische „erste Selbsthilfe" für zu Hause. Wichtig: zusätzlich in Bewegung bleiben!	Wärmebehandlungen können akute Schmerzen in der Anfangsphase lindern, vor allem kombiniert mit einem leichten Schmerzmittel. Bei chronischen Schmerzen dienen sie eher dem Wohlbefinden.
Bewegungstherapie		
Individuell ausgewählte Übungen (mit oder ohne Geräte) verbessern die Beweglichkeit, Koordination, Muskelkraft, Ausdauer und Schnellkraft. Die Therapie wirkt Haltungs- und Funktionsstörungen entgegen und steigert kontinuierlich die Belastbarkeit des Rückens.	Normale Alltagsaktivitäten sind bei allen Rückenleiden so weit wie möglich beizubehalten. Eine spezielle Physio- oder Bewegungstherapie ist bei akuten Schmerzen noch nicht notwendig. In subakuten oder chronischen Fällen sollte sie aber definitiv verschrieben werden.	Die Wirksamkeit der Bewegungstherapie ist eindeutig belegt. Jede Form von Übungsprogramm oder Sport lindert effektiv Intensität und Häufigkeit von Rückenschmerzen. Unklar ist jedoch bisher, ob eine bestimmte Bewegungsform mehr bewirkt als eine andere.
Entspannungstherapie		
Progressive Muskelrelaxation (PMR) Der bewusste Wechsel von Anspannung und Entspannung verschiedener Muskelgruppen führt zu einem tiefen Entspannungszustand des gesamten Körpers.	Weil die Muskulatur auf Stress mit Verspannung reagiert, kann der jede Art von Rückenschmerzen verursachen oder verstärken. Entspannungstechniken sind deshalb allen Patienten zu empfehlen.	Da das Erlernen einige Wochen dauert, wirkt PMR bei akuten Schmerzen nicht sofort. Sie kann aber einer Chronifizierung vorbeugen. Auch für bereits chronifizierte Fälle ist sie sehr ratsam.
Biofeedback Die aktuelle Muskelspannung wird in Form von Graphen auf einem Bildschirm sichtbar. Mit der visuellen Hilfe erlernt der Patient, muskuläre Entspannung bewusst zu beeinflussen.	Meist wird das Verfahren im Rahmen multimodaler Therapien für chronische Schmerzpatienten eingesetzt. Es ist jedoch auch bei akuten Fällen geeignet, um Chronifizierungen zu vermeiden.	Wissenschaftliche Studien belegen die Wirksamkeit von Biofeedback bei chronischen Rückenschmerzen. Die Kosten für die Sitzungen werden jedoch i. d. R. nicht von Krankenkassen übernommen.
Moderne technische Geräte		
Elektrotherapie Transkutane Elektrostimulation (TENS) und Perkutane Elektrostimulation (PENS) reizen mit Stromimpulsen die Muskulatur. Die Durchblutung wird angeregt; es entsteht Tiefenwärme.	Die Methode kann im Einzelfall Verspannungen lösen und so subakute bis chronische Schmerzen lindern. Sie wird oft als Basis angeboten, um eine schmerzfreie Bewegungstherapie zu ermöglichen.	Es gibt keine anerkannten Wirksamkeitsnachweise. Da die Elektrotherapie als Einzelmethode die Passivität der Patienten fördert, raten die Leitlinien bei akuten und chronischen Fällen davon ab.
Lasertherapie Ein Laserstrahl fährt für etwa 10 bis 20 Minuten über die schmerzende Körperregion. Das energiereiche Licht gelangt tief in das Gewebe und fördert die Durchblutung. Die Muskulatur erwärmt sich.	Auch die Laserbehandlung kann im Einzelfall Muskelverspannungen lösen und wird häufig angeboten, um subakute bis chronische Schmerzen zu lindern. Eine langfristig wirksame Bewegungstherapie wäre dann im Anschluss möglich.	Bislang fehlen wissenschaftliche Belege. Experten raten sowohl bei akuten als auch chronischen Leiden von dieser Behandlung ab, da sie – als einziger Therapieansatz – den passiven Umgang mit Rückenschmerzen fördert.
Ultraschall (therapeutisch) Hochfrequente Schallwellen durchdringen alle Hautschichten der anvisierten Muskeln, regen die Durchblutung an und erzeugen so Wärme in tief liegendem Gewebe.	Eine weitere Methode im Angebotsspektrum moderner Praxen – und eine weitere, die Verspannungen im Einzelfall lösen und so subakute bis chronische Schmerzen lindern kann.	Wissenschaftliche Studien fehlen. Deshalb werden Ultraschallbehandlungen von den offiziellen Leitlinien nicht empfohlen – weder für akute noch für chronische Rückenleiden.

*__Akute Schmerzen:__ erstmaliges Auftreten, weniger als 6 Wochen anhaltend. **Subakute Schmerzen:** erstmaliges Auftreten, länger als 6 Wochen anhaltend. **Chronische bzw. chronisch wiederkehrende Schmerzen:** dauerhafte oder immer wiederkehrende Beschwerden, länger als 12 Wochen anhaltend

auf einen Blick

Bei starken Schmerzen verschaffen **Medikamente** schnelle Linderung. Sie dürfen allerdings nur kurzfristig und zur Unterstützung nicht medikamentöser Therapien zum Einsatz kommen. Denn Tabletten und Spritzen sollen lediglich helfen, sich baldmöglichst wieder zu bewegen

Prinzip	Indikation	Bewertung
Tabletten		
Paracetamol wirkt schmerzlindernd, aber nicht entzündungshemmend. Korrekt dosiert ist Paracetamol relativ nebenwirkungsarm und gut verträglich.	Akute Schmerzen (leicht bis moderat) können mit Paracetamol behandelt werden, ebenso starke Episoden chronischer Schmerzen. Allerdings nur kurzfristig.	Eine Tagesdosis von drei Gramm darf nicht überschritten werden. Wenn keine Wirkung auftritt: Arzt aufsuchen! Nicht zu empfehlen bei Magenempfindlichkeit.
Nichtsteroidale Antirheumatika (NSAR) Zu dieser Gruppe zählen z. B. Acetylsalicylsäure, Ibuprofen, Diclofenac und Naproxen. Sie wirken schmerzlindernd und entzündungshemmend.	Nichtsteroidale Antirheumatika werden zur Behandlung akuter und chronischer Rückenschmerzen empfohlen, aber nur in der niedrigsten wirksamen Dosierung und so kurz wie möglich.	Häufige Nebenwirkungen betreffen den Magen, den Darm und die Nieren. Deshalb eignen sich nichtsteroidale Antirheumatika nicht für einen langfristigen Therapieeinsatz.
Cox-2-Hemmer Auch sie wirken schmerzlindernd und entzündungshemmend, blockieren aber nur ein spezielles Enzym statt (wie NSAR) mehrere.	Werden nichtsteroidale Antirheumatika nicht vertragen, können Cox-2-Hemmer bei akuten und chornischen Rückenschmerzen zum Einsatz kommen.	Auch Cox-2-Hemmer haben Nebenwirkungen, belasten aber den Magen weniger als NSAR. Ebenfalls nur für den kurzfristiger Einsatz geeignet.
Opioide Die Medikamente hemmen oder unterdrücken die Weiterleitung von Schmerzsignalen. Mittelstarker Schmerz wird in der Regel mit schwachen Opioiden wie Tramadol oder Tilidin bekämpft.	Falls Schmerzmittel wie Paracetamol und nichtsteroidale Antirheumatika nicht helfen, kann der Arzt schwache Opioide zur Behandlung von akutem wie chronischem Rückenschmerz einsetzen.	Es besteht Suchtrisiko. Bei akuten Fällen muss spätestens nach vier Wochen, bei chronischen spätestens nach drei Monaten die Wirksamkeit der Therapie kontrolliert und ggf. abgebrochen werden.
Muskelrelaxantien Häufig beruhen Rückenbeschwerden in erster Linie auf starken Muskelverspannungen. Muskelrelaxantien helfen, diese Verkrampfungen wieder zu lösen.	Wenn Paracetamol und nicht medikamentöse Therapiemaßnahmen zu keiner Besserung führen, können Muskelrelaxantien verordnet werden – sowohl in akuten als auch in chronischen Fällen.	Häufige Nebenwirkungen sind u. a. Benommenheit, Leberbeeinträchtigung und vor allem Abhängigkeit. Deshalb sollten Muskelrelaxantien nie länger als zwei Wochen eingenommen werden.
Spritzen		
Dieselben schmerzlindernden und entzündungshemmenden Wirkstoffe, die in oben genannten Tabletten enthalten sind, werden in einen Muskel injiziert.	Ärzte geben in akuten und chronischen Fällen oft Spritzen statt Tabletten, weil Patienten Spritzen für die effektivere Therapieform halten – fälschlicherweise.	Spritzen bieten gegenüber Tabletten keinerlei Vorteile, bergen aber das Risiko zusätzlicher Nebenwirkungen wie etwa Infektionen oder Verletzungen.
Infiltrationen		
Der Patient erhält eine Spritze mit einem lokalen Betäubungsmittel, oft gemischt mit Kortison. Die Injektion erfolgt direkt in das schmerzende Areal oder in die Nähe einer Nervenwurzel.	Das Verfahren wird bei akuten und chronischen Schmerzen angeboten. Es dient aber auch der Diagnostik: Lindert die Injektion an einen bestimmten Nerv die Schmerzen, ist der Auslöser bestimmt.	Einerseits fehlen eindeutige Wirksamkeitsnachweise, andererseits kann die Methode Schmerzen höchstens vorübergehend lindern. Es gelten dieselben Risiken wie bei Spritzen.
Racz-Katheter		
Über einen kleinen Einstich führt der Arzt einen Katheter in den Wirbelkanal ein. So werden entzündungshemmende und schmerzlindernde Stoffe direkt an eine bestimmte Nervenwurzel transportiert.	Der Racz-Katheter wird vor allem zur Therapie von chronischen Rückenschmerzen angeboten. Die Behandlung findet zweimal am Tag statt, in der Regel über drei Tage hinweg.	Das Verfahren ist sehr umstritten. Nebenwirkungen und Risiken lassen sich noch nicht ausreichend beurteilen. Die Bundesärztekammer bewertet den Nutzen der Methode als „nicht gesichert".

»Schmerzmittel dürfen nie zum Dauerbrenner werden!«

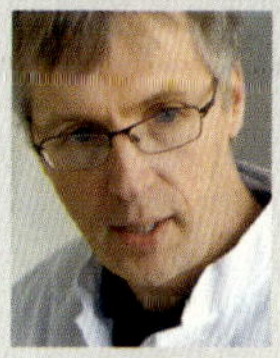

Rainer Sabatowski
Leiter des Universitäts SchmerzCentrums Dresden

Text: Mila Hanke

Foto: info@blickpunktstudios.de

Alternative Therapien

Nicht aus Ärztehand, meist ohne wissenschaftlichen Wirksamkeitsbeweis, dennoch oft erfolgreich

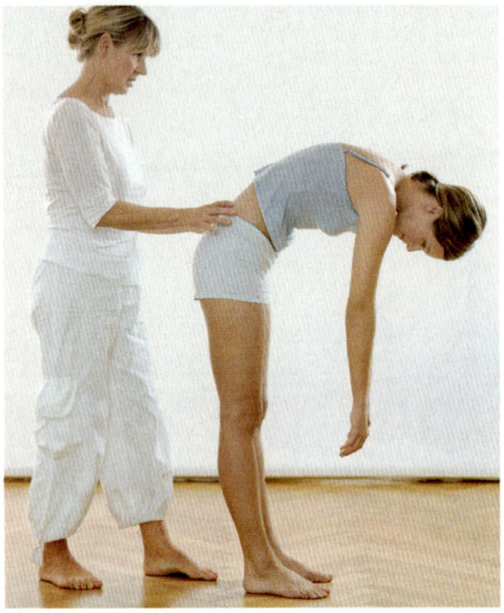

1. Chiropraktik & Osteopathie

Die Behandlung mit bloßen Händen, wie sie Chiropraktiker und Osteopathen anbieten, steht bei Rückenkranken hoch im Kurs. Mehr als 70 Prozent der Patienten, die Alternativen zu einer schulmedizinischen Rückentherapie suchen, wählen eine solche manuelle Therapie. Das ergab eine Erhebung in den USA. **Zwei Drittel der Befragten berichteten von „sehr positiven" Ergebnissen.** Allerdings fehlt es an streng wissenschaftlichen Studien, die den Erfolg der Behandlungen einwandfrei nachweisen. „Voraussetzung für den Erfolg dieser Methoden ist die richtige Diagnose der Ursachen des Leidens", betont Ralf Severin, Heilpraktiker in Garbsen bei Hannover. Offensichtliche Gewebeschäden seien selten für Rückenschmerzen verantwortlich. Häufiger verursachen sogenannte „funktionelle Blockaden" Entzündungen und Verspannungen der Muskeln. Chiropraktiker versuchen dann, mit **speziellen Handgriffen die Wirbelgelenke zu mobilisieren und die entprechende Muskulatur zu dehnen.** Dabei wenden sie auch Methoden der ganzheitlichen Osteopathie an. Diese hat zum Ziel, Blockaden aufzuheben und so Geist, Körper und Seele in Einklang zu bringen. Eine britische Studie wies nach: Am besten wirkt die manuelle Medizin in Kombination mit Körpertraining.

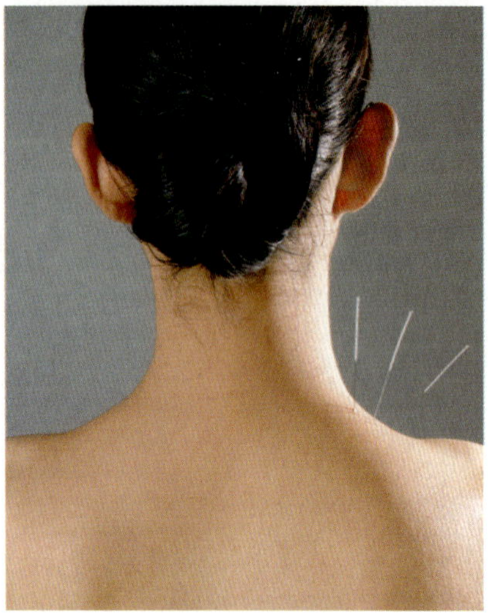

2. Akupunktur

Akupunktur kuriert Rückenschmerzen scheinbar ebenso wirksam wie schulmedizinische Verfahren. Die Kosten für die alte chinesische Methode werden daher von der gesetzlichen Krankenkasse übernommen. **Schon zwölf Behandlungen über acht Wochen verteilt verbessern das Befinden,** haben Ärzte an der Berliner Charité herausgefunden. „Allerdings bleibt unklar, wie die Nadelmethode wirkt", sagt Stefan Willich, Leiter der Studie. In seinen Untersuchungen kam der Mediziner zu einem verblüffenden Ergebnis: **Die sogenannte Scheinakupunktur, bei der an willkürlich gewählten Punkten genadelt wird, ist ebenso wirksam wie die „echte" Akupunktur.** „Offensichtlich stimmt die traditionelle Vorstellung von einem Meridiansystem, dessen Punkte exakt getroffen werden müssen, so nicht", sagt Willich. Er vermutet, dass beim Setzen der Nadeln ein Reiz entsteht, der etablierte Schmerzbahnen aktiviert und so physiologische Mechanismen auslöst, die den Schmerz mindern. Wie bei allen alternativen Methoden, meint Willich, sei vermutlich auch der enge Kontakt zwischen Arzt und Patient Teil des Therapieerfolgs. Skeptiker sagen, dass ein starker Placebo-Effekt für die positive Wirkung verantwortlich ist.

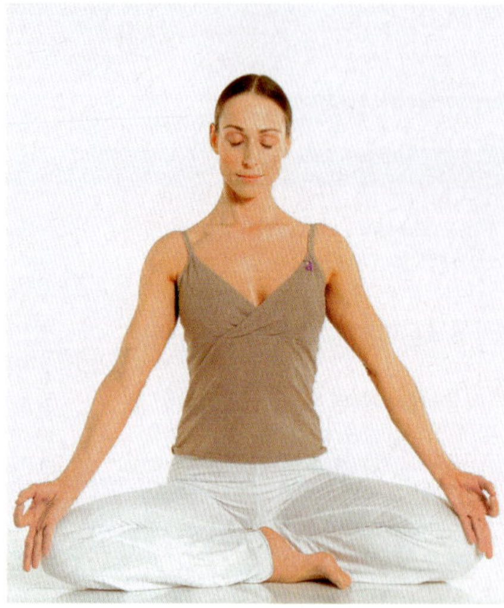

3. Meditation

Schmerzen einfach wegdenken – dies wünscht sich so mancher leidende Rückenkranke. Eine wachsende Zahl von Studien legt nahe, dass dies tatsächlich funktioniert und Meditation chronisches Leid lindert. „Schmerzen haben eine starke psychische Komponente, die wir mit Meditation ansprechen", sagt Natalia Morone von der Universität Pittsburgh. Eine Studie der Medizinerin ergab, dass **ältere Rückenschmerzpatienten sich nach einem achtwöchigen Meditationskurs deutlich besser fühlten** und aktiver waren als Vergleichspersonen. Sie konnten mehr Sport treiben oder Hausarbeit verrichten und, in einem Fall, auf den Gehstock verzichten. **Beim Meditieren stelle sich eine Entspannungsreaktion ein, erklärt Morone.** Die Muskeln entkrampfen sich, Herzfrequenz und Blutdruck sinken. Der Körper produziert vermehrt Endorphine. Diese dämpfen das Schmerzempfinden und heben die Stimmung. „Meditation hilft, eine positivere Einstellung zu den Schmerzen zu gewinnen, auch wenn diese nicht ganz verschwinden", sagt Morone. Sie setzte für ihre Studien die am besten untersuchte Form der Mindfulness-Based Stress Reduction (MBSR) ein. Dieses Achtsamkeitstraining ist eine Synthese aus fernöstlicher Meditation und Verhaltenstherapie.

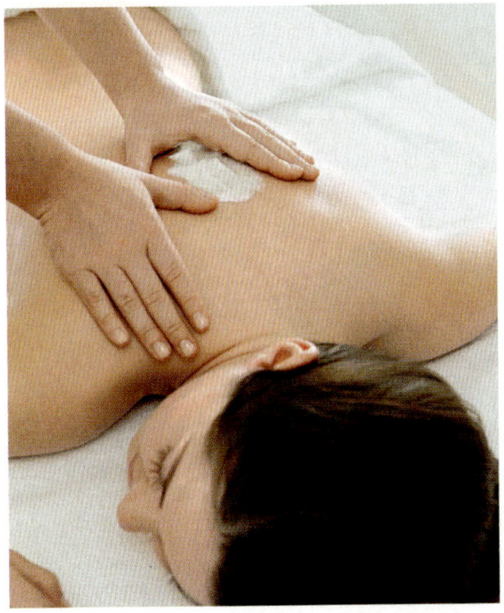

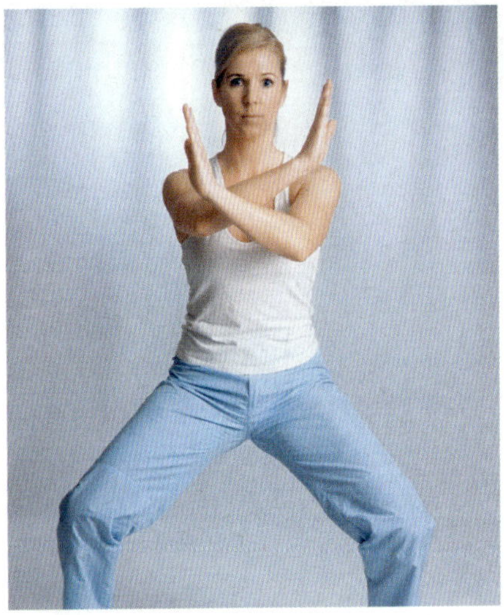

4. Massage & Rolfing-Massage

Massagen werden oft als Wellness-Angebot belächelt – dennoch haben sie ihre Berechtigung. Sie lindern Rückenschmerzen zumindest kurzfristig. Eine US-Studie vom vergangenen Jahr ergab, dass bei einem Drittel der Patienten die Beschwerden deutlich zurückgehen, wenn sie zehn Wochen lang einmal wöchentlich zur Massage gehen. **Die Probanden waren aktiver, konnten den Alltag besser bewältigen und benötigten weniger Schmerzmittel** als Vergleichspersonen, die nicht behandelt wurden. Die positive Wirkung klang jedoch nach einem Jahr ab.

Sowohl psychische wie körperliche Mechanismen tragen vermutlich zur Besserung der Symptome bei, meinen die Autoren der Studie. Die positiven Effekte entstehen jedoch nicht vorrangig durch das Kneten und Walken von Muskeln und Gewebe, glaubt Wolf Mehling von der Universität Kalifornien in San Francisco. Er ist überzeugt, dass **die Hand des Masseurs den Patienten dazu anleitet, „den Körper bewusster wahrzunehmen“.** Der Allgemeinmediziner glaubt, dass diese veränderte Wahrnehmung hilft, Stress und Verspannungen abzubauen. „Aber das funktioniert nur, wenn sich der Patient während der Massage ganz auf seine Empfindungen konzentriert und nicht zu viel plaudert“, betont Mehling.

5. Yoga, Tai Chi & Qigong

Kaum ein Arzt empfiehlt heute einem Rückenpatienten noch Ruhe und Schonung. **Als beste Therapie gegen den Schmerz gilt, möglichst aktiv zu bleiben und den Körper moderat zu belasten – auch wenn es ein bisschen wehtut.** Dies ergab eine schwedische Studie vom vergangenen Jahr. „Alle, die diesem Rat folgten, erholten sich schneller und litten überdies weniger häufig an Depressionen“, sagt Studienleiterin Patricia Olaya-Contreras von der Universität Göteborg. Egal, ob man als Patient lieber auf asiatische Varianten wie Yoga, Tai Chi und Qigong vertraut oder auf die Alexander-Technik aus Großbritannien – eine positive Wirkung erzielen sämtliche Bewegungstherapien. Die ganzheitliche Methode der Alexander-Technik steht auch in vielen Schauspielschulen auf dem Lehrplan, weil sie eine aufrechte Haltung bei größtmöglicher Gelöstheit trainiert. **Wissenschaftlich nachgewiesen ist der Nutzen bestimmter Formen von Yoga,** bei denen der Schwerpunkt auf Streckübungen liegt, sowie der Alexander-Technik. Einer britischen Studie zufolge konnten Patienten bei beiden Methoden nach drei Monaten leichter Aktivitäten im Alltag nachgehen als Vergleichspersonen. Zudem kräftigen Bewegungstherapien die Rumpfmuskulatur und beugen somit einem Rückfall vor.

Fotos: Jump Fotoagentur, F1online (2), Westend61/Bärbel Miessner, STOCK4B

Das könnte Ihnen guttun

Schnelle Hilfe gegen den Schmerz, eine gerade Haltung oder Schutz vor weiteren Attacken versprechen viele **Rücken-Alltagshilfen.** FOCUS-Gesundheit hat für Sie eine Auswahl zusammengestellt

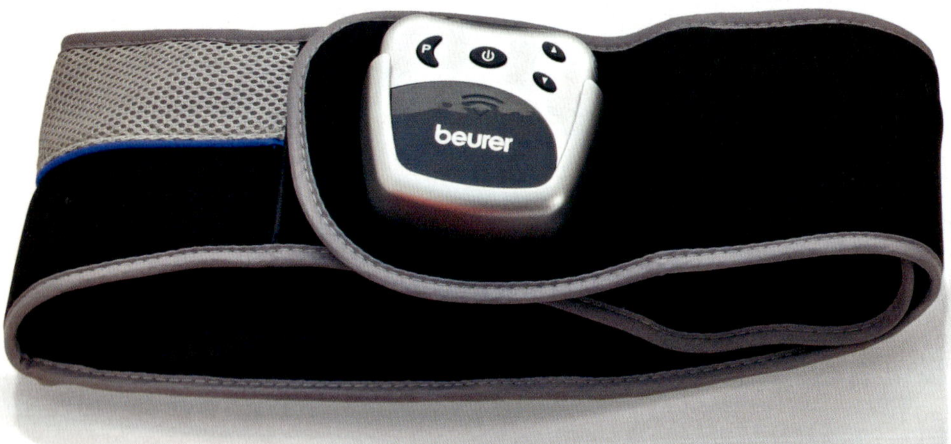

TENS-Therapiegerät

Gegen Beschwerden im unteren Rückenbereich kommt der TENS-Gürtel zum Einsatz. Seine Elektroden senden **Stromimpulse** an schmerzende Rückennerven, um deren Reizübertragung zum Gehirn zu stören. Zu spüren ist davon nur ein Kribbeln.

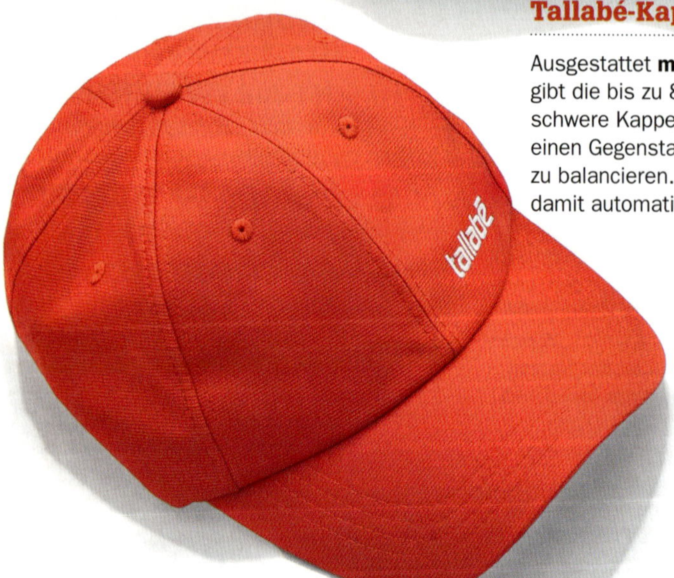

Tallabé-Kappe

Ausgestattet **mit Gewichten,** gibt die bis zu 800 Gramm schwere Kappe das Gefühl, einen Gegenstand auf dem Kopf zu balancieren. Ihr Träger geht damit automatisch aufrechter.

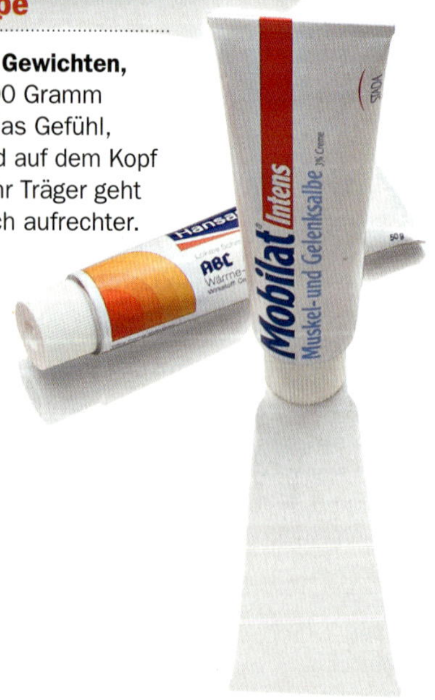

Cremes & Salben

Mehrere Mittel bringen, an schmerzenden Stellen aufgetragen, Linderung. Sie enthalten auch gegen Entzündung wirksame Schmerzmedikamente oder **regen die Durchblutung und Wärmebildung an,** etwa mit Capsaicin, dem Scharfmacher aus Chili.

Foto: Dirk Tacke/FOCUS-Magazin

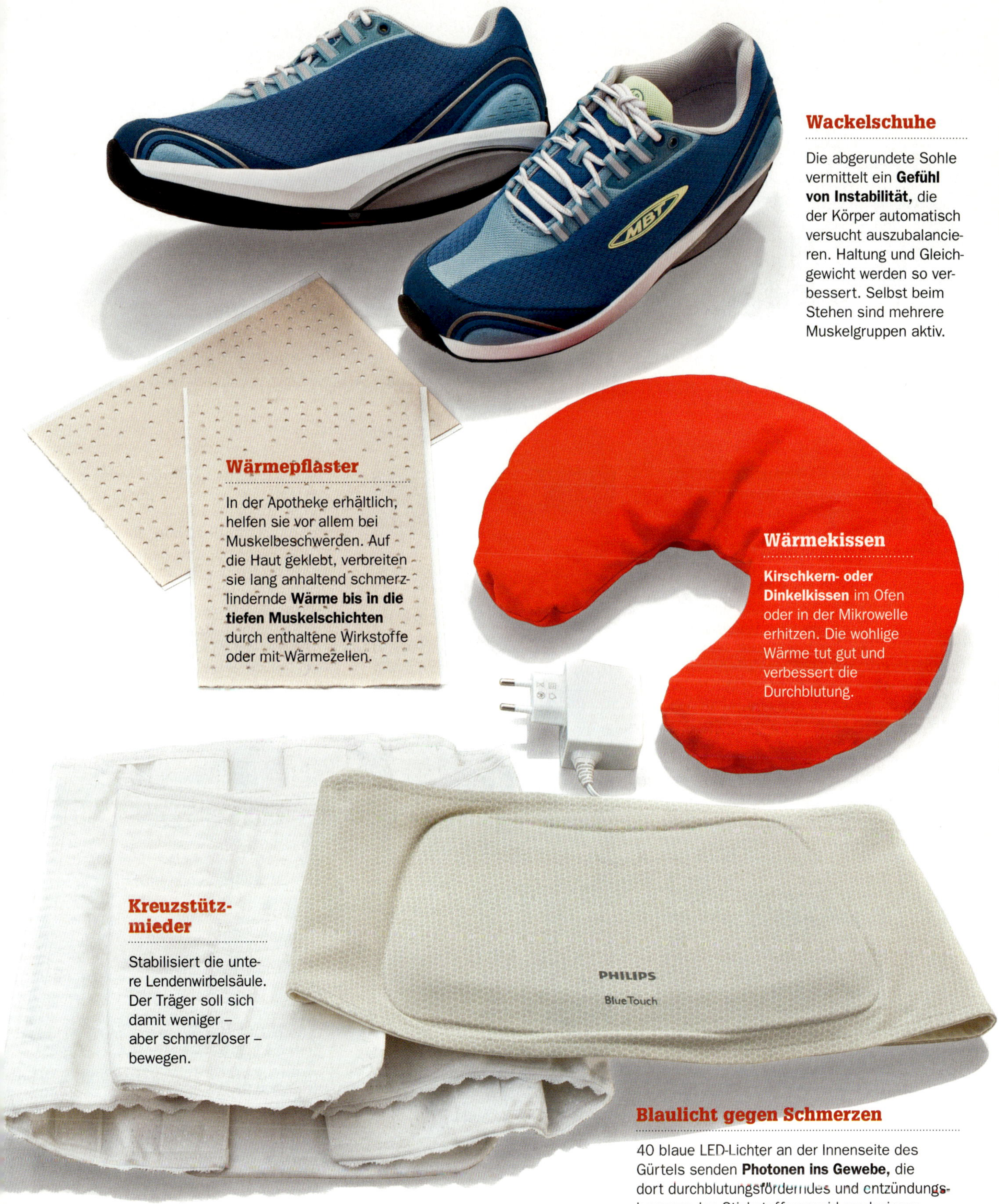

Wackelschuhe

Die abgerundete Sohle vermittelt ein **Gefühl von Instabilität,** die der Körper automatisch versucht auszubalancieren. Haltung und Gleichgewicht werden so verbessert. Selbst beim Stehen sind mehrere Muskelgruppen aktiv.

Wärmepflaster

In der Apotheke erhältlich, helfen sie vor allem bei Muskelbeschwerden. Auf die Haut geklebt, verbreiten sie lang anhaltend schmerzlindernde **Wärme bis in die tiefen Muskelschichten** durch enthaltene Wirkstoffe oder mit Wärmezellen.

Wärmekissen

Kirschkern- oder Dinkelkissen im Ofen oder in der Mikrowelle erhitzen. Die wohlige Wärme tut gut und verbessert die Durchblutung.

Kreuzstützmieder

Stabilisiert die untere Lendenwirbelsäule. Der Träger soll sich damit weniger – aber schmerzloser – bewegen.

Blaulicht gegen Schmerzen

40 blaue LED-Lichter an der Innenseite des Gürtels senden **Photonen ins Gewebe,** die dort durchblutungsförderndes und entzündungshemmendes Stickstoffmonoxid produzieren. Das Produkt ist ab Frühjahr 2012 erhältlich.

Stechen in der Schulter

Mit wirbelgenauer Diagnostik, Injektionstechniken und minimalinvasiven Operationen bekämpfen Ärzte heute **Nackenschmerzen.** Mehr Bewegung könnte die meisten verhindern

Wenn Katharina Lohmüller* einen Schriftsatz abgeben muss, sitzt sie tagelang verkrampft am Schreibtisch. Die rechte Hand der 48-jährigen Juristin aus Berlin umklammert die Maus, ihre Augen kleben am Bildschirm. Spätestens nach sechs Tagen Büromarathon meldet sich dann ein alter ungebetener Bekannter bei ihr: bohrender Nackenschmerz, der vom Kopf über die Schulter in den Rücken hineinzieht, sie nun fortan nervt und einfach nicht mehr gehen will.

„Etwa 60 Prozent aller Rückenschmerzpatienten klagen über Nacken- oder Schulterprobleme", berichtet der Berliner Orthopäde Christopher Topar, Mitglied des Vorstands der Deutschen Gesellschaft für Wirbelsäulentherapie. Die Ursache sei meist der eklatante Bewegungsmangel und die monotone Haltung am Schreibtisch. „Ich lasse meine Patienten ihren Arbeitsplatz fotografieren", erklärt der Arzt. Anhand der Handy-Fotos bespricht er die notwendigen Veränderungen, damit der Ort, an dem die meisten seiner Schmerzpatienten acht bis zehn Stunden am Tag verbringen, ergonomischer wird.

Juristin Lohmüller räumte ihren Arbeitsplatz nach der Beratung des Mediziners komplett um. Das Handgelenk ruht nun auf einem erhöhten Mauskissen, damit sie ihre Unterarm- und Schulter-/Nackenmuskeln nicht dauerhaft anspannt. Der Bildschirm steht nicht mehr rechts von ihr, sondern in gerader Blickrichtung. Auf dem Stuhl liegt jetzt ein Gel-Kissen, auf dem sie ihre Sitzposition ständig verändern muss. „Das Wichtigste wird in Zukunft für mich sein, dass ich regelmäßig aufstehe, im Büro herumlaufe, mich strecke und die Verkrampfung erst gar nicht entstehen lasse."

*Name von der Redaktion geändert

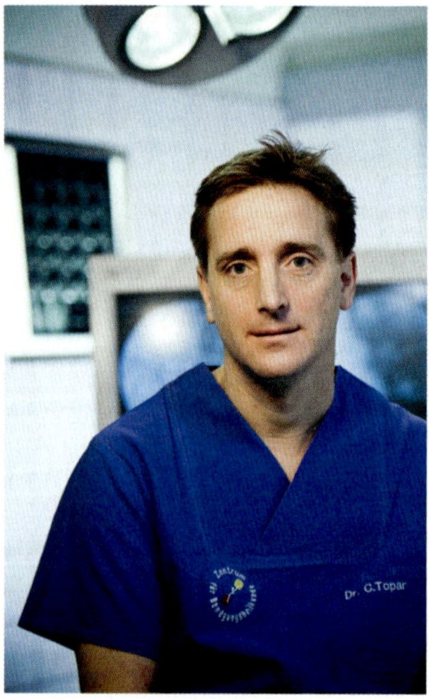

»Man muss die Struktur finden, von der die Schmerzen ausgehen«

Christopher Topar
Orthopäde und Mitglied des Vorstands der Deutschen Gesellschaft für Wirbelsäulentherapie, Berlin

Laut Topar gibt es kein „richtiges Sitzen" im Büro, das den Nackenschmerz verhindern kann. „Die beste Sitzposition ist immer die nächste", erklärt er. Man müsse stets in Bewegung bleiben.

Die Qualen im Nacken entstehen häufig an den Wirbelgelenken (Facettengelenken). Aber auch die dazwischen austretenden Nerven, die Bandscheibe selbst oder ein verengter Rückenmarkkanal können die Ursache sein. Etwa ab dem 25. Lebensjahr setzt die Degeneration der Bandscheiben ein. Die sensiblen Puffer zwischen den Wirbeln werden dünner, sodass die kleinen Gelenke der Nackenwirbel, die selbst von einem feinen Netz von Nerven überzogen sind, aufeinanderreiben können.

Je nachdem, auf welcher Ebene zwischen zwei Wirbeln das Problem entsteht, strahlen die Schmerzen in unterschiedliche Regionen der Schulter, des Nackens und des oberen Rückens sogar bis in die Hand aus. Wirbelgelenkschmerzen zwischen dem zweiten und dritten Halswirbel ziehen mitunter bis in den Kopf. In seltenen Fällen sind Nackenschmerzen auch ein Auslöser von Migräne. Besteht das Problem zwischen dem sechsten und dem siebten Halswirbel, fühlt man ein Stechen von der Schulter bis zum Schulterblatt.

Das konservative Behandlungskonzept der Orthopäden beinhaltet neben der Arbeitsplatzoptimierung vor allem Bewegung, anfangs auch unter An- ▶

Foto: Norbert Michalke/FOCUS-Magazin

Problemzone Nacken

Schwachpunkte der Halswirbelsäule sind die Wirbelgelenke. Nerven überziehen ihre feinen Stukturen. Wenn Gelenkflächen abgenutzter Wirbel aufeinanderreiben, entstehen diffuse Schmerzen durch Nervenirritation. Bei Quetschungen der Nervenwurzeln strahlen die Schmerzen in entfernte Regionen aus.

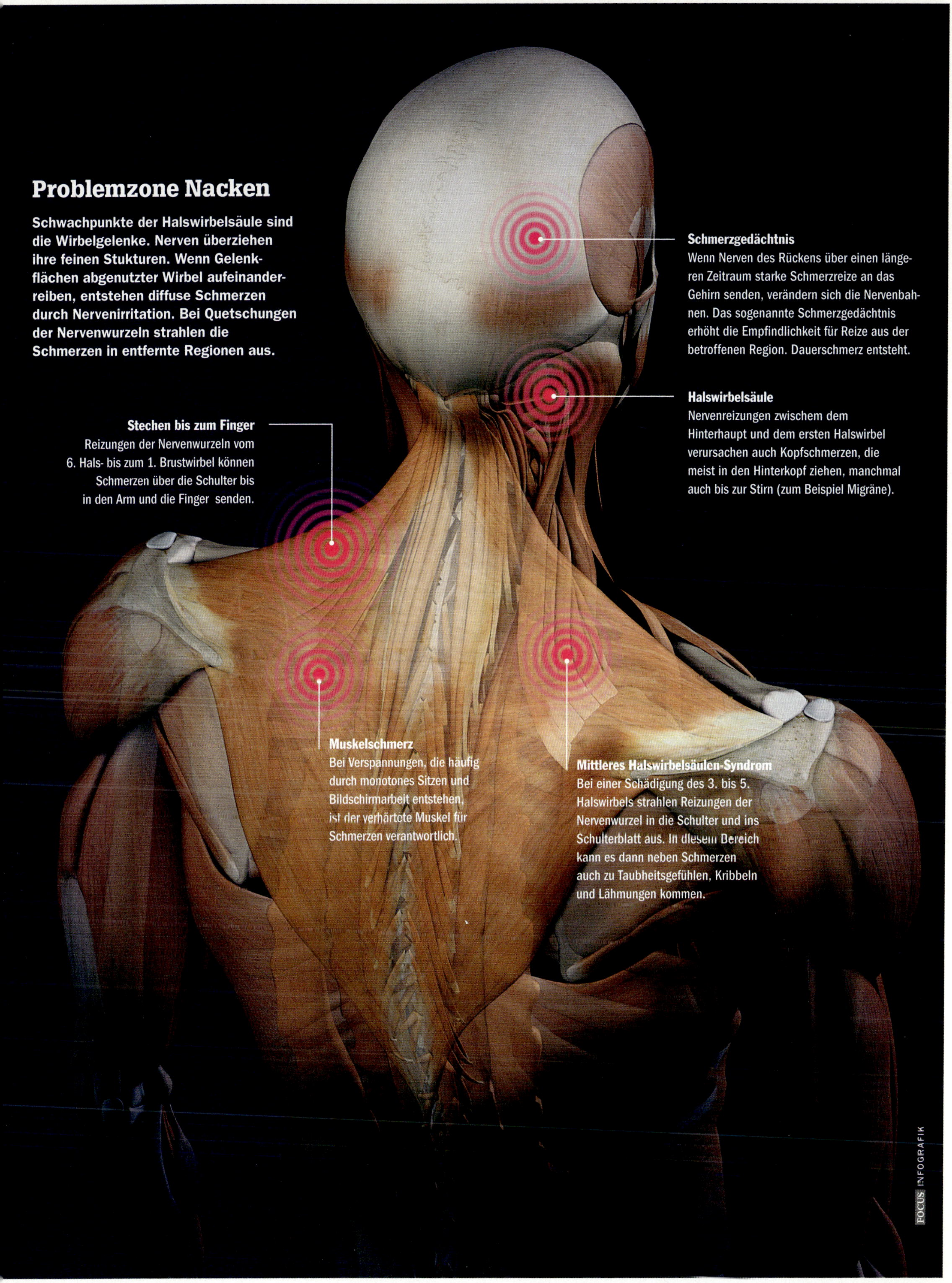

leitung in einer Physiotherapie. Nackenspezialist Topar schickt manche seiner Patienten auch zum Chiropraktiker oder Osteopathen, um blockierte Gelenke vorsichtig zu mobilisieren. „Solche Manipulationen am Hals sollten jedoch nur von besonders ausgebildeten Experten ausgeführt werden."

Wenn nach zwei bis sechs Wochen keine Besserung eintritt, schauen Ärzte genauer hin. „Von außen kann niemand sicher erkennen, ob es der Nerv, die Wirbelgelenke oder die Bandscheiben sind, die Schmerzen verursachen", erklärt der Orthopäde. „Für eine zielgerichtete Therapie muss die schmerzende Struktur aber bekannt sein."

Dafür testet er mit Injektionen unter einem strahlenarmen Röntgengerät, wann das Ziehen und Stechen nachlässt. Er führt eine hauchdünne Nadel an die vermutete Quelle und injiziert ein örtliches Betäubungsmittel. Diese Testinfiltration wird wiederholt, bis die Ursache identifiziert ist. „Meist spürt der Betroffene sofort, wenn sein vertrauter Schmerz durch das Betäubungsmittel verschwindet", so der Arzt. Verschiedene minimalinvasive Verfahren wie zum Beispiel Anwendungen von Wärme oder Kälte oder das Veröden von Nerven mit Laser schalten die Schmerzquelle dann dauerhaft aus.

„Wir setzen uns dafür ein, dass chirurgische Assistenzärzte auch solche nicht operativen Verfahren erlernen", sagt Rudolf Beisse, Chefarzt am Krankenhaus Rummelsberg bei Nürnberg, in dessen Klinik Infiltrationen zum Behandlungsspektrum gehören. „Sonst müssen wir uns nicht wundern, wenn später nur operiert wird."

Eine nicht operative Behandlungsmöglichkeit ihrer Nackenschmerzen wünschte sich auch Monica Denini. Die 48-jährige niederländische Patentprüferin hat eine lange Schmerzkarriere hinter sich, seit sie 2007 das erste Mal ein Stechen in der Schulter spürte. „In der Nacht wachte ich auf, weil mir ganz schwindelig von den heftigen Schmerzen war", erinnert sie sich. Die Pein strahlte aus bis in ihre Hand. Wärme, Salben und Tabletten halfen anfangs.

High-Tech-Operation
Wirbelsäulenchirurg Rudolf Beisse (r.) vom Krankenhaus Rummelsberg bei Nürnberg sieht auf den Bildschirmen in HD-Qualität, wo sich sein Endoskop gerade befindet

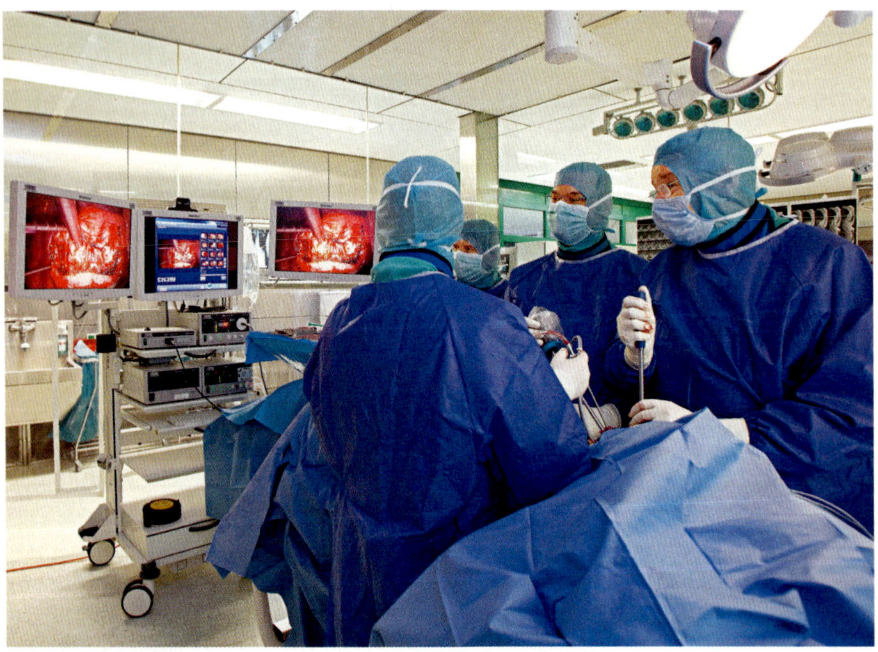

Foto: Wolf Heider-Sawall/FOCUS-Magazin

Nach Jahren immer wiederkehrender Schmerzepisoden, suchte sie die Hilfe des Wirbelsäulenchirurgen Beisse. „Nach einigen Untersuchungen war klar, dass ich operiert werden musste", erzählt Patientin Denini. Eine Bandscheibe war komplett verschlissen, die Wirbelkörper rieben aufeinander.

Chirurg Beisse verschraubte zwei ihrer Halswirbel und schaffte so wieder Stabilität. „Als ich aus der Narkose erwachte", berichtet Denini, „waren die Schmerzen zum ersten Mal verstummt." Sie kann sogar wieder Krafttraining betreiben. „Die Patientin ist ein treffendes Beispiel dafür, dass eine Operation gut hilft, wenn sie bei der richtigen Person angewendet wird", sagt Beisse. „Wir dürfen die Eingriffe nicht generell verteufeln."

Der Chirurg setzt darauf, die minimalinvasiven Operationsverfahren weiterzuentwickeln, die mit kleinen Schnitten in Haut und Muskeln auskommen. Dank verbesserter Optiken und Computertechnik können Chirurgen heute heikle Eingriffe an den sensiblen Strukturen der Halswirbelsäule virtuell planen.

Ähnlich wie ein Navi im Auto, das zeigt, wie das Straßennetz verläuft, weiß die Software, wo sich die Geräte des Operateurs gerade befinden. Sie weist ihm den Weg, wenn er um Gefäße und Nerven herum operieren muss.

Scharfe Bilder aus dem Inneren der Wirbel, aufgenommen von Minikameras an Endoskopen, werden auf große Bildschirme in HD-Qualität projiziert. „Die Präzision von Bildschirmen, Software und bildgebenden Verfahren ermöglicht es, schonender zu operieren", lobt Beisse die neuen technischen Möglichkeiten. Besonders am Hals ist Millimeterarbeit nötig. Eine Verletzung des Rückenmarks würde schlimmstenfalls zu einer Querschnittlähmung ab dem betroffenen Halswirbel führen, eine äußerst seltene Komplikation. Bei Eingriffen an Lendenwirbeln besteht diese Gefahr nicht.

So weit, dass sie eine Operation benötigt, möchte es Juristin Lohmüller nicht kommen lassen. Sie zwingt sich jetzt dazu, jeden Abend eine halbe Stunde Sport zu machen. „Die Sache ist alternativlos. Sonst kann ich mich demnächst nicht mehr bewegen." ■

ULRIKE BARTHOLOMÄUS

Wissen

Die wichtigsten Fachbegriffe bei Kreuzschmerzen

Krankheitsbilder

Dorsalgie: Übergeordneter Fachbegriff für alle Schmerzen im Bereich des Rückens.

Spondylitis: Wirbelentzündung auf Grund einer Infektion.

Allodynie: Schmerzauslösung durch Reize, die normalerweise keinen Schmerz auslösen.

Ischialgie: Meist infolge eines Bandscheibenvorfalls im Lendenwirbelbereich und durch Reizung des Ischias (Nervus ischiadicus) kommt es zu den typischen ausstrahlenden Schmerzen in die Beine. Lähmungen und Gefühlsstörungen sind ebenfalls möglich.

Neuralgie: Schmerzen, die auf das Versorgungsgebiet eines Nervs beschränkt sind.

Radikulärer Schmerz: Durch Druck (Irritation) auf eine Nervenwurzel ausgelöster Schmerz. Entsteht am Austrittspunkt aus dem Spinalkanal und strahlt ins Versorgungsgebiet des jeweiligen Nervs aus.

Arthrose: Gelenkserkrankung auf Grund von Alterungsprozessen. Spondylarthrose: Abnutzung der kleinen Wirbelgelenke bei fortgeschrittenem Bandscheibenschaden.

Lumbalgie: Schmerzen im Bereich der unteren Lendenwirbelsäule. Die umgangssprachliche Bezeichnung lautet oft „Hexenschuss".

Behandlung

Konservative Therapie: Verabreichung von schmerzlindernden Medikamenten beim Bandscheibenvorfall, wenn dieser nicht mit Lähmungen einhergeht. Begleitend kommen Wärme oder Elektrotherapie und Krankengymnastik zum Einsatz.

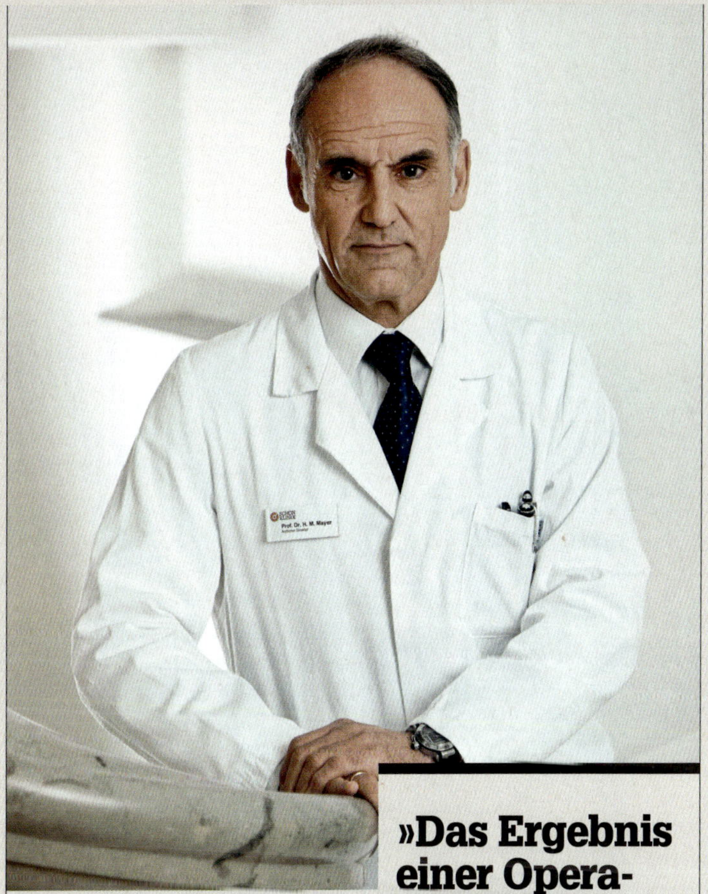

Foto: Wolf Heider-Sewall/FOCUS-Magazin

Wurzelblockade: Unter Röntgenkontrolle wird ein lokales Betäubungsmittel an die betroffene Nervenwurzel gespritzt. Das Verfahren dient vorwiegend der Diagnostik.

Leitlinien: Die mit dem Problemkreis Rückenschmerz beschäftigten Ärzte-Fachgesellschaften haben sich in gemeinsamen Leitlinien auf ein Vorgehen bei Rückenschmerz geeinigt. Ihre Empfehlungen sind evidenzbasiert, beruhen also auf den Ergebnissen wissenschaftlicher Studien.

Psychotherapie: Bei mindestens zwei Wochen andauernden Kreuzschmerzen und Verdacht auf psychosoziale Belastungsfaktoren kann eine Psychotherapie angebracht sein.

»Das Ergebnis einer Operation hängt entscheidend vom richtigen Zeitpunkt ab«

Michael Mayer
Chefarzt am Wirbelsäulenzentrum der Orthopädischen Klinik in München Harlaching

Physiotherapie: Krankengymnastik zur Verbesserung oder Wiederherstellung der Beweglichkeit und Kraft.

Elektrotherapie: Therapeutische Anwendung von Strom zur Schmerzbeseitigung. Dazu zählen die Interferenztherapie, die transkutane elektrische Nervenstimulation (TENS) und die perkutane elektrische Nervenstimulation (PENS).

Muskelrelaxation nach Jacobson (PMR): Durch die gezielte An- und Entspannung bestimmter Muskelgruppen erreicht der Körper einen allgemeinen Entspannungszustand. Dadurch werden Muskelverspannungen gelöst und Rückenschmerzen gelindert.

Medikamente

Nichtsteroidale Antirheumatika (NSAR)/Antiphlogistika: Schmerzmittel, die vor allem bei akuten Rückenschmerzen eingesetzt werden. Zur Gruppe der rezeptfreien Wirkstoffe zählen Ibuprofen, Diclofenac, Naproxen und Acetylsalicylsäure (ASS).

COX-2-Hemmer: Wenn NSAR nicht vertragen werden, sind COX-2-Hemmer eine magenschonende Alternative.

Paracetamol: Das Mittel hilft bei leichten bis mäßigen akuten Rückenschmerzen. Die verschriebene Dosis darf wegen möglicher Leberschäden nicht überschritten werden.

Muskelrelaxantien: Medikamente zur Entspannung der Muskulatur können auch Schmerzen lindern.

Opioide: Wenn konventionelle Schmerzmittel nicht ausreichend wirken, werden mittelstarke Opioide (z. B. Tramadol) verschrieben.

Antidepressiva: Fungieren als Stimmungsaufheller und können die Wirkung von anderen Schmerzmitteln verstärken.

Der operierte Rücken

+ Bandscheibenvorfall + Spinalkanalstenose + Failed-Back-Surgery-Syndrom +

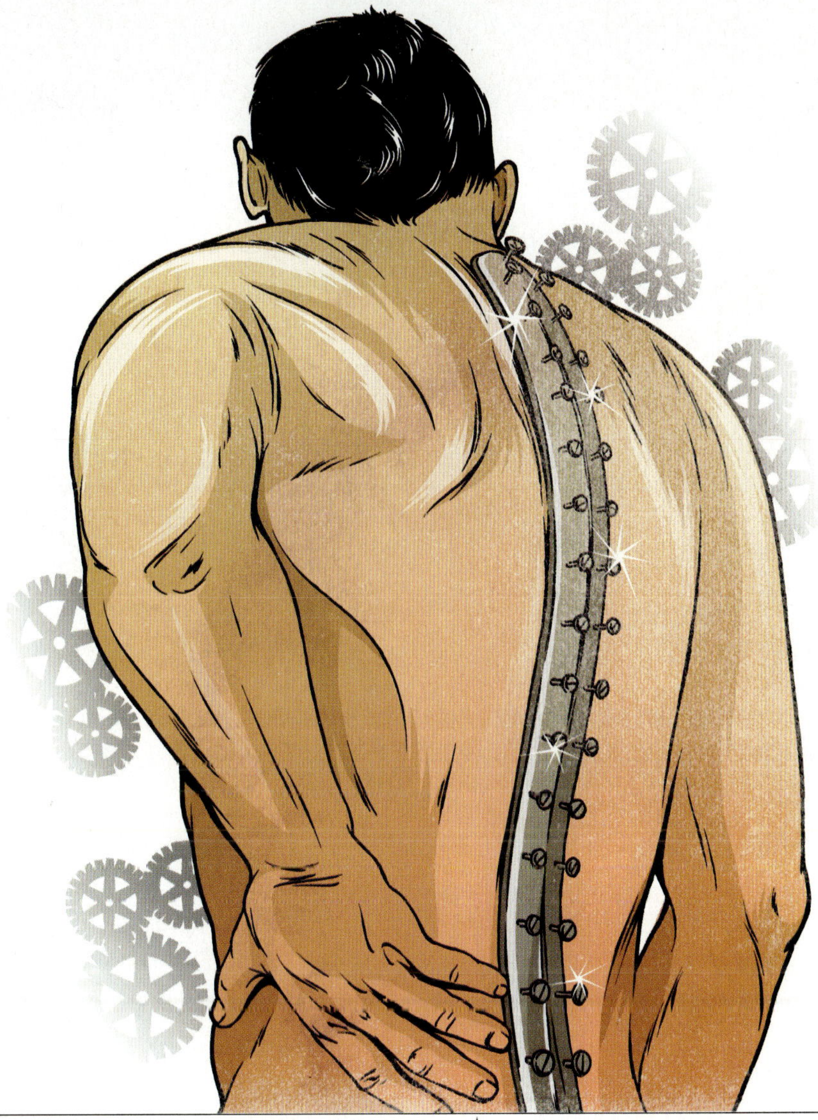

200 kg lasten auf den **Bandscheiben der Lendenwirbelsäule** beim Heben einer Getränkekiste.

S. 52

»Wer sich nach einer Rücken-OP zu schnell zu viel zutraut, hat ein höheres Risiko für anhaltende Schmerzen«

Volker Tronnier Neurochirurg am Uniklinikum in Lübeck S. 64

Die Spinalkanalstenose tritt vorwiegend im höheren Lebensalter – jenseits der 60 Jahre – auf. Natürliche Abnutzungserscheinungen können zu **Engstellen im Wirbelkanal,** medizinisch: Stenose, führen. Betroffen ist meistens die Lendenwirbelsäule. S. 58

Die Dekompression ist das Standardverfahren bei einer Spinalkanalstenose (Wirbelkanalenge). Mit dem endoskopischen Verfahren tragen Ärzte knocherne Verdickungen im Wirbelkanal ab und verringern so den Druck auf die Nerven. S. 58

Illustration: Jörn Kaspuhl/FOCUS-Magazin

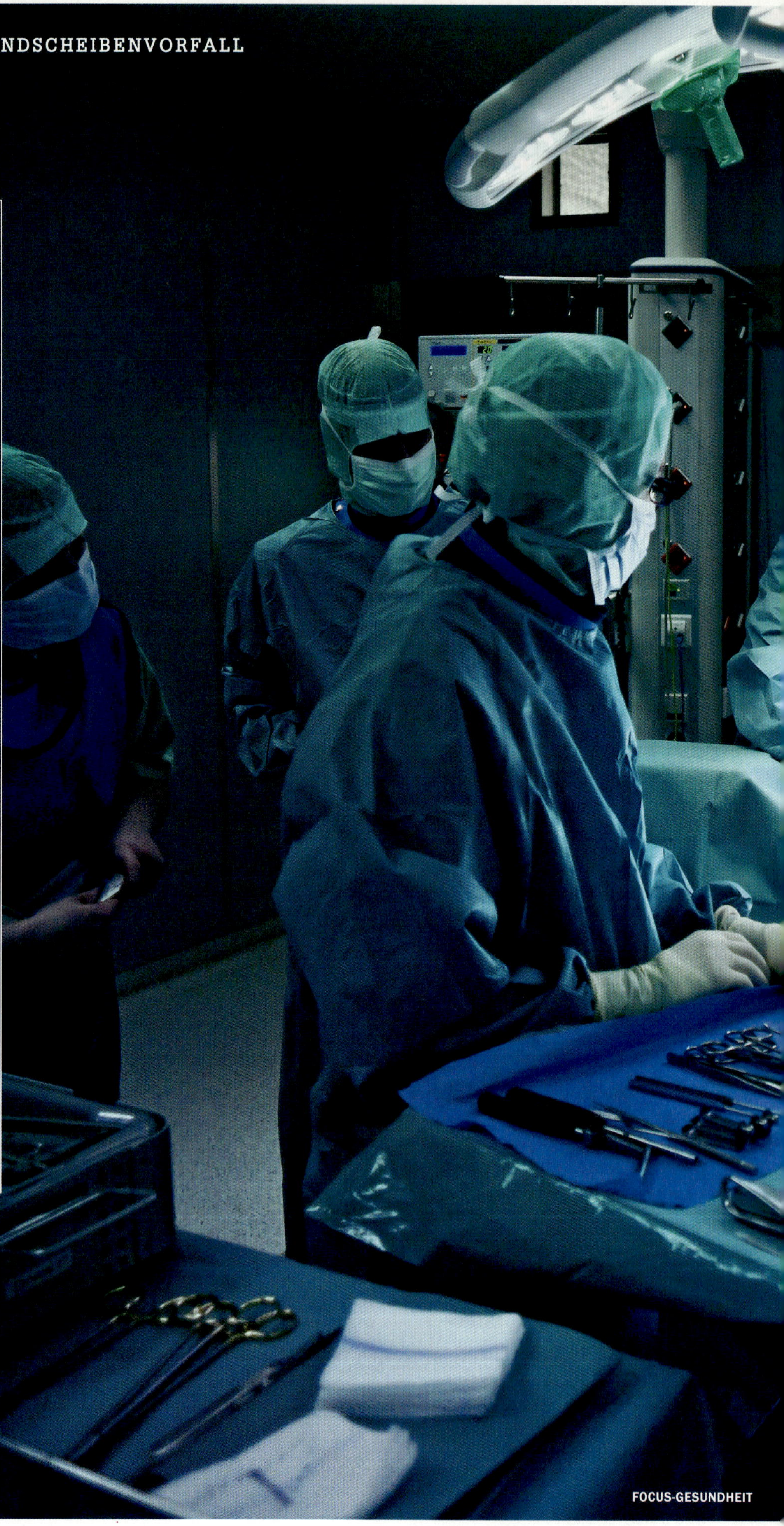

Gewebe tritt aus

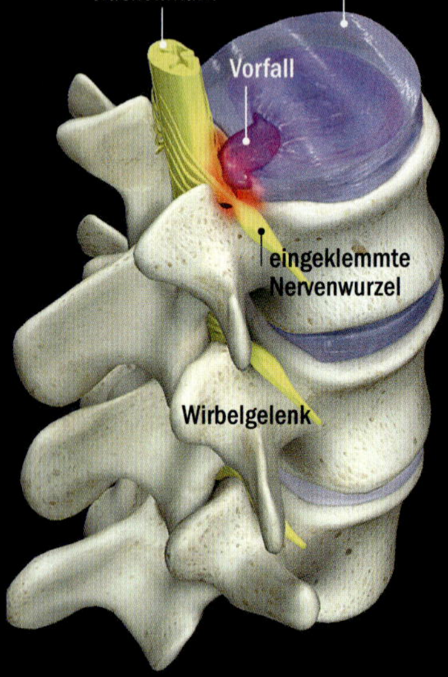

Auf der Lendenwirbelsäule lasten zum Beispiel beim Heben einer Getränkekiste über 200 Kilogramm Gewicht. Für manche marode Bandscheibe ist das zu viel. Die Hülle des knorpelartigen Faserrings kann reißen, Teile des weicheren Kerns können austreten und auf die Nervenfasern im Rückenmark drücken. Eine Operation ist jedoch nur dann erforderlich, wenn deutliche Lähmungserscheinungen an den Beinen oder der Blase bestehen und anhalten. Dann entfernen Chirurgen das Gewebe bei einem Eingriff – um Dauerschäden an den Nervenwurzeln zu vermeiden. Oft heilt ein Vorfall nach etwa sechs bis acht Wochen von allein aus.

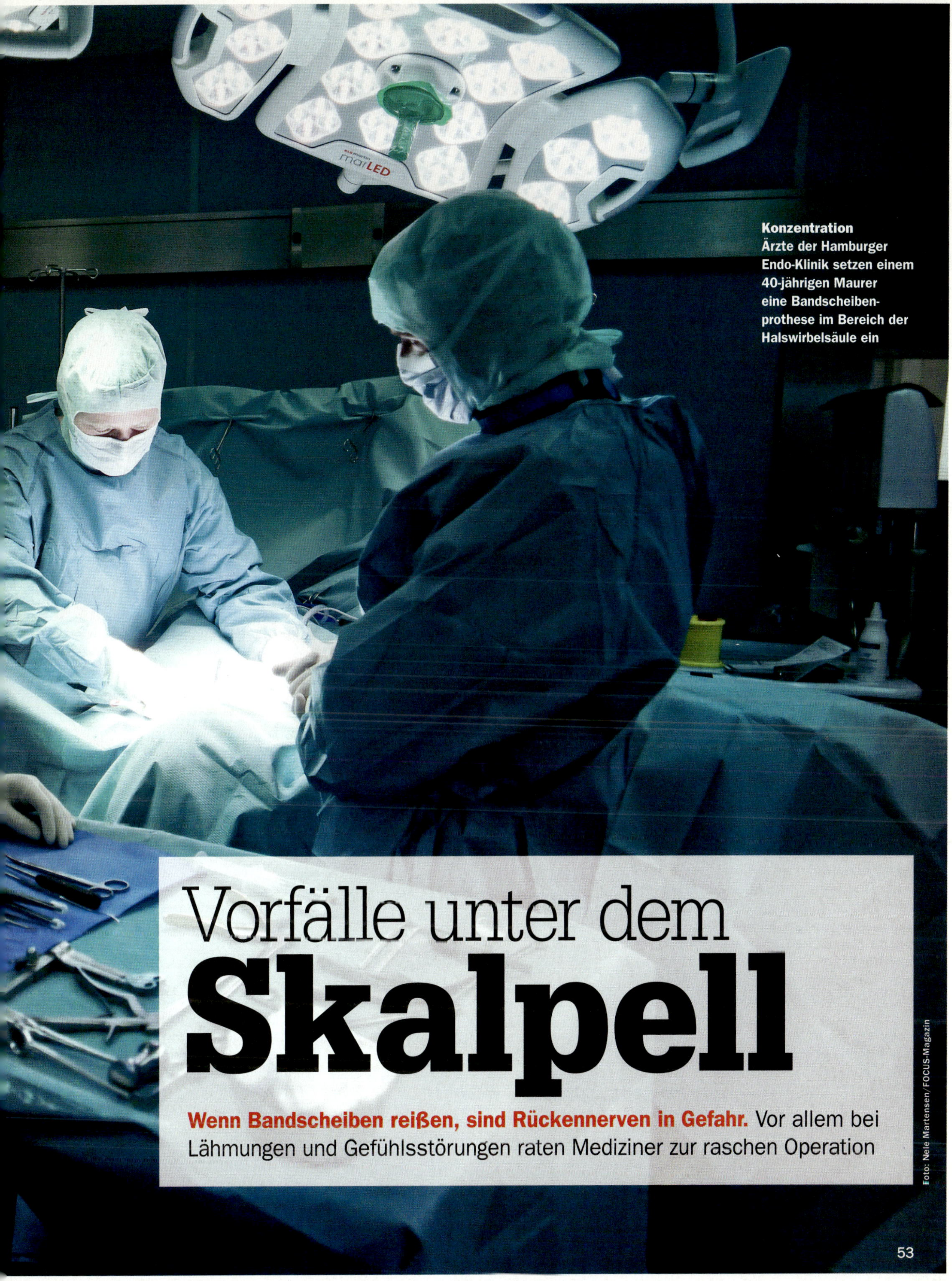

Konzentration
Ärzte der Hamburger Endo-Klinik setzen einem 40-jährigen Maurer eine Bandscheibenprothese im Bereich der Halswirbelsäule ein

Vorfälle unter dem **Skalpell**

Wenn Bandscheiben reißen, sind Rückennerven in Gefahr. Vor allem bei Lähmungen und Gefühlsstörungen raten Mediziner zur raschen Operation

Foto: Nele Martensen/FOCUS-Magazin

Schon seit einer Stunde arbeiten sich zwei Chirurgen der Hamburger Endo-Klinik millimeterweise in die Tiefen des Wirbelkanals. Ein Bruchstück nach dem anderen legen sie auf den Mull. Elfenbeinweiß, kautschukknautschig und ausgewalkt sehen sie aus.

Ein winziges Stück macht den Schluss. Es ist wenig größer als ein Reiskorn und hat den Hünen auf dem OP-Tisch matt gelegt. Kernspin-Fotos an der Wand zeigen, wie das Bruchstück in der Halswirbelsäule des Maurers das benachbarte Rückenmark bedrängt. Der graue Nervenstrang hat eine tiefe Delle.

Vor drei Tagen versagte dem 40-jährigen Thomas Leinen* auf der Baustelle der Arm. Der Vorarbeiter brachte den Kollegen zum Arzt, zwei Stunden später lag der überraschte Mann unterm Messer. Kraftlose Arme sind ein klares Zeichen, dass die Reizleitung in den Nerven stockt, erklärt Jörn Steinhagen, leitender Chirurg am Tisch, und blickt kurz vom OP-Mikroskop auf: „Bei so ausgeprägten Lähmungen muss sofort operiert werden."

Bandscheiben sind Knorpelplättchen, die zwischen den einzelnen Gliedern der Wirbelsäule sitzen. 23 hat jeder Mensch. Sie fassen sich an wie harter Kautschuk. Fest werden sie durch Kollagenfasern, die nach außen einen festen Ring bilden. Knautschig sind sie durch den weicheren Kern in ihrem Inneren. Wenn er einmal ganz plötzlich aus der harten Schale herausschießt, wie Gelee aus einem zerbissenen Bonbon, dann ist das ein Bandscheibenvorfall oder Prolaps.

Es gibt viele Mutmaßungen darüber, was Bandscheiben so zusetzt, dass sie aus der Fassung geraten. Joggen auf Asphalt? Bürojobs? Krummes Sitzen oder falsches Tragen? Belegbar ist nichts davon. Das Erbgut ist neuen Studien zufolge für vorzeitig marode gewordene Bandscheiben mitverantwortlich. Zum anderen die natürliche Alterung: Wenn um das 20. Lebensjahr herum die Blutgefäße aus dem Zwischenwirbelraum verschwunden sind, ist das der Anfang vom Untergang. Laut Statistik hätte der Patient Leinen auf Steinhagens Tisch seinen Prolaps kaum verhindern können.

Weil oben an der Halswirbelsäule das Rückenmark nur wenige Millimeter entfernt ist, können schon reiskorngroße Trabanten ernste Probleme bereiten. Der Dauerdruck verändert den Nervenstrang so, dass er gar reißen könnte. Dies ist eine klare Indikation dafür, die Bandscheibe so schnell wie möglich zu entfernen.

Das Gros der Vorfälle findet am unteren Ende des Rückens statt, in der Lendenwirbelsäule. Weil dort kein Rückenmark mehr zu finden ist, an dem Schäden drohen, ist die Entscheidung für und wider Skalpell eher eine Geschmacksfrage.

Theoretisch heilen vorgefallene Bandscheiben von selbst, mit Geduld – und Leidensfähigkeit: Ein Heer aus Fresszellen und Verdauungsenzymen des Körpers entsorgt die überzähligen Stücke. Das ist ebenso effektiv wie langwierig und unter Umständen äußerst schmerzhaft. Auf der anderen Seite kann selbst

*Name von der Redaktion geändert

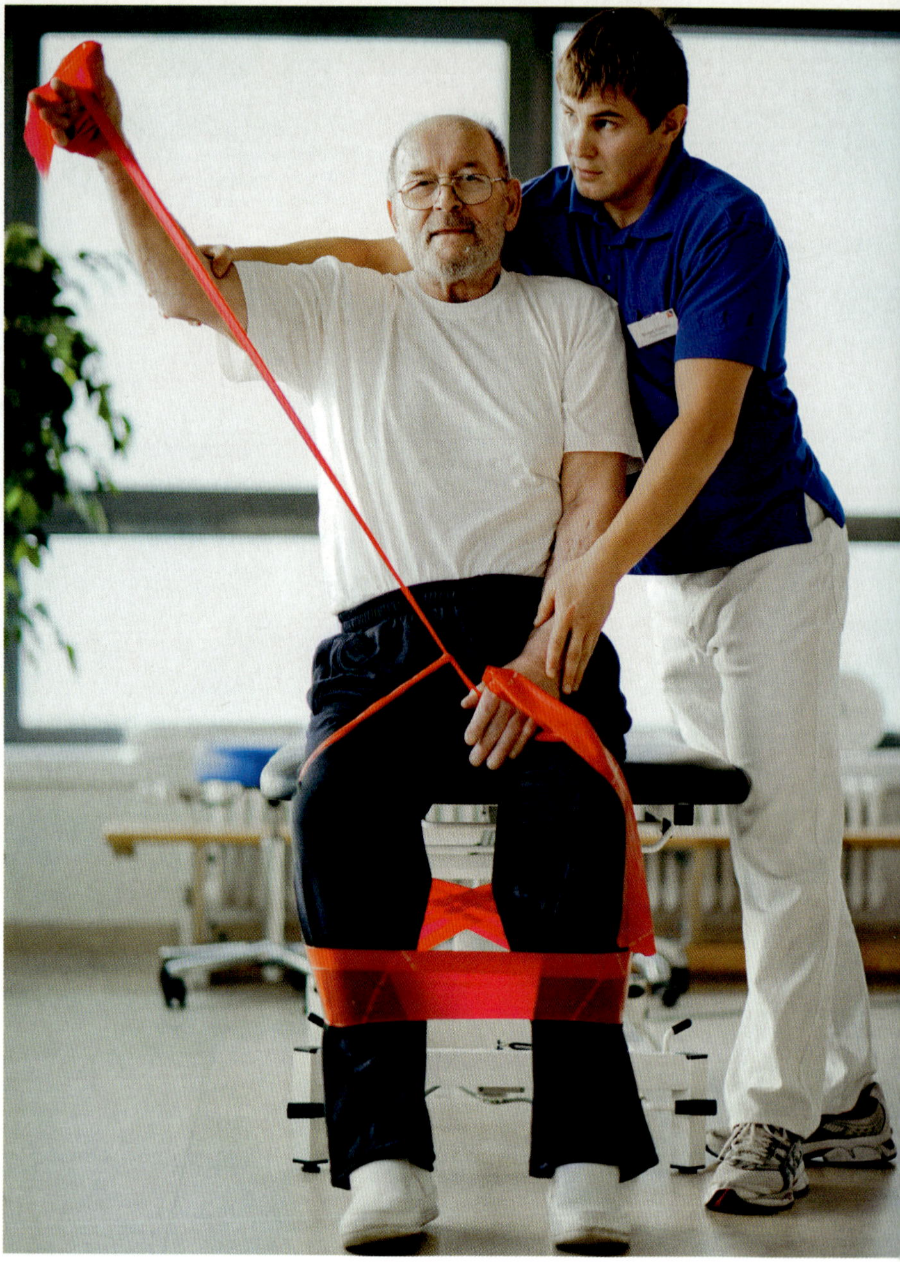

»Die Schmerzen haben mich Kraft gekostet. Jetzt muss ich klein wieder anfangen«

Patient Bernd Lamberz, 65, vier Tage zuvor an der Bandscheibe operiert, stärkt seinen Rücken mit Theraband und Physiotherapeut Sergej Karsten in der Hamburger Endo-Klinik

Foto: Nele Martensen/FOCUS-Magazin

eine technisch perfekt ausgeführte Operation Schmerzen verursachen, nämlich durch Narbengewebe.

Im Jahr 2010 entschieden sich nach Angaben des Statistischen Bundesamts in Deutschland 170 000 Patienten dafür, veränderte Bandscheiben ganz oder teilweise entfernen zu lassen, 2005 waren es nur 120 000 – eine Steigerung um etwa sieben Prozent im Jahr. Nur zum Teil lässt sich der Anstieg mit dem zunehmenden Durchschnittsalter der Deutschen begründen. Daher drängt sich vielen als Erklärung für die Zunahme eine steigende OP-Lust der Ärzte auf. Aber stimmt das?

Die wissenschaftliche Antwort liegt auf den Computer-Festplatten der Universität Bern in der Schweiz verborgen. Hier wacht Orthopäde Christoph Röder über ein einzigartiges Datenarchiv: das Register der Wirbelsäulengesellschaft Eurospine. Weltweit 50 Kliniken liefern hier Daten zu Bandscheibenbehandlungen. Vor acht Jahren fing es mit der Sammlung chirurgischer Protokolle an, ab diesem Jahr sollen die Berner auch nicht chirurgische Verfahren erfassen. Ziel ist es, bohrende Fragen zu klären: Wann sind Operationen die bessere Lösung? Welches chirurgische Verfahren taugt für welchen Patienten?

Vor allem die sogenannten „konservativen Behandlungen“ (mehr dazu ab S. 34) machen den Statistikern Sorgen. Auf dem Markt tummelt sich eine schier unüberblickbare Vielfalt von Therapien, deren Wirksamkeit nur schwer zu überprüfen ist. „Unnötig zu sagen, dass viele Kollegen der Behandlungsform zuneigen, an der sie selbst etwas verdienen“, kritisiert Röder. Der Vorwurf trifft nicht nur die Chirurgen. „Es dürfte etwa genauso viele Bandscheiben geben, die zu lange mit Heilversuchen außerhalb der OP-Säle traktiert wurden.“

Warum die plattgedrückten Scheiben bei manchen Menschen zur Pein werden, bei anderen unauffällig bleiben, ist unklar. Einige Forscher denken, dass weniger der Druck der Fragmente auf die umgebenden Nerven Schmerzen entstehen lässt, sondern vielmehr die mit der Degeneration einhergehenden Entzündungen.

„Degeneration“ der Bandscheibe bedeutet: Die harte Schale wird immer brüchiger, und die flüssigkeitsgefüllten Zonen im Inneren verschwinden. Wie ein Reifen, der Luft verliert, wölben sich ▶

Ersatz für die zerstörte Bandscheibe

Ärzte und Ingenieure tüfteln eine Vielfalt an Schrauben-, Feder- und Plattensystemen aus, um rückengeplagten Patienten mit den Prothesen zu helfen.

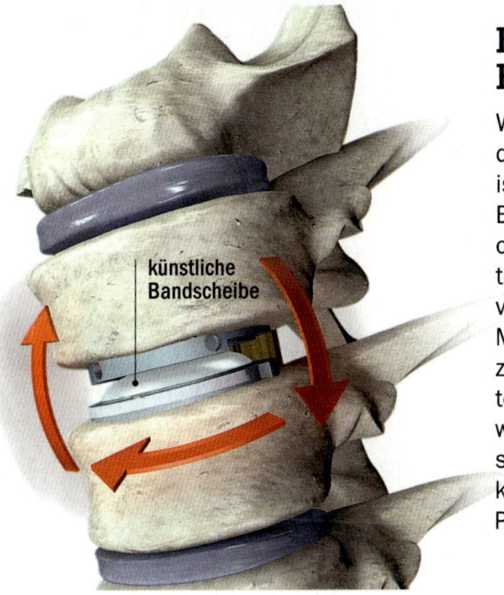

Künstliche Bandscheibe

Wenn der Knorpelpuffer zwischen den Wirbeln nicht mehr zu retten ist, versuchen Chirurgen eine Behandlung mit einer Versteifung oder einer Bandscheiben-Prothese. Sind mehrere Segmente verschlissen, werden auch beide Methoden kombiniert. Voraussetzung für ein bewegliches Ersatzteil sind gesunde Wirbelgelenke, weil die Kippbewegungen diese stärker beanspruchen. Daher kommen sie eher bei jungen Patienten zum Einsatz.

Neue Plastikpuffer

Der Biomechanik einer natürlichen Bandscheibe kommt diese Prothese recht nahe. Den elastischen Kunststoffkern stabilisiert ein Faserring. Seit Kurzem wird sie an Hals- und Lendenwirbelsäule eingesetzt. Der Vorteil: Sie kann dämpfen, Scherkräfte ausgleichen und schont die Wirbelgelenke.

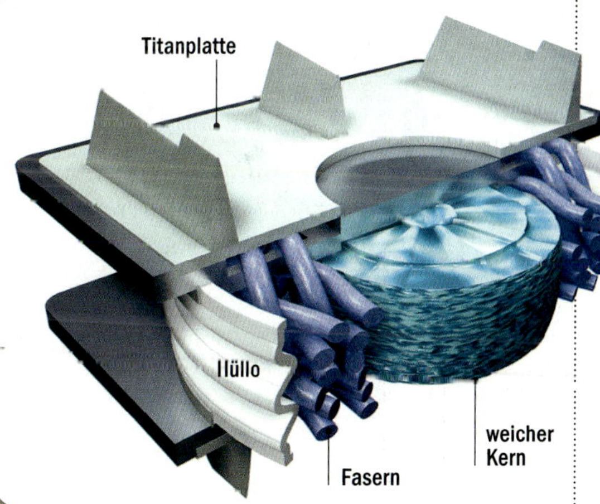

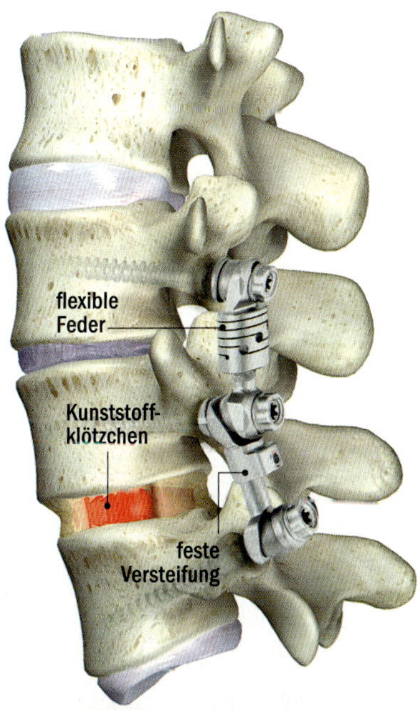

Flexible Schrauben

Ingenieure haben ein Schraubensystem mit eingebautem Ministoßdämpfer entwickelt. Eine Stufenfeder aus Titan übernimmt die Funktionen der kaputten Bandscheibe: dehnen, beugen und dämpfen. Ärzte hoffen, dass dadurch die benachbarten Wirbel weniger strapaziert werden als bei einer Versteifung. Oft kommen auch beide Verfahren zur Anwendung.

FOCUS INFOGRAFIK

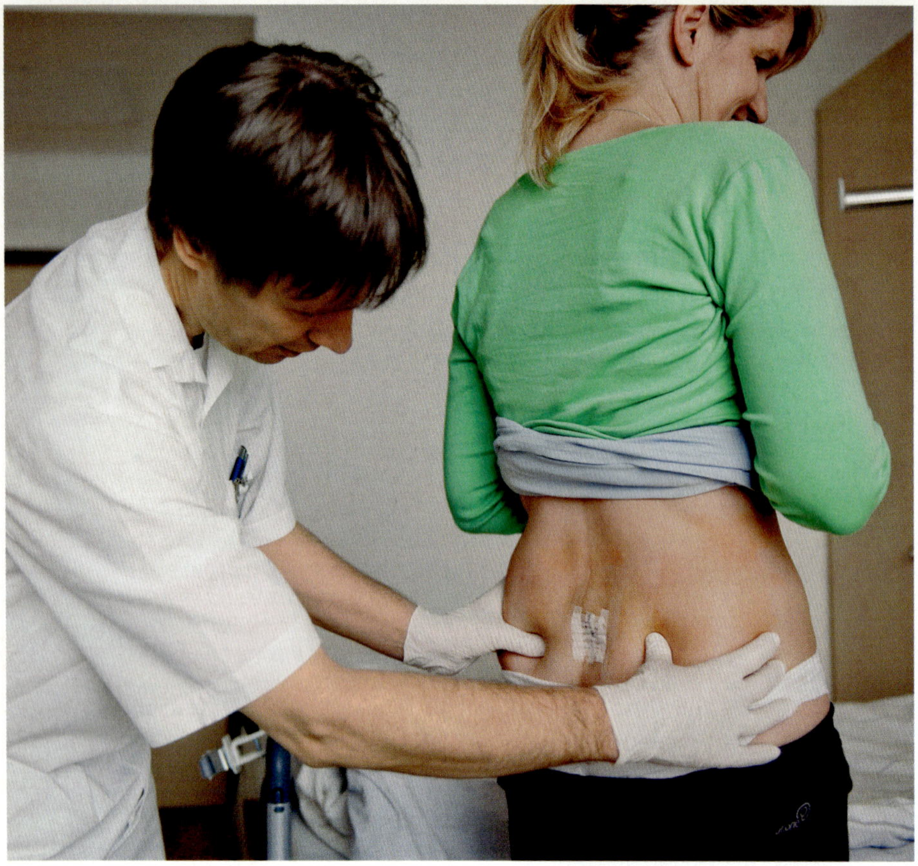

»Endlich ist alles wieder gut. Ohne OP wäre es nicht gegangen!«

Neurochirurg Ralf Hempelmann untersucht Patientin Andrea Bansen, 44. Nachdem ein halbes Jahr Krankengymnastik und Schmerztherapie ihr nicht geholfen hatten, wurde ihr Bandscheibenvorfall an der Lendenwirbelsäule operativ korrigiert

die gealterten Bandscheiben immer weiter vor, die Wirbelsäule verliert an Stabilität. Denn Bandscheiben sind weniger die Stoßdämpfer, mit denen sie häufig verglichen werden, sondern eine Art flexibler Zement. Dieser verhindert, dass sich die Wirbelsäule unter dem Druck der Rückenmuskeln auseinanderzieht.

Ein Fall für den Arzt werden die Verformungen erst, wenn das überhängende Stück Knorpel Nerven bedrängt. Dann entstehen typische Symptome in jenem Gebiet, das der Nerv versorgt: Streikt der große Zeh, hakt die Reizleitung an den Lendenwirbeln 4 und 5, versagt die Blase, sind die oberen Lendenwirbel betroffen. Die neurologischen Zeichen verraten auch, wie sehr die Zeit für eine chirurgische Lösung drängt. Während taube Zehen so harmlos sind, dass die Physiotherapie eine Chance erhalten sollte, ist Inkontinenz ernst zu nehmen.

Auf der Station der Hamburger Endo-Klinik untersucht Neurochirurg Ralf Hempelmann die frisch operierte Andrea Bansen. Die 44-jährige Krankengymnastin bemerkte auf der Hochzeitsreise den Schmerz im Bein. Die Bandscheibe über dem Kreuzbein machte Probleme. Weil sie schon in ihrer Ausbildung gelernt hatte, dass das Skalpell oft zu locker sitzt, schloss sie den Gang zum Chirurgen aus. Sie nahm Medikamente, turnte und übte sich in Geduld. Nach sechs Monaten saß sie trotz der guten Vorsätze bei Hempelmann in der Sprechstunde. „Ich habe um einen Termin gebettelt", meint sie. „Diese Schmerzen! Wie fies das ist, kann man sich nicht vorstellen."

Während die meisten Patienten davon ausgehen, dass die Operation vor allem dazu da ist, ihnen die Schmerzen zu nehmen, ist das für Ärzte nur bedingt der Fall. „Wir operieren nicht den Schmerz, sondern Ausfallerscheinungen", sagt ein Arzt der Endo-Klinik, der damit später nicht mehr zitiert werden möchte. „Die Lähmungen sollen verschwinden – das ist unser Anlass, eine OP und eventuell neue Schmerzen zu riskieren." Entstehendes Narbengewebe kann auch nach einem Eingriff Leiden verursachen.

Anne Mannion, Wirbelsäulenforscherin an der Züricher Schulthess Klinik, hat untersucht, wann Kreuzwehpatienten mit Bandscheibenvorfällen von einer OP profitieren. Ihr Fazit: Solange es keine schweren neurologischen Ausfälle gibt, ist die Vorgeschichte entscheidend. Je länger sie währte, umso schlechter wird aus Patientensicht das Ergebnis ausfallen. Ein Aspekt dürfte aufwendig geschulte High-Tech-Operateure enttäuschen: Auch wenn die Operation technisch hervorragend ausgeführt wurde, ein bedeutender Teil der Patienten fühlt sich hinterher nicht gesünder. Bei komplizierteren Eingriffen ist das jeder Dritte, wird nur die Bandscheibe operiert, ist einer von fünfen am Ende unzufrieden.

Im Physiotherapiezimmer der Endo-Klinik setzt Krankengymnast Sergej Karsten alles daran, dass sich Bernd Lamberz wieder erholt. Der 65-Jährige hat seine zweite Bandscheibenoperation hinter sich – und in dem einen Jahr, seit die Zehen taub wurden, sichtlich abgebaut. „Das ist schwierig", schnauft er, während er das rote Theraband mit den Armen auseinanderzieht. „Ich habe mich in letzter Zeit kaum noch bewegt."

Nach Karstens Erfahrung sind es vor allem kleinen Schritte und die kleinen Muskeln entlang der Wirbelsäule, die Bandscheibenpatienten nach der OP wieder in die Senkrechte bringen: Gleichgewicht halten auf wackeligen Unterlagen, wippende Stangen gerade vor den Körper halten und das Theraband bewegen.

Wenn die äußeren Zeichen für eine Operation an der Bandscheibe sprechen, haben die Chirurgen die Wahl: nur den vorgefallenen Teil abzuschneiden oder die Bandscheibe ganz zu ersetzen. In Bansens Fall wurde nur das überzählige Stück entfernt. Sie hatte Glück: Chirurg Hempelmanns Analyse, dass die Bandscheibe alleine hinter den Schmerzen steckte, war richtig. Zwei Tage nach der Operation ist der Schmerz im Bein weg.

Wird die ganze Bandscheibe entnommen, ist ein neuer Abstandhalter zwischen den Wirbeln nötig. Das kann ein Stück Knochen sein oder ein so genanntes Cage, ein Ring aus Metall oder Kunststoff. Die dritte und teuerste Möglichkeit ist eine Prothese: Zwischen zwei Metall-

Foto: Nele Martensen/FOCUS-Magazin

platten ist das gummiartige Bandscheibengewebe aus Kunststoff nachgebildet.

Während Knochen und Cage die Wirbel fest miteinander verbinden, bleiben sie bei einer Prothese zunächst beweglich. Es ist unter Fachleuten umstritten, welcher Patient welchen Bandscheibenersatz bekommen sollte – auch die beweglichen Prothesen verknöchern mit den Jahren. Details sollen die Eurospine-Daten klären.

Der Maurer bekommt eine Prothese: Steinhagen lotet mit Titanschablonen gerade den leergeschabten Raum zwischen den Halswirbeln aus. Wäre da nicht der silbrige Glanz, könnte man die langen Stangen für zierlich geratenes Klempnerwerkzeug halten. Steinhagen arbeitet sehr bedächtig, er blickt angestrengt durchs Mikroskop. Das einzige, was das Rückenmark vor den Metallteilen schützt, sind feine Häute. Bläulich schimmern sie unten, am Ende der Knochenhöhle. Als sich der Operateur für das passende Modell entschieden hat, macht er drei Hammerschläge so präzise wie ein Pianist auf dem Klavier. Der Titanzylinder sitzt.

Sind die eigenen Gelenke noch gut beweglich und liegt der Vorfall am Hals, macht eine Prothese Sinn. In allen anderen Fällen ist die Wirbelfusion mit Cage oder Knochen der Goldstandard. Die Patienten profitieren von der zusätzlichen Stabilität – und niemand kann sagen, wie sich die Prothesen unter der Last der Wirbelsäule auf lange Sicht verhalten.

Für die Halswirbelsäule gibt es zurzeit etwa zwei Dutzend Prothesenmodelle. Sie unterscheiden sich vor allem in dem Material, das die Bioingenieure als Ersatz für das knautschige Original konstruiert haben. Welches Modell ist das beste? Alle und keine, wie Register-Chef Röder weiß. „Inzwischen haben wir 1500 Prothesen erfasst", sagt er. „Entscheidend für die Haltbarkeit ist nicht der Prothesentyp, sondern nur der Chirurg."

Jörn Steinhagen in Hamburg legt die Nadel weg und holt den Kleber. Die letzte Hautschicht wird nicht genäht, so kann der fünf Zentimeter lange Schnitt unauffällig in einer Hautfalte verschwinden. Wenn nichts dazwischen kommt, ist der Maurer in drei Tagen wieder zu Hause. Steinhagen wird sich kurz vor dem Saal die Beine vertreten und sich die nächste Bandscheibe vornehmen.

Noch eine Halswirbelsäule, noch eine Prothese. Eine weitere von Dutzenden im Jahr. Routine? „Das Wort mag kein Operateur gern. Bandscheiben sitzen inmitten der Wirbelsäule. Dort ist nichts Routine, sondern jeder Schnitt zu viel ein Risiko." ■

NIKE HEINEN

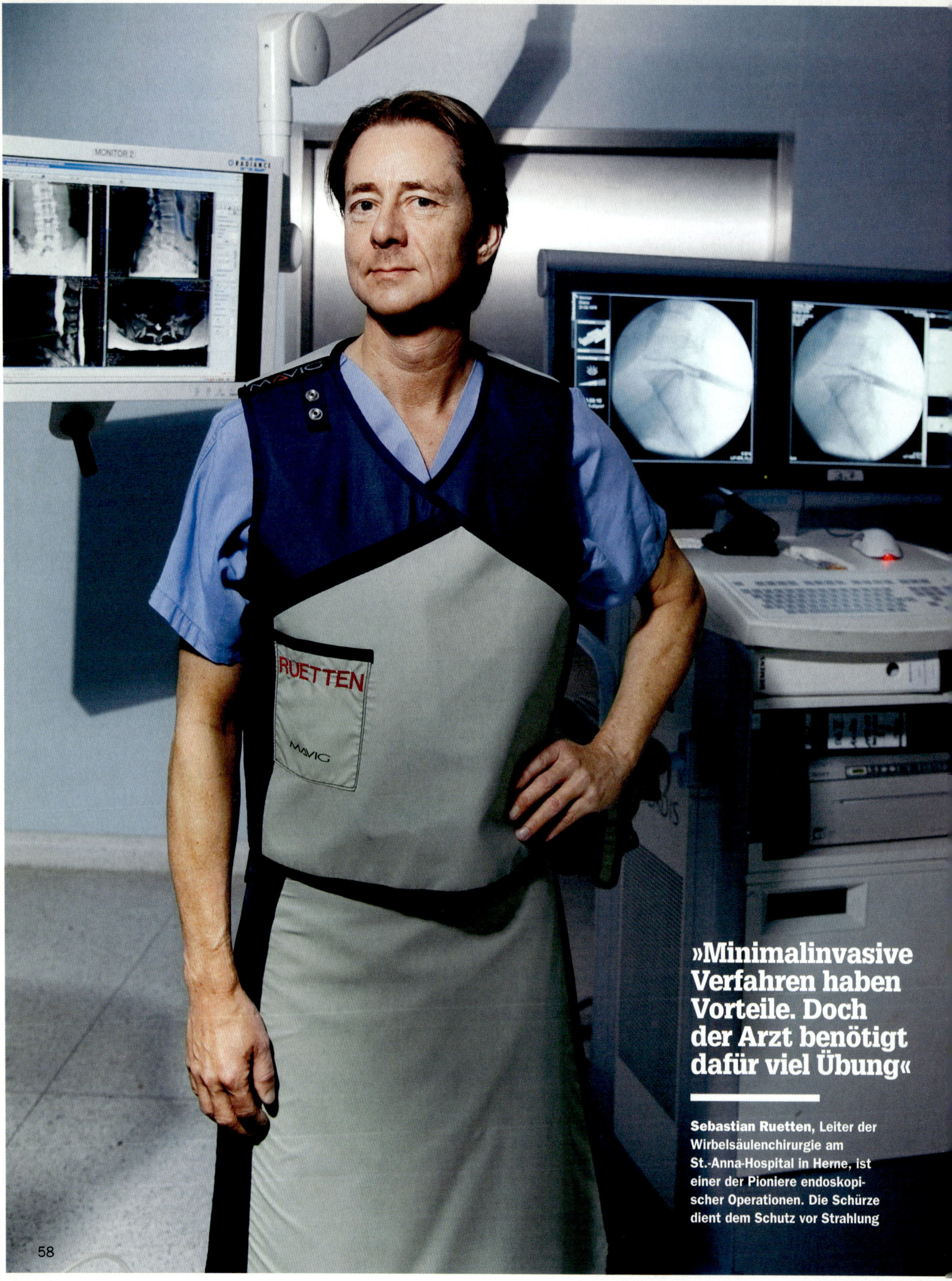

»Minimalinvasive Verfahren haben Vorteile. Doch der Arzt benötigt dafür viel Übung«

Sebastian Ruetten, Leiter der Wirbelsäulenchirurgie am St.-Anna-Hospital in Herne, ist einer der Pioniere endoskopischer Operationen. Die Schürze dient dem Schutz vor Strahlung

Wie eine Sanduhr im Kreuz

Eine **Verengung des Wirbelkanals** kann auf Nerven drücken und Beschwerden verursachen. Egal ob minimalinvasiv oder konventionell: Meist hilft ein operativer Eingriff nachhaltig

Wohl fühlte sich Ludwig Kraft bis vor wenigen Wochen nur noch auf dem Rad. Wenn er im Sattel seine Besorgungen erledigte, war der 81-jährige Rüsselsheimer schmerzfrei. Beim Gehen hingegen begannen seine Beine schon nach wenigen Metern zu kribbeln, das linke wurde gar bis in die Fußspitzen hinein taub.

Die Ärzte diagnostizierten als Ursache eine schmerzhafte Verengung des Kanals im Rückgrat, in dem die Nervenfasern verlaufen. „In den ersten Jahren hat Krankengymnastik noch geholfen, doch es wurde langsam und stetig schlimmer", erzählt Kraft. Vor Kurzem hat sich der Rentner operieren lassen und ist heute beschwerdefrei.

Auch wenn die Wissenschaft bis heute den Mechanismus nicht genau kennt, der zu einem Engpass im Rückenmark führt, scheint eines zumindest klar: Die Spinalkanalstenose im Lendenbereich, so der Fachbegriff, ist in erster Linie das Ergebnis einer Jahrzehnte währenden Abnutzung.

Betroffen sind daher vor allem ältere Menschen ab dem 60. Lebensjahr. Nur in wenigen Fällen ist die Stenose, also die Verengung, angeboren und führt schon in jungen Jahren zu Beeinträchtigungen beim Gehen.

Da es auf der anderen Seite viele Menschen gibt, die nahezu schmerzfrei und daher undiagnostiziert mit einer Engstelle im Wirbelkanal leben, fehlen jedoch verlässliche Zahlen über das Ausmaß der Neuerkrankungen. Experten gehen auf Grund der alternden Bevölkerungsstruktur von einem rapiden Anstieg der Fallzahlen aus.

Die Wirbelsäule des Menschen besteht aus aneinandergereihten Wirbelkörpern, die durch kleine Gelenke miteinander verbunden sind. Jeder Wirbelkörper hat in der Mitte ein Loch. Durch dieses verläuft vom ersten Halswirbel über die Hals-, Brust- und Lendenwirbel bis hin zum Kreuzbein der sogenannte Wirbel- oder Spinalkanal. Dieser umhüllt das Rückenmark schützend.

Mit dem Verschleiß der Bandscheiben und ihrer Abflachung verringert sich jedoch auch der Abstand zwischen den Wirbelkörpern, und die eigentlich straff zwischen zwei benachbarten Wirbeln gespannten Bänder schlaffen ab. Das Haltegerüst wird wackelig. Zum Ausgleich lässt der Körper an den Wirbeln Knochenmaterial nachwachsen und verdickt auf diese Weise die Bänder. Wachsen diese neuen Strukturen in Richtung Spinalkanal, verengen sie ihn dadurch und rufen Beeinträchtigungen hervor.

Am häufigsten bilden sich Engstellen zwischen dem dritten und vierten, sowie dem vierten und fünften Lendenwirbel. Dass es dennoch sehr selten zu neurologischen Ausfällen kommt, liegt daran, dass im Spinalkanal ab dem ersten Lendenwirbel abwärts kein von Nerven durchzogenes Rückenmark mehr verläuft.

Die Symptome machen sich meist schleichend bemerkbar, doch sie sind typisch und führen zumeist schnell zur richtigen Diagnose. „Ein sehr zuver- ▶

Diagnose mit Bild

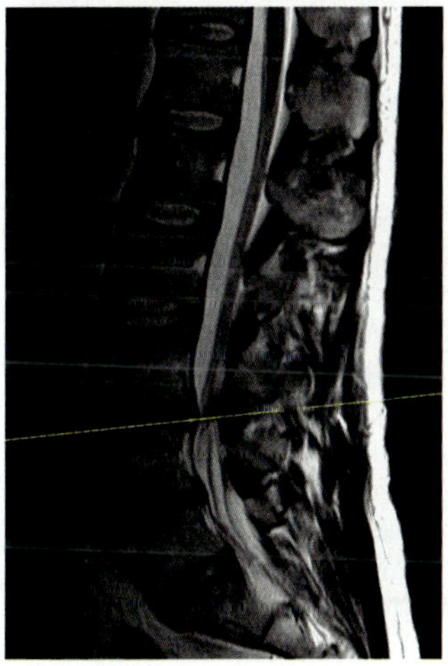

Das MRT spürt die Schadstelle auf

Klagt ein Patient darüber, nur noch geringe Strecken ohne Pause zu Fuß gehen zu können, ist die Verengung des Rückenmarkkanals (Spinalkanalstenose) eine mögliche Ursache. Mehr diagnostische Klarheit z.B. über Umfang und Art des Engpasses, der häufig die Form einer Sanduhr annimmt, verschafft sich der Arzt durch eine Magnetresonanztomografie (MRT). Verengungen sind im Lendenbereich besonders häufig, weil hier der auf der Wirbelsäule lastende Druck hoch ist.

Foto: Andreas Buck/FOCUS-Magazin

lässiger Indikator ist zum Beispiel die Verkürzung der Strecke, die ein Patient beim Gehen schmerzfrei zurücklegen kann", erklärt Marcus Richter.

Hat der Chefarzt des Wirbelsäulenzentrums im Wiesbadener St. Josefs-Hospital Entzündungen und einen Tumor als Ursache der Beschwerden ausgeschlossen, rückt die Spinalkanalstenose in den Fokus der Untersuchungen.

Neben der deutlichen Gehstreckenverkürzung ist auch die sofortige Verbesserung der Symptome beim Vornüberbeugen ein deutlicher Hinweis auf eine Verengung. „Hier ist es wichtig, die Spinalkanalstenose von der sogenannten Schaufensterkrankheit abzugrenzen", führt Richter aus.

Bei letzterer (Fachbegriff: claudicatio intermittens) handelt es sich um Durchblutungsstörungen, die durch arterielle Verschlüsse in den Beinen entstehen. Betroffene bleiben – wie beim Schaufensterbummel – häufig stehen, um sich zu erholen.

Menschen mit einer Spinalkanalstenose (Fachbegriff: claudicatio spinalis) bringt Stehenbleiben dagegen keine Erleichterung. Ihnen verschafft es Linderung, sich nach vorn zu beugen. Dies streckt die Wirbel, der Kanal weitet sich und die Nervenblockade löst sich. Nordic Walking oder Fahrradfahren sind aus diesem Grund selbst bei starken Stenosen meist noch problemlos möglich.

Nach einem Gespräch mit seinem Arzt war für den ehemaligen Elektroingenieur Ludwig Kraft schnell klar: Statt weiter mit einer Verschlimmerung zu leben, wollte er sich einer Operation unterziehen. Der Eingriff liegt gut zwei Monate zurück und war „genau das Richtige", wie Kraft rückblickend unterstreicht. „Ich habe direkt danach die Verbesserung gespürt und kann jetzt wieder längere Strecken schmerzfrei gehen", sagt er und schmunzelt: „Deswegen verzichte ich aber nicht aufs Radeln!"

Vor einer Operation steht normalerweise die konservative Therapie – auch bei einer Stenose: Massagen, Krankengymnastik, eventuell ein Stützkorsett sollen den Rücken stärken und die Muskeln aufbauen.

„Einen Bandscheibenvorfall bekommen Sie in 80 Prozent der Fälle damit so gut hin, dass Sie hinterher manchmal auf dem Röntgenbild gar nicht mehr sehen, dass da eine Beeinträchtigung war. Die Stenose bietet diese Chance nicht. Man kann sie nicht heilen, aber immerhin eine Verschlimmerung und damit eine Operation hinauszögern", erklärt Ulrich Hubbe, Wirbelsäulenchirurg in der Neurochirurgie an der Universitätsklinik Freiburg.

60 %

der operierten Stenose-Patienten zeigten auch nach zwei Jahren eine Besserung. Zum Vergleich: Nach **konservativer Therapie** waren es nur 25 Prozent.

Paradoxerweise verursacht nicht jede Spinalkanalstenose Schmerzen. Nicht selten stellen die Mediziner eine Diskrepanz fest zwischen den geschilderten Symptomen und dem, was sie auf dem Röntgenbild oder der MRT-Aufnahme sehen. Manche Menschen leben mit einer starken Stenose ein Leben lang schmerzfrei, während andere bereits unter leichten Verengungen anhaltend leiden.

„Es ist besonders wichtig, die genannten Beschwerden des Patienten mit dem in Einklang zu bringen, was auf den Bildern zu sehen ist, ehe Arzt und Patient über eine Therapie oder gar eine Operation entscheiden", empfielt Hubbe. Bei Stenosen im Halswirbelbereich allerdings fällt auf Grund möglicher Dauerschäden an den Nervenwurzeln – in dieser Höhe verläuft Rückenmark im Spinalkanal – die Entscheidung pro Operation deutlich schneller.

Bei einer Engstelle des Wirbelkanals im Lendenwirbelbereich raten Ärzte dann zum Eingriff, wenn die Schmerzen nicht mehr beherrschbar sind, wichtige Muskeln gelähmt werden oder es zu Inkontinenz der Blase oder des Darms kommt.

Das Standardverfahren ist die sogenannte Dekompression, also die Entlastung des Spinalkanals von dem auf ihn wirkenden Druck. Dabei tragen Ärzte das in den Kanal gewachsene knöcherne Material und die Bänderverdickungen ab und weiten den Wirbelkanal. Dieses Vorgehen ist in den meisten Fällen so effektiv, dass keine Folgeoperation mehr nötig ist.

Für die Dekompression gibt es verschiedene Techniken. Hubbe arbeitet in Freiburg mit einem mikroskopisch-minimalinvasiven Verfahren, dem sogenannten Dilatator-Hülsensystem. Dabei werden die Muskeln nicht wie bei der klassischen Methode durchtrennt, um den Weg zur Wirbelsäule freizulegen, sondern mit einem Spezialgerät geweitet. Zwischen 300 und 400 Patienten operieren Hubbe und seine Kollegen auf diese Weise pro Jahr.

Wesentlich kleiner sind die Schnitte Sebastian Ruettens. Der Orthopäde leitet am St.-Anna-Hospital im westfälischen Herne das Ressort Wirbelsäulenchirurgie und Schmerztherapie und gilt als einer der Pioniere der endoskopischen Dekompression bei Spinalkanalstenose in Deutschland. „Der große Vorteil dabei ist die Lichtquelle vorn am Endoskop: Sie leuchtet den Arbeitsbereich voll aus, und ich kann damit sogar um die Ecke gucken", freut er sich.

Weitere Pluspunkte der endoskopischen Methode: Das umliegende Gewebe und die Wirbelsäule werden durch den Eingriff weniger in Mitleidenschaft gezogen und benötigen eine kürzere Rehabilitationszeit. Doch das Verfahren ist nicht einfach und für solche Ärzte nicht empfehlenswert, die nur einmal die Woche eine solche Operation durchführen. „Dafür braucht man regelmäßige Übung", stellt Ruetten fest.

Eine Stenose eher mikroskopisch oder endoskopisch zu operieren, ist zwischen Orthopäden und Neurochirurgen umstritten und mehr von Glaubensfragen geprägt als von echten medizinischen Argumenten. Orthopäden arbeiten bereits während ihrer Ausbildung mehr mit dem Endoskop und sind versierter in dieser Technik.

Neurochirurg Hubbe hat sich gegen die Endoskopie entschieden: „Nach

Foto: Marcus Thelen/FOCUS-Magazin

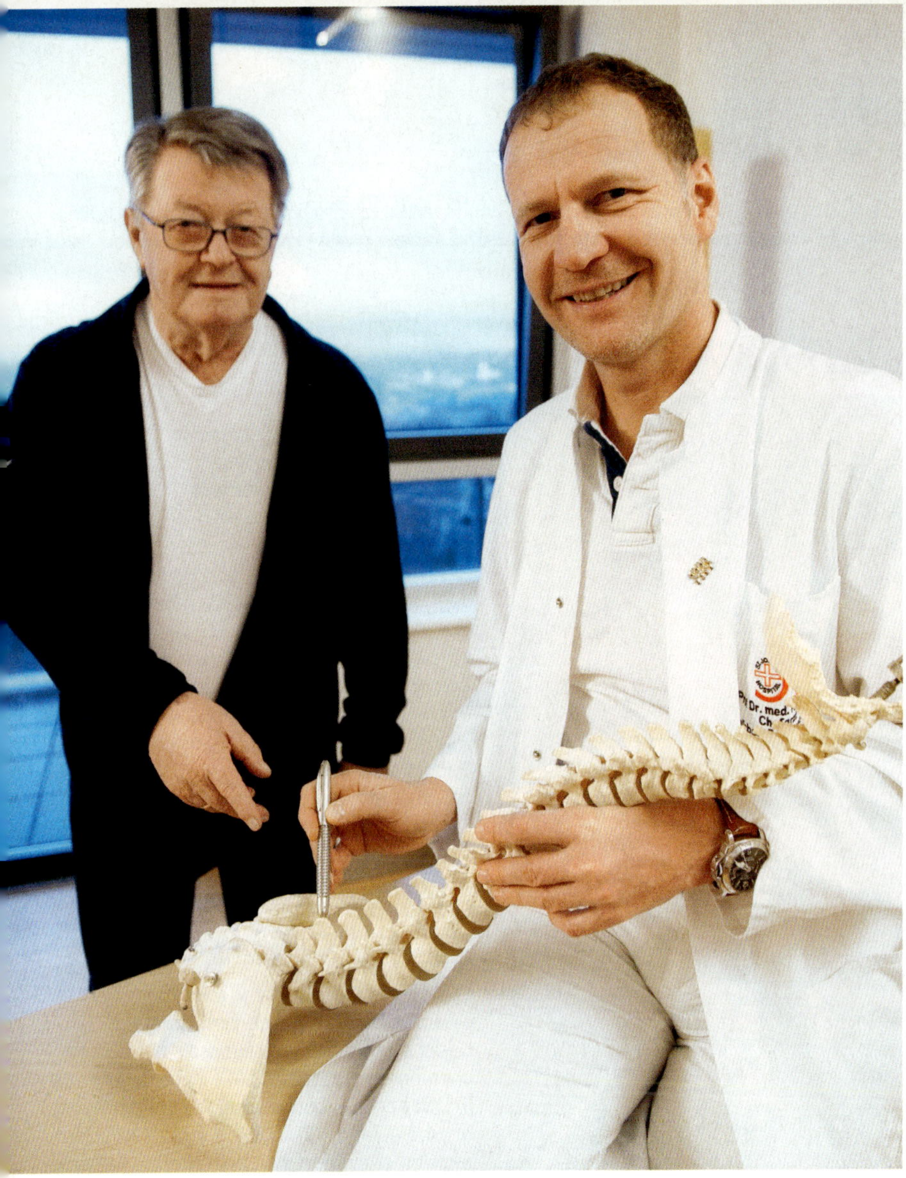

Das war Ihr Problem! Marcus Richter, Chefarzt am Wirbelsäulenzentrum im St. Josef-Hospital in Wiesbaden, illustriert dem 81-jährigen Patienten Ludwig Kraft, wo dessen Engstelle bestand

Stenose: Verengung in der Röhre

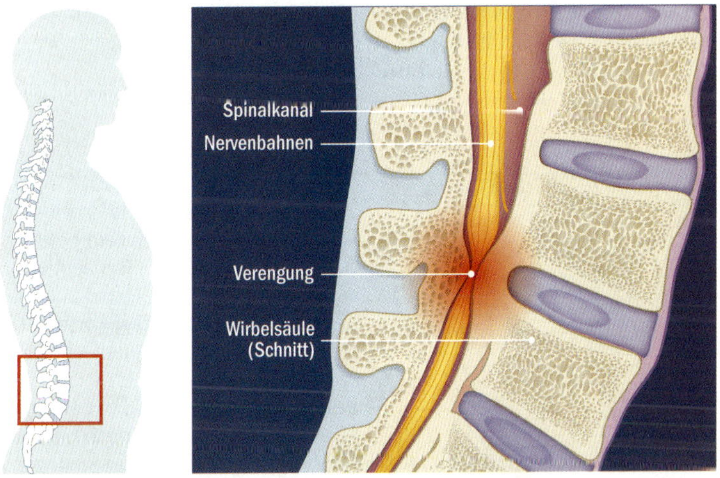

Verknöcherungen an Wirbeln und Bändern lassen Engstellen entstehen, die auf das Rückenmark im Spinalkanal drücken und die Nerven beeinträchtigen. Eine Operation behebt die Schädigung normalerweise

einer Fortbildung stellte ich fest, dass mir das Abfräsen durch ein Endoskop viel zu mühsam ist. Außerdem arbeite ich lieber drei- als zweidimensional, und das geht nun mal nur mit einem Mikroskop."

Für den Patienten bedeutet das: Er sollte sich für das Verfahren entscheiden, das sein Operateur am besten beherrscht.

Höchstens zehn Prozent der Patienten mit einer Spinalkanalstenose, so schätzt Hubbe, haben überhaupt eine behandlungsbedürftige Instabilität an der verengten Stelle. Ihnen setzen Ärzte zusätzlich zur Dekompression feste oder dynamische Schraubensysteme ein.

Doch diese interspinosen Abstandhalter, die seit etwas mehr als fünf Jahren auf dem Markt sind, konnten bisher nicht alle Mediziner überzeugen. „Die Spreizer arbeiten sich nach und nach in den Knochen ein und passen sich der Deformation an, sodass das Problem wiederkehrt und der Patient bald erneut auf dem OP-Tisch liegt", kritisiert Hubbe.

Der Patient selbst kann vermutlich nur wenig tun, um einer Stenose vorzubeugen. „Wir wissen bis heute nicht, warum bei dem einen der Verschleißprozess schneller, bei dem anderen langsamer voranschreitet und welche Faktoren das begünstigen", erläutert Ruetten.

Der Orthopäde empfiehlt den Menschen dennoch Bewegung und Sport. Sie sollten darauf achten, dass Rücken- und Bauchmuskeln gut trainiert sind und die Wirbelsäule stützen. Denn eine starke Muskulatur könne sich positiv auf die schleichende Verengung auswirken. Dies zeige das Beispiel jener Personen, die beschwerdefrei mit der Verengung leben, folgert Ruetten: „Ein trainierter Körper scheint einen Schaden besser kompensieren zu können." ■

CLAUDIA FÜSSLER

Schon gewusst?

Minimalinvasive Eingriffe ermöglichen Spitzensportlern weitere Siege, Kindern ein besseres Leben

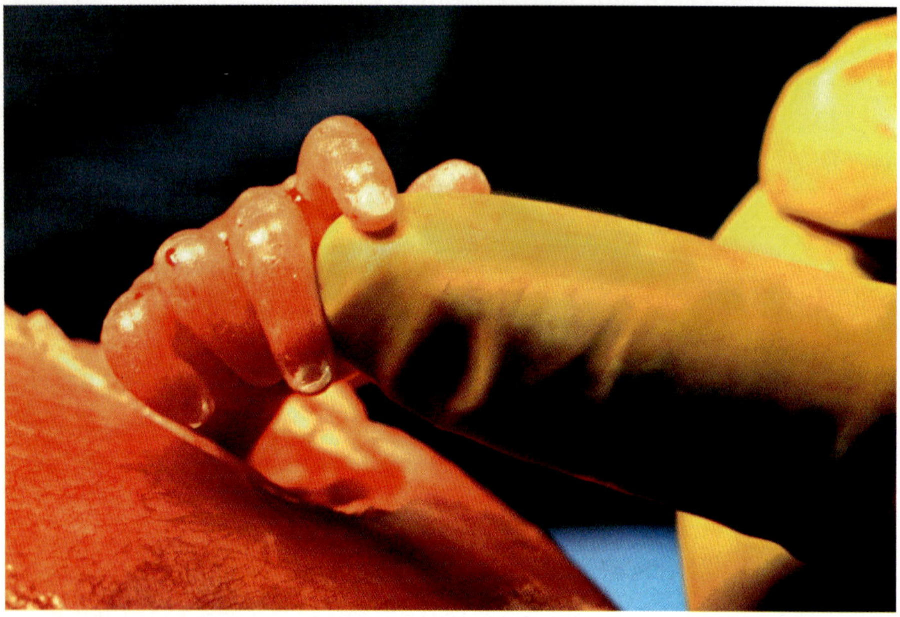

Gruß aus dem Bauch
Unbewusst ergreift der Fötus den Finger seines Arztes bei einer Rückenoperation im Mutterleib

FETALCHIRURGIE

Rücken-OP vor der Geburt

Zu jung für die Operation? Schwere Entwicklungsstörungen des Rückens beheben Ärzte noch im Mutterleib. **Bei Spina bifida – auch offener Rücken genannt – klafft ein Spalt** meist in Höhe des Lendenwirbels und des Kreuzbeines. Fruchtwasser umspült die freiliegenden Nervenstränge des Fötus und verschlimmert den Defekt mit jedem Tag.

Vor zehn Jahren galt der vorgeburtliche operative Verschluss noch als medizinisches Experiment. Inzwischen ist klar, dass der Eingriff enorme Vorteile hat. Eine Studie aus dem vergangenen Jahr zeigt, dass Kinder, die zwischen der 19. und 25. Schwangerschaftswoche operiert wurden, im Alter von zweieinhalb Jahren ihre Beine besser bewegten und im Alltag weniger eingeschränkt waren als Kinder, deren OP erst nach der Geburt stattfand.

Trotzdem ist der Eingriff wegen des hohen Operationsrisikos für Mutter und Kind umstritten. Im herkömmlichen Verfahren öffnet der Chirurg Bauch und Gebärmutter mit dem Skalpell. „Für die Schwangere ist das sehr belastend“, sagt Thomas Kohl von der Universitätsklinik Gießen. **Weltweit ist der Fetalchirurg der Einzige, der diesen Defekt in einem minimalinvasiven Verfahren operiert.** Dabei stößt der Operateur drei Stahlröhrchen durch die Bauchdecke in die Gebärmutter. Über die Zugänge saugt er Fruchtwasser ab und pumpt Kohlendioxid in die Gebärmutter; das erleichtert die Sicht für die Kamera, die ebenfalls in der Gebärmutter platziert wird. Die Öffnung an der Wirbelsäule des Kindes verschließt Kohl endoskopisch mit einem Goretexflicken. Die Erfolgsquote von Kohls Verfahren ist ebenso groß wie die der offenen Operation – leider liegt auch die Sterblichkeitsrate ähnlich hoch.

COMPUTER

Spielen mit dem Schmerz

PC-Spiele gelten gemeinhin als wenig gesundheitsfördernd. Falsch gedacht! Ein sogenanntes Motion-Capture-System, entwickelt von Informatikern der Technischen Universität Wien, hilft Patienten mit Rückenleiden beim schmerzfreien Sport.

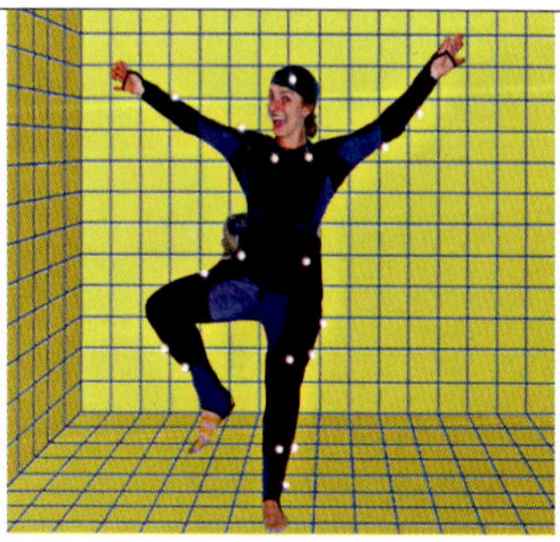

Gipfelstürmer im Datenanzug
Ein Computer erfasst und bewertet Bewegungen des Spielers

Dafür schlüpfen die Spieler in einen Datenanzug, an dem kleine Kugeln befestigt sind. Diese reflektieren Licht von acht im Raum befestigten Infrarotstrahlern. Spezialkameras zeichnen das zurückgeworfene Licht auf, ein Computer errechnet das virtuelle Modell der Person.

Bewegungen werden so in Form einer Spielfigur auf einem Bildschirm übertragen. Wenn der Patient Dehnübungen für den Rücken richtig ausführt, erklimmt sein Avatar trotz Rückenschmerz einen Felsen. Das Gipfelglück am Spielende ist real.

Fotos: Courtesy of Vanderbilt University Medical Center, TU Wien, dapd, Imago, dpa (2)

Comeback nach dem Eingriff

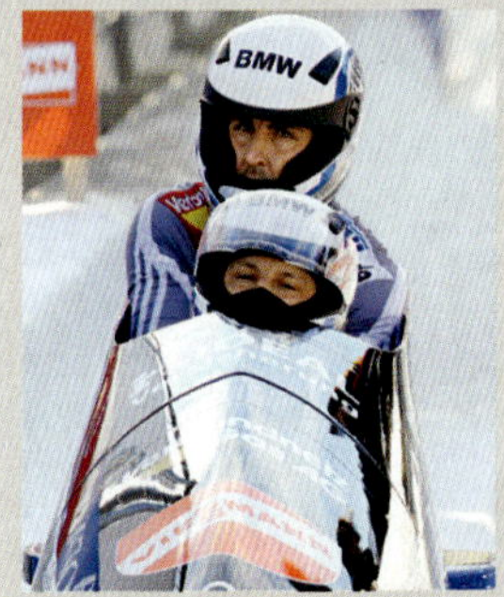

Diskektomie L4–5

Drei Monate nach seiner Bandscheibenoperation nimmt **Thomas Florschütz** an der Weltmeisterschaft im 2er-Bob teil. Seither stand der Bobpilot mehrfach ganz oben auf dem Treppchen.

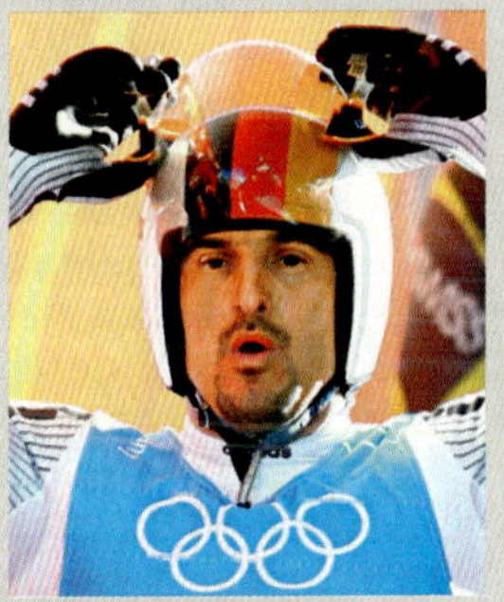

Foraminotomie C6–7

Sieben Wochen nach der operativen Erweiterung der Nervenöffnung zwischen zwei Halswirbeln startete Rennrodler **Georg Hackl** 2006 bei Olympia. Amtierender Wok-Weltmeister.

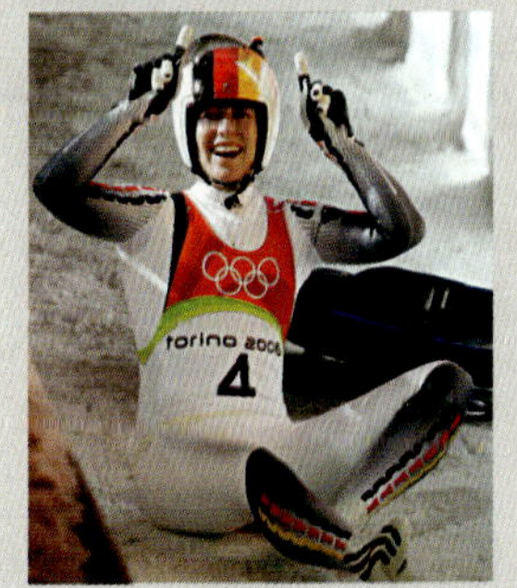

Diskusimplantat C5–6

Sieben Monate, nachdem ihr eine künstliche Bandscheibe zwischen zwei Halswirbel implantiert wurde, holte Rennrodlerin **Sylke Otto** Gold bei den Olympischen Spielen 2006 in Turin.

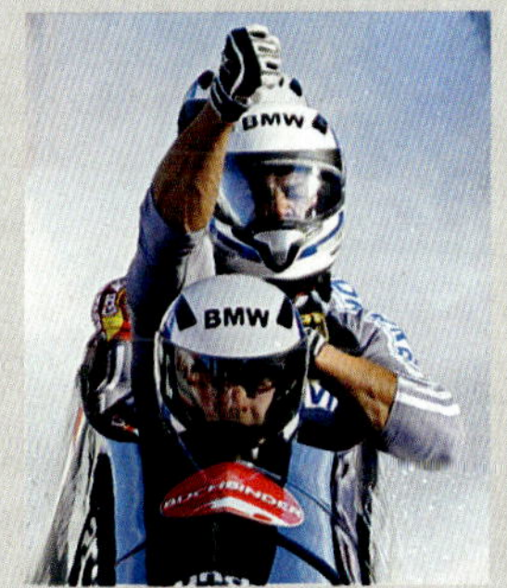

Wirbelfusion L5–S1

Chirurgen versteiften wegen einer Instabilität den Übergang der Lendenwirbelsäule zum Kreuzbein. Zwei Jahre später wurde **Andreas Bredau** Europa- und Weltmeister 2011 im 4er-Bob.

Wenn die OP nicht half: Stromimpulse

Drei von zehn Patienten haben **nach Wirbelsäulen-Eingriffen immer noch Schmerzen.** Der Königsweg sind dann Bewegung und Kräftigung; letzter Ausweg ist eine weitere Operation

Es musste schnell gehen bei Karin Ribbe. Die Bandscheibe zwischen dem fünften Lendenwirbel und dem Kreuzbein drückte auf einen Nerv, das rechte Bein war gelähmt. Nach der Operation 1990 war der akute Schmerz zwar verschwunden, aber eine neue Missempfindung im Bein machte Karin Ribbe das Leben schwer. „Es fühlte sich an, als ob Sie eine Angelsehne dehnen, ständig unter Spannung", erinnert sich die 51-Jährige.

Etwa drei von zehn Rücken-Operierten haben nach der OP anhaltende Schmerzen. Oft strahlen sie wie bei Karin Ribbe bis ins Bein aus. Ärzte nennen das Failed-Back-Surgery-Syndrom („fehlgeschlagene Rückenchirurgie"), kurz FBSS.

Jeder Eingriff am Rücken verändert die Statik der Wirbelsäule. Wird eine Bandscheibe ganz oder teilweise entfernt, schrumpft der Abstand zwischen den Wirbelkörpern, und diese können auf den austretenden Nerv drücken. Verschrauben Ärzte zwei Wirbel, verteilt sich die Last auf benachbarte Wirbel – eine Ursache für spätere Schmerzen.

Zu häufig setzen Chirurgen das Skalpell an, obwohl andere Therapien aussichtsreicher gewesen wären, kritisieren Fachkollegen. Oder sie haben den Schmerzherd nicht korrekt bestimmt. „Von drei Patienten mit FBSS wurden wahrscheinlich zwei mit der falschen Indikation operiert", sagt Volker Tronnier vom Uniklinikum Schleswig-Holstein in Lübeck. Wird ordentlich untersucht und falls nötig schonend operiert, so der Neurochirurg, leiden weniger als zehn Prozent der Patienten unter den Dauerschmerzen.

Insbesondere bei Tumoren am Rückenmark oder wenn wie bei Karin Ribbe Lähmungen auftreten, ist eine Operation unumgänglich. Während eines Eingriffs können Nerven, die aus dem Rückenmark austreten, verletzt werden. Bei Karin Ribbe ist der Ischias-Nerv lädiert, der die Beine versorgt. Ihre Schmerzen reichen vom Gesäß bis zum großen Zeh.

Gefahr geht von Operationsnarben aus. Bildet sich zu viel neues Gewebe, drückt es auf einen Nerv. „Wer sich zu schnell zu viel zutraut, hat ein höheres Risiko für FBSS", sagt Neurochirurg Tronnier. Wenn sich Patienten zu früh überlasten, kann das normale Heilungsgeschehen nicht ablaufen, weil immer wieder an der Narbe gezogen und gerissen wird.

Schonung ist allerdings auch fehl am Platz. Krankengymnastik und nach einigen Wochen eine Muskelkräftigungstherapie gehören dazu, wenn ein Eingriff am Rücken langfristig Erfolg bringen soll. Wer sich nur passiv behandeln lässt, läuft dagegen Gefahr, einen weiteren Bandscheibenvorfall zu erleiden.

Wird eine Nervenverletzung als Ursache erkannt, helfen vielen Patienten bestimmte Antiepileptika oder Antidepressiva, die auch schmerzstillende Wirkung haben. Sie können auch mit niedrig dosierten Opioiden kombiniert werden. „Medikamente sollten aber nur ein Teil einer multimodalen Schmerztherapie sein", sagt Joachim Nadstawek, der die Schmerzambulanz der Uniklinik Bonn leitet. Dazu gehören ebenso aktivierende Krankengymnastik und die Begleitung durch einen Psychotherapeuten.

Karin Ribbe hingegen bekam Fentanyl, ein starkes Opioid. „Dadurch wurde ich unaufmerksam", berichtet sie. Auf der Arbeit häuften sich ihre Fehler. Ein neuer Arzt verschrieb ihr Morphium, das sie jedoch träge machte und über die Jahre seine Wirkung einbüßte. Behandlungen mit einem hochdosierten Schmerzmittel sind risikoreich. „Besser ist es, mehrere geeignete Medikamente in niedrigen Dosierungen zu kombinieren", sagt Schmerztherapeut Nadstawek. Dadurch träten weniger Nebenwirkungen auf.

Vielen Patienten geht es auf diese Weise besser. Schlägt jedoch die multimodale Schmerztherapie nicht an, kann eine Rückenmarkstimulation helfen. Neurochirurgen setzen dabei Stromimpulse gegen das Dauerfeuer des wunden Nervs ein. Ein Schrittmacher sendet gezielte elektrische Reize an eine Elektrode auf der Rückenmarkshaut, die die schmerzenden Nervensignale übertönen.

Wenn Medikamente, Psychotherapie und Krankengymnastik nicht helfen, sollte man nicht zu lange warten, betont der Neurochirurg Thomas Gasser. „Nach unserer Erfahrung haben Patienten, die rascher behandelt werden, einen größeren Effekt von der Rückenmarkstimulation", so der Chefarzt der Bonner Betaklinik.

Auch Karin Ribbe hat sich im Sommer 2011 der Prozedur unterzogen. Als der Strom zum ersten Mal eingeschaltet wurde, verspürte sie ein angenehmes Kribbeln im rechten Bein, wo sie über Jahre nur Schmerz wahrnahm. „Das war sofort ein anderes Gefühl", erzählt sie.

Für Karin Ribbe ist der Alltag seit dem Eingriff wieder erträglich. Je nachdem, wie stark ihr Bein sie quält, kann sie das Kribbeln mit einer Fernbedienung steuern. Inzwischen hat sie auch einen Morphiumentzug gemacht und nimmt wieder Empfindungen wahr, die das Schmerzmittel über Jahre dämpfte. „Ich habe seit Jahren zum ersten Mal wieder Gänsehaut bekommen. Das ist wie ein Erwachen." ■

PAUL KLAMMER

Foto: Klinikum Nürnberg

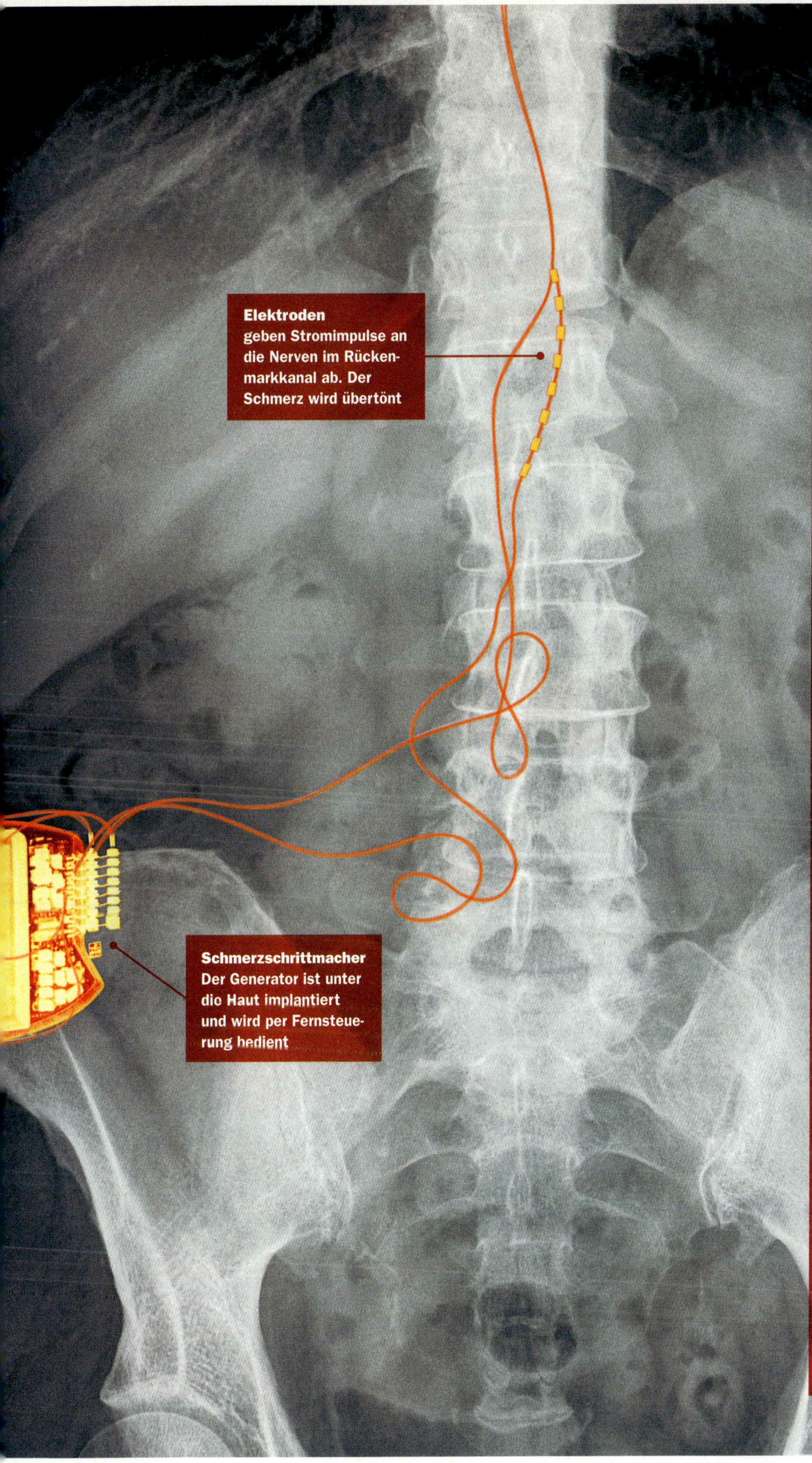

Rückenmarkstimulation

In einem minimalinvasiven Eingriff platziert ein Neurochirurg die Elektrode auf der Hülle, die das Rückenmark umgibt. Der Patient ist bei Bewusstsein, denn seine Rückmeldung sagt dem Operateur, ob die Elektrode richtig liegt.

Wenn das Kribbeln den schmerzenden Bereich überdeckt, bleibt das Ende des Drahts für einige Tage außerhalb des Körpers an einen Reizgenerator angeschlossen. In dieser Zeit stellt sich heraus, ob es dem Patienten mit der Stimulation tatsächlich bessergeht. Anschließend setzt der Chirurg den Draht und den Schrittmacher vollständig unter die Haut. Nach mehreren Jahren wird der Generator in einem kleinen Eingriff erneuert.

Die Risiken

Bei etwa 15 Prozent der Patienten verrutscht die Elektrode, sodass eine weitere OP nötig wird. Auch Infektionen und Einblutungen treten als Komplikationen auf. Die Behandlung eignet sich nicht, wenn Patienten wegen anderer Erkrankungen häufiger im Kernspintomografen untersucht werden müssen, da die Metallteile von den starken Magnetfeldern angezogen werden. Die Rückenmarkstimulation hilft zudem nicht gegen die Rückenleiden, sondern nur gegen den ausstrahlenden Schmerz im Bein.

Top-Empfehlung fürs ganze Jahr:

Wii FIT PLUS mit Balance Board (F106)

- Zeichnet Ihren Kalorienverbrauch bei jedem Training auf und überwacht so Ihr Gewicht und Ihren Body Mass Index
- Auswahl von individuellen Trainingsabläufen oder vorgefertigten Trainingsprogrammen
- Yoga-, Muskel- und Aerobic-Übungen, sowie Balance-Spiele zur Verbesserung der Körperhaltung
- Maße Balance Board (B x H x T): ca. 51 × 31 × 5 cm
- Geeignet bis zu einem Körpergewicht von 150 kg

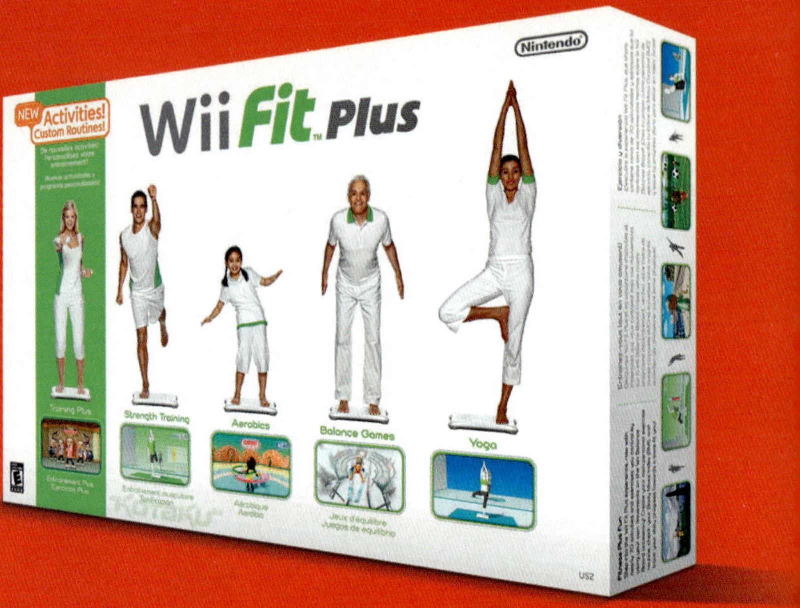

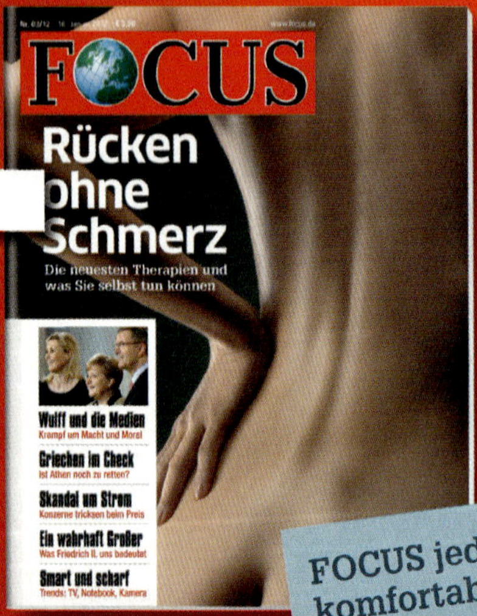

FOCUS jeden Montag komfortabel und direkt nach Hause

Erleben Sie die Vorteile des neuen FOCUS

- Hohe Aktualität, klare Haltung, hochwertiger Journalismus
- Exklusive Berichte, Analysen und Beiträge von prominenten Gastautoren aus Politik, Gesellschaft, Wirtschaft und Kultur
- Packende Bilder internationaler Top-Fotografen und leidenschaftliche Artikel zum aktuellen Weltgeschehen
- Beste Recherchen und klare Fakten

Tel: 0180 5 480 1000* **www.focus.de/praemie**

Fax: 0180 5 480 1001*

FOCUS

*€ 0,14/Min. aus dem dt. Festnetz. Aus dem Mobilnetz max. € 0,42/Min   Aktionsnummer 634724 F02

FOCUS für Freunde, Prämie für Sie.

BEURER Pulsuhr „PM70“ (E251)

- EKG-genaue Herzfrequenz-Messung inkl. Herzrhythmus LED: rot oder grün
- Individueller Trainingsbereich einstellbar (inkl. Alarm)
- Durchschnittliche/maximale Herzfrequenz
- Kalorienverbrauch in Kcal
- Ermittlung eines Fitnesslevels (1-5) inklusive Interpretation
- Automatischer Trainingszonenvorschlag
- BMR (Basal Metabolic rate), AMR (Active Metabolic rate)
- Inkl. Uhrzeit, Kalender, Weckalarm, Stoppuhr
- Wasserdicht bis zu 30 m, Fahrradhalterung, Displaybeleuchtung, Speedbox kompatibel
- Digitaler Brustgurt mit flexiblem Spanngurt

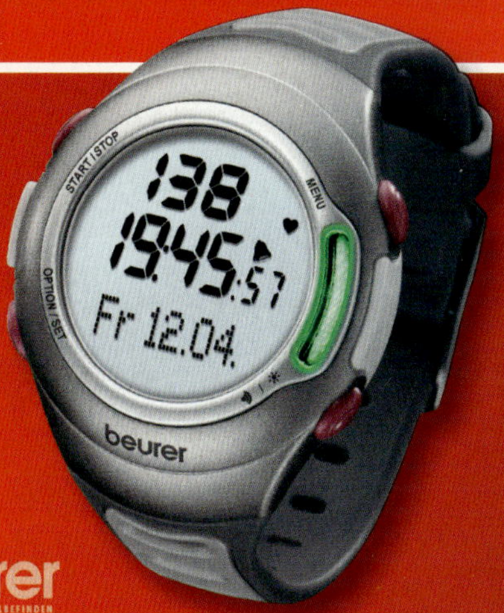

beurer
GESUNDHEIT UND WOHLBEFINDEN

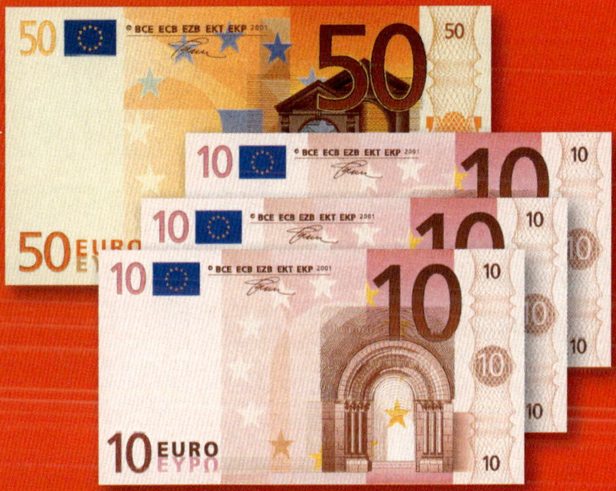

Verrechnungsscheck über € 80,– (7640)

- Erfüllen Sie sich Ihre ganz persönlichen Wünsche
- Willkommene Fakten für Ihre Kasse
- Bequem bei Ihrer Bank einzulösen

FOCUS Magazin Verlag GmbH, Hauptstraße 130, 77652 Offenburg, GF: Burkhard Graßmann, Andreas Mayer

Vorteile für Abonnenten:

- ✓ Keine Ausgabe mehr verpassen
- ✓ Wöchentliche Lieferung frei Haus
- ✓ Top-Angebote in der FOCUS Vorteilswelt

Vorteile für Empfehler:

- ✓ Die beste Prämienauswahl
- ✓ Werben, auch ohne selbst Abonnent zu sein

Per Post einsenden:
FOCUS Magazin Verlag GmbH, Postfach 290, 77649 Offenburg.
Oder faxen an: 0180 5 480 1001*

Ja, ich abonniere FOCUS ab sofort für zunächst 1 Jahr versandkostenfrei zum Preis von zzt. € 3,50 pro Ausgabe. Wenn ich das FOCUS Abo nicht spätestens 6 Wochen vor Ablauf der Bezugszeit schriftlich kündige (Datum des Zugangs), verlängert sich das Abo automatisch um je 1 weiteres Jahr. Alle Preise inkl. MwSt.

Name Vorname

Straße, Nr.

PLZ Ort

Telefon (bitte für evtl. Rückfragen angeben) Geb.-Datum

E-Mail (für unseren kostenlosen Info-Service)

Ich zahle bequem per Bankeinzug:
(Nur im Inland möglich. Berechnung jährlich, zzt. € 182,00.)

Geldinstitut

BLZ Kontonummer

☐ Ja, ich bin einverstanden, dass mich die Hubert Burda Media Holding KG und Tochtergesellschaften künftig schriftlich, telefonisch oder per E-Mail über weitere Serviceleistungen und interessante Medienangebote informieren. Mein Einverständnis ist freiwillig und kann jederzeit widerrufen werden (z.B. per E-Mail an meine-daten@burda.com).

✗ Datum, Unterschrift 634724 F02

Ja, ich habe einen neuen Abonnenten geworben.
Der Versand der Prämie erfolgt, ca. 2 Wochen nachdem der neue FOCUS Abonnent bezahlt hat. Der Anspruch auf die Prämie entsteht erst dann, wenn das Abo vollständig bezahlt ist. Hinweis: Prämienempfänger und neuer FOCUS Abonnent dürfen nicht identisch sein. Das Angebot gilt nur in Deutschland. Auslandskonditionen auf Anfrage. Die Bestellung kann binnen 4 Wochen ohne Angabe von Gründen schriftlich widerrufen werden. Die Frist beginnt mit dem Bestelldatum. Zur Wahrung der Widerrufsfrist genügt die rechtzeitige Absendung an FOCUS Magazin Verlag GmbH, Abonnentenservice, Postfach 290, 77649 Offenburg. Meine Prämie schicken Sie bitte an folgende Adresse. Ich bekomme sie auch, wenn ich selbst kein FOCUS Abonnent bin.

Name Vorname

Straße, Nr.

PLZ Ort

Telefon (bitte für evtl. Rückfragen angeben)

E-Mail

Als Prämie wünsche ich mir: (Bitte ankreuzen. Die evt. Zuzahlung wird bei Auslieferung erhoben. Lieferung, solange Vorrat reicht. Versand nur in Deutschland.)

- ☐ Wii FIT PLUS mit Balance Board (F106)
- ☐ BEURER Pulsuhr „PM70“ (E251)
- ☐ Verrechnungsscheck über € 80,– (7640)

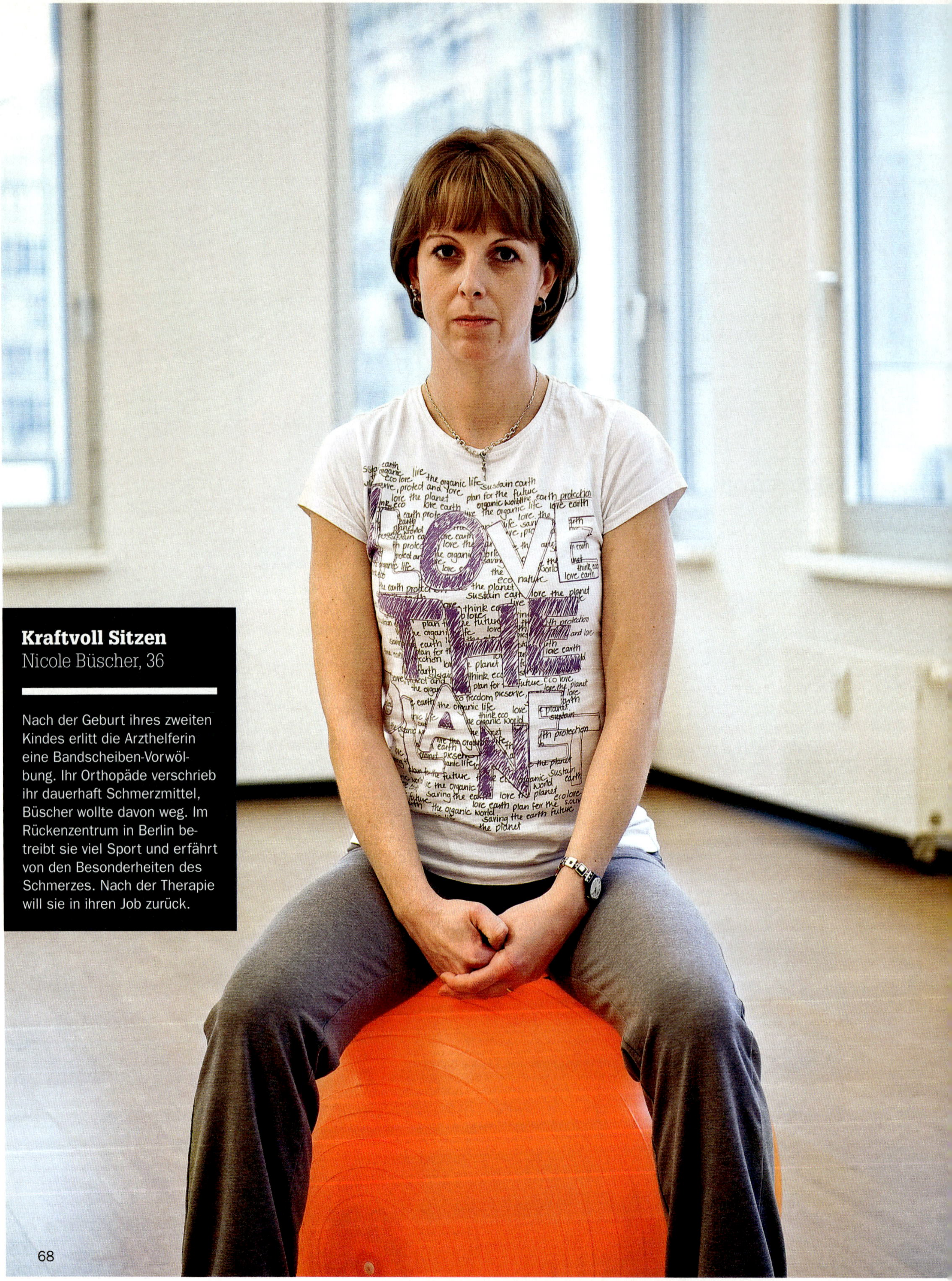

Kraftvoll Sitzen
Nicole Büscher, 36

Nach der Geburt ihres zweiten Kindes erlitt die Arzthelferin eine Bandscheiben-Vorwölbung. Ihr Orthopäde verschrieb ihr dauerhaft Schmerzmittel, Büscher wollte davon weg. Im Rückenzentrum in Berlin betreibt sie viel Sport und erfährt von den Besonderheiten des Schmerzes. Nach der Therapie will sie in ihren Job zurück.

Viele Experten – eine Lösung

In der multimodalen Therapie lernen **Problem- und Risikopatienten,** was sie selbst gegen Rückenschmerzen tun können: erstaunlich viel, wie die Erfolgsraten zeigen

Angela Scheler erlitt vor gut einem Jahr drei Bandscheibenvorfälle im Hals. Ihre Finger fingen an zu kribbeln, Dauerschmerzen im Arm trieben sie „fast in den Wahnsinn“. Sie konnte nicht mehr zur Arbeit gehen. Und alles, was die 51-jährige Berlinerin jetzt dagegen in der Hand hat, ist: ein Stundenplan.

Täglich um acht Uhr morgens geht es los. Nach Hause darf die Verwaltungsbeamtin erst wieder kurz nach 13 Uhr. Dazwischen paukt sie Rückengesundheit: Ausdauer- oder Krafttraining in der medizinischen Mucki-Bude, dazu Gymnastik und Entspannungstechniken. Sie lernt das Abwischen von Regalen oder das Heben von Getränkekisten. Aus Angst vor Höllenqualen hat sie sich zu Hause „davor gedrückt“. In den Theorie-Lektionen beschäftigt sich der Zögling etwa damit, wie die Pein entsteht und wie sie mit Schmerzmitteln umgehen sollte. Dazwischen: Tipps zum richtigen Sitzen, Besprechungen und Visiten. Wenn die Beamtin danach nach Hause kommt, sinkt sie erschöpft in ihren Sessel.

Scheler nimmt im Rückenzentrum am Markgrafenpark in Berlin an einem speziellen Programm teil: der interdisziplinären multimodalen Schmerztherapie (IMS). Das in den USA in den 1970er-Jahren entwickelte und seit 1990 in Deutschland an der Uni Göttingen etablierte Behandlungskonzept ist für immer mehr Menschen, in deren Leben der Schmerz das Regiment übernommen hat,

72

Tage weniger fehlen Patienten an ihrem **Arbeitsplatz,** wenn sie eine interdisziplinäre multimodale Schmerztherapie besucht haben

die letzte Hoffnung auf eine Rückkehr in die Normalität. „Wer Rückenschmerzen hat, neigt dazu, sich nicht mehr zu bewegen. Dies bessert auf lange Sicht das Leiden jedoch nicht, stattdessen nistet es sich in Körper und Seele ein“, erklärt Ulf Marnitz, 43, Orthopäde und ärztlicher Leiter des Zentrums.

Vertreter der multimodalen Therapie setzen – wie der Name schon sagt – nicht auf den einen Weg, um das Leiden zu bannen. Stattdessen verstehen sie den Rückenschmerz als ein vielfältiges Phänomen, das entsprechend auch auf verschiedenen Ebenen bekämpft werden muss: körperlich, psychisch und sozial. Ihr Ziel ist nicht etwa die Heilung möglicher organischer Schäden, sondern die Rückkehr der Betroffenen in ihren Alltag. Sie sollen lernen, wie sie den Schmerz selbst besiegen können.

Das beginnt manchmal mit einer Spritze. Ein Patient, 61, Dozent an der Uni, klagt während der Sprechstunde über ins Bein ausstrahlende Schmerzen nach seiner Operation. Marnitz untersucht die frische Narbe mit Ultraschall: alles in Ordnung. Anschließend gehen sie zusammen in den Raum mit dem sogenannten C-Bogen, einem mobilen Röntgengerät. Der Operierte legt sich mit dem Bauch nach unten auf eine Liege. Der Arzt setzt eine Spritze am Lendenbereich an, kontrolliert am Röntgenbild die korrekte Lage der Nadel und injiziert ein langwirksames Schmerzmittel direkt an die gereizte Nervenwurzel. Die Spritzentherapie lindert akute Beschwerden. Vor allem aber soll sie verhindern, dass die Qualen chronisch werden.

Auf 1800 Quadratmetern rücken die Therapeuten im Rückenzentrum unweit des Brandenburger Tors dem Schmerz zu Leibe. Ein guter Teil der Menschen, die hier ihr Heil suchen, wurden bereits operiert. Die größte Fraktion bilden schwere Chroniker – Marnitz schätzt sie auf etwa 80 Prozent. Dabei handelt es sich um Menschen, die sich bereits über Monate ▶

Foto: Norbert Michalke/FOCUS-Magazin

oder gar Jahre mit Rückenschmerzen herumschlagen. Patienten, die unzählige Ärzte konsultiert und viele Therapien versucht haben und am Ende ihrer Odyssee nur noch verzweifelt und verbittert sind. Und nicht mehr weiterwissen.

„Viele kommen mit einer dicken Tüte in der Hand, in der sie ihre Röntgenbilder und Diagnosen mitbringen“, berichtet Marnitz. Im Rückenzentrum stehen zunächst einmal ausführliche Gespräche an: eine Stunde mit einem Orthopäden, eine Stunde mit einem Psychologen und eine Stunde mit dem Physiotherapeuten. Nach diesem „interdisziplinären Assessment“, wie es im Fachjargon heißt, entscheiden die Experten gemeinsam über das weitere Vorgehen. Braucht der Patient eine Operation? Hat ihn der Schmerz bereits so zermürbt, dass er darüber lebensmüde geworden ist? Fast immer setzen die Therapeuten reichlich körperliches Training auf den Stundenplan und daneben „Edukation“: Die Betroffenen sollen ihre Passivität hinter sich lassen und aktiv üben und lernen, dass und wie sie sich gegen den Schmerz wehren können. Vor allem geht es um „Vertrauen und Wärme“, erklärt Marnitz.

In Rente wg. Rücken

Wiederaufnahme der Arbeit bei Rückenschmerzen in Prozent

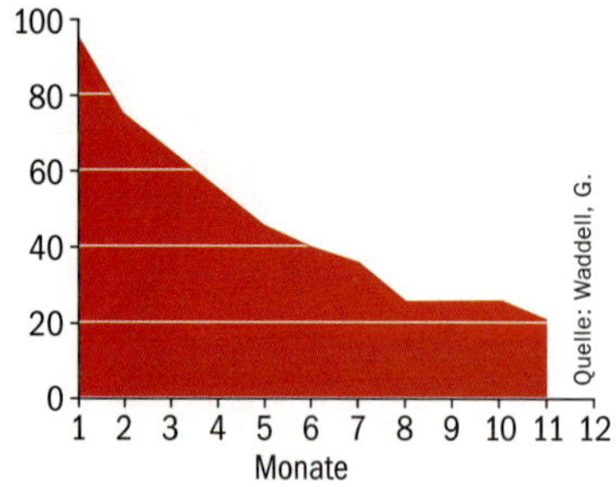

Risiko Arbeitsunfähigkeit
Kreuzschmerzen sind eine wichtige Ursache für Frühverrentungen. Je länger ein Patient aus dem Job ist, umso geringer ist die Chance einer Rückkehr

Nicole Büscher, 36, erlitt im November 2009 eine Bandscheibenvorwölbung im Lendenbereich, nachdem sie ihr zweites Kind bekommen hatte. Ihr Sohn war mit 4,5 Kilo Geburtsgewicht ein kleiner Riese – und wohl zu schwer für die zierliche Arzthelferin. Sie ging zur Krankengymnastik und zur manuellen Therapie, also Massage und Chiropraktik, vergebens. Erst auf Schmerzmittel reagierte sie gut, woraufhin ihr Orthopäde entschied, das sei „nun meine Therapie“. Ein Jahr lang schluckte Büscher brav die Mittel, überstand die Nacht kaum mehr ohne Tabletten und bekam deswegen Leberprobleme.

Jetzt sitzt sie zusammen mit Angela Scheler und den anderen sechs Patienten ihrer achtköpfigen Gruppe, fünf Frauen und drei Männer, im Klassenzimmer und büffelt Rücken. Sie tragen bequeme Kleidung, einige haben sich ein Kissen hinter den Kopf geklemmt. Vorne notiert die Psychologin Dorothee Monstadt, 47, auf einer Tafel, was die Patienten erarbeiten. Es geht gerade darum, wie persönliche Lebensumstände das Fühlen beeinflussen. „Wenn es mir gut geht, dann kann ich Schmerz besser ertragen“, schildert Büscher.

In den Stunden lernen die Patienten, dass die Pein zum einen im Gehirn entsteht, zum anderen ihre Wahrnehmung sich dort verändert. Private Beziehungen, das Befinden am Arbeitsplatz können buchstäblich am Rücken schmerzen. Viele Patienten tun sich schwer damit, diesen Zusammenhang in allen Konsequenzen zuzulassen. Selbst traumatische Erfahrungen aus der frühesten Kindheit spielen eine Rolle. Eine Studie mit jüdischen Buben in New York, die im ersten Lebensjahr beschnitten worden waren, belegte: Den Kindern fehlte zwar jegliche Erinnerung an den Vorgang. Doch diejenigen, die keine Narkose erhalten hatten, waren noch als Erwachsene gegenüber Schmerzreizen sensibilisiert und hielten sie schlechter aus.

Die fatalste – und wissenschaftlich am wenigsten verstandene – Eigen- ▶

»Wer sich mit Rückenschmerzen schont, bessert das Leiden nicht, sondern verschlimmert es nur«

Ulf Marnitz, Orthopäde und medizinischer Leiter des Rückenzentrums am Markgrafenpark in Berlin, tastet bei einer Patientin die Halswirbelsäule ab

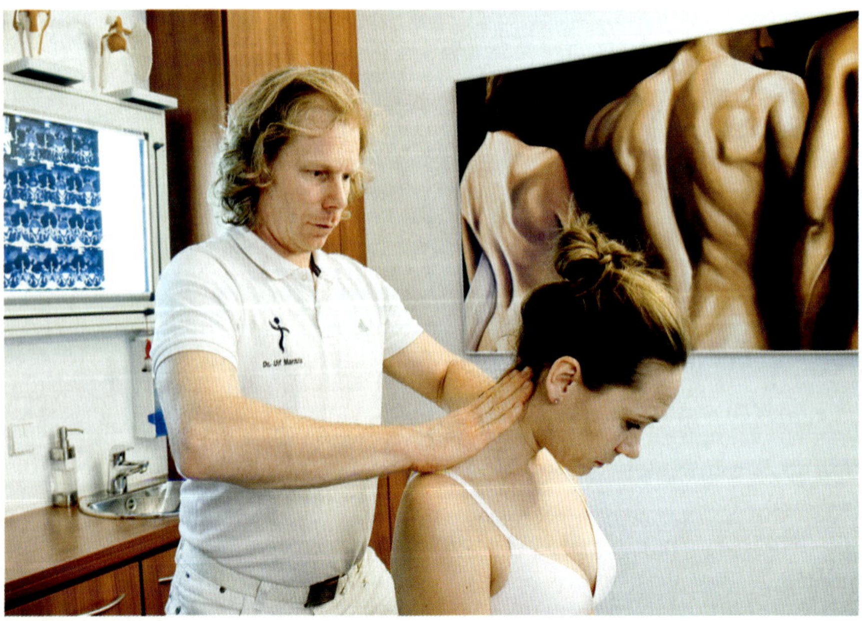

Fotos: Norbert Michalke/FOCUS-Magazin

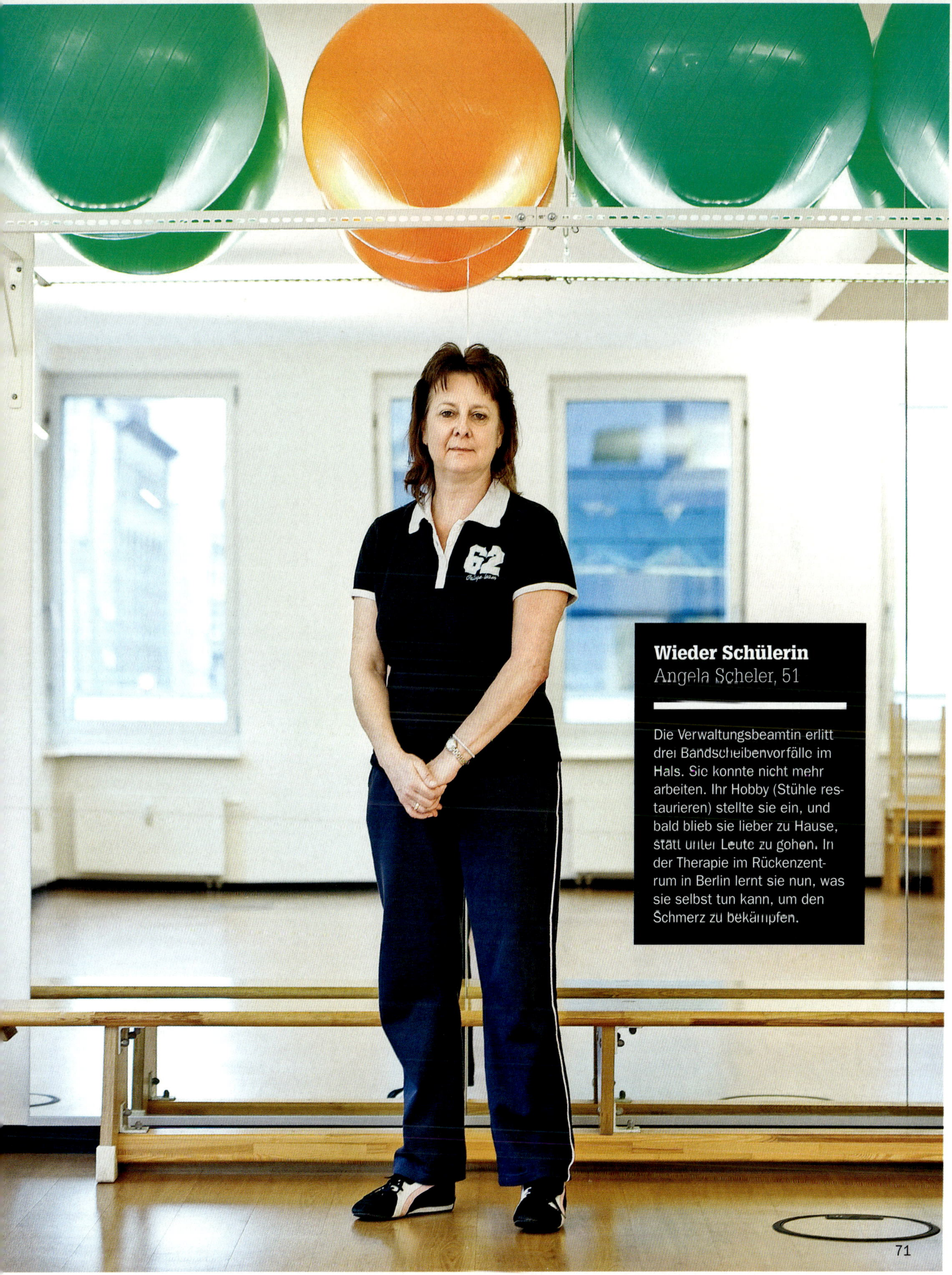

Wieder Schülerin
Angela Scheler, 51

Die Verwaltungsbeamtin erlitt drei Bandscheibenvorfälle im Hals. Sie konnte nicht mehr arbeiten. Ihr Hobby (Stühle restaurieren) stellte sie ein, und bald blieb sie lieber zu Hause, statt unter Leute zu gehen. In der Therapie im Rückenzentrum in Berlin lernt sie nun, was sie selbst tun kann, um den Schmerz zu bekämpfen.

schaft des Schmerzes ist indes sein Eigenleben. Hält der Protest der Nerven länger an, verselbstständigt sich die Erregung auch im Gehirn. Ähnlich dem Phantomschmerz, bei dem ein Körperteil wehtut, das amputiert wurde, klingen die Beschwerden auch dann nicht ab, wenn ihre Ursache vorüber ist. Sie haben sich ins Gedächtnis eingegraben und sind eine eigene Erkrankung geworden. Ein Dauerschmerz von sechs Monaten gilt als Grenze für diese Chronifizierung – und wenn es einmal so weit ist, sind Medikamente wirkungslos.

Chronischer Schmerz schlägt nicht nur auf die Stimmung, sondern gräbt sich tief in das Denken, das Erleben, das Verhalten und das Planen des Menschen ein. Wenn es irgendwo sticht, wird der Geplagte alles unterlassen, was diese Beschwerden hervorrufen könnte. Er gewöhnt sich eine Schonhaltung an. Doch das Vermeiden von Bewegungen beschleunigt nur den Abbau der Muskulatur und verschlimmert die Erkrankung.

„Es ist eine Spirale nach unten", weiß die Patientin und Neu-Expertin Scheler. Am Ende droht die soziale Isolation. Unleidig und ungelitten wird der Geplagte aufhören, Freunde zu treffen oder Freudvolles zu erleben, was ihm nur noch mehr auf die Stimmung schlägt. Die Therapeuten nennen das „die psychosoziale Komponente".

Scheler liebt es, unter Leute zu gehen, doch Restaurantbesuche unterließ sie zusehends. Sie wusste vor Schmerzen oft nicht mehr, wie sie sich hinsetzen sollte. Waren Freunde zum Essen bei ihr zu Gast, hatte sie nichts dagegen, wenn diese sich schnell wieder verabschiedeten. „Ich wollte mich so in meinem Sessel ausbreiten, dass mir nichts mehr wehtat", berichtet sie.

»Schmerz belastet nicht nur den Alltag der Patienten – negative Erlebnisse verschlimmern dessen Wahrnehmung«

Psychologin Dorothee Monstadt (l.) bespricht mit einer Gruppe im Rückenzentrum in Berlin die sozialen, psychischen und neurologischen Aspekte des Schmerzes

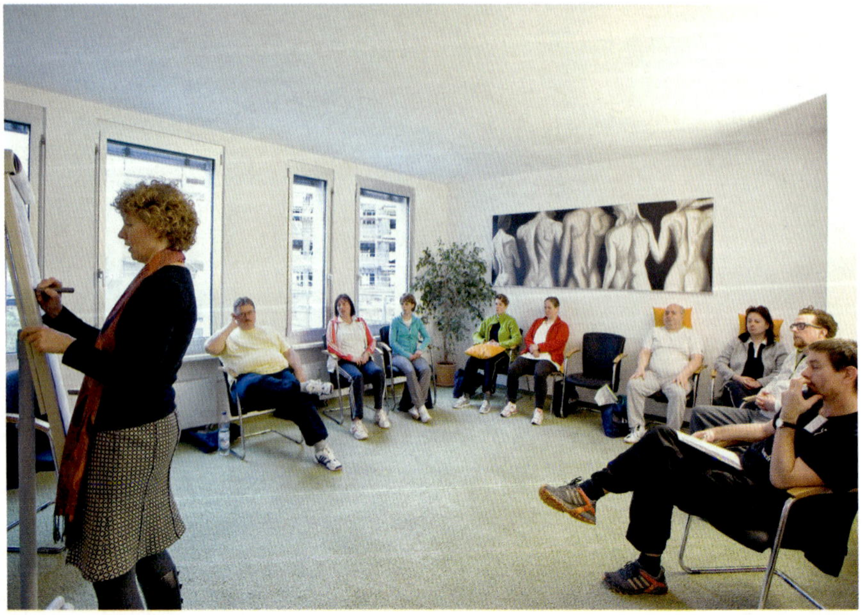

Im Rückenzentrum kriegte sie die Kurve. Die Verwaltungsbeamtin lernte, dass ihre Angst unbegründet war, die Bandscheiben könnten etwa platzen, wenn sie sich trotz des Kribbelns und Stechens bewegte. Und langsam, ganz langsam lernte sie, tatsächlich wieder aktiver zu sein. Malern über Kopf, sich vorbeugen und ein Seil durch Ösen zu fädeln, das ging schmerzfrei, wenn sie die tiefe Muskulatur an Rücken und Nacken anspannte – Haltegewebe, von dem sie zuvor gar nicht wusste, dass es existiert. An den Geräten mit den Gewichten baute sie Muskulatur an Hüfte, Bein und Rumpf auf. An der Rudermaschine und auf dem Ergometer trainierte sie ihre Ausdauer. Und mit den anderen in der Gruppe ging sie kürzlich drei Stunden Wandern im Treptower Park.

Nach den Erfolgsraten der Therapie gefragt, gerät Marnitz ins Schwärmen. „Sie sind exorbitant gut", lobt der blonde Arzt in seinem schnellen Hamburger Tonfall. Etwa 80 Prozent derjenigen, die zuvor sechs Wochen lang arbeitsunfähig waren, schaffen nach einer vierwöchigen multimodalen Intensiv-Therapie den Wiedereinstieg in den Job. Nach einer erzwungenen Auszeit von drei Monaten sind es immerhin noch 70 Prozent. Einer Erhebung der Techniker Krankenkasse zufolge, reduzieren sich die Tage der Arbeitsunfähigkeit mit IMS im Schnitt um 72.

Von der Gesundung der Betroffenen profitieren auch die Kostenträger. Pro Jahr und Patient sparen die Kassen zwischen 3000 und 10 000 Euro, das ergaben Vergleiche von Patienten mit und ohne multimodaler Therapie. „Diese Kombination aus Versorgungsverbesserung mit gleichzeitiger Geldeinsparung ist absolut einzigartig", freut sich der Orthopäde Marnitz.

Angela Scheler geht es mittlerweile viel besser, wenngleich sie noch nicht schmerzfrei ist. „Es braucht einfach Zeit", meint sie, „damit sich bessert, was sich in vielen Jahren verschlechtert hat." Als hilfreich empfindet sie die Gespräche in der Gruppe. Morgens in der Umkleide tauschen sich die Patienten über ihre Erfahrungen aus. Dabei merke man, dass die anderen auch kämpfen, dass man weder allein sei, noch ein Sonderfall. „Und das ist schön!" ■

WERNER SIEFER

Fotos: Norbert Michalke/FOCUS-Magazin

Wissen

Die wichtigsten Fachbegriffe bei Bandscheibenvorfall und Versteifung

Krankheitsbild

Discusprolaps: Austritt von Gallertmasse durch den Faserknorpelring (Anulus fibrosus) der Bandscheibe (auch: Prolaps, Discushernie, BSP oder Bandscheibenvorfall). Dabei entsteht Druck auf umliegende Nerven.

Spinalkanalstenose: Verengung des Wirbelsäulenkanals, kann Druck auf das Rückenmark ausüben.

Spondylolisthesis: Auch als „Wirbelgleiten" bezeichnete Instabilität der Wirbelsäule. Nerven können geschädigt werden.

Wurzelkanalstenose: Einengung des Wurzelkanals, der die Nervenwurzel reizen kann. Der hervorgerufene chronische, radikuläre Schmerz steigert sich unter Belastung und bildet sich unter Ruhe nur langsam zurück.

Bandscheibenprotrusion: Der Faserknorpelring der Bandscheibe ist in den Wirbelkanal vorgewölbt, aber nicht eingerissen.

Kaudasyndrom: Nervenschädigung im unteren Wirbelkanal. Neben Schmerzen oder Gefühlsstörungen im Bereich der Beine kommt es zu Funktionsstörungen der Blase und des Darms.

FBSS: „Failed-Back-Surgery-Syndrom", erfolglose Rückenoperation.

Parese: Leichte, unvollständige Lähmung von Extremität oder Muskel.

Hypästhesie: Herabgesetzte Schmerz- und Berührungsempfindung vor allem an der Haut. Oft infolge einer Ischämie.

Parästhesie: Kribbeln, Taubheit der Extremitäten, „Einschlafen" oder Temperaturwahrnehmungsstörungen.

Claudicatio spinalis: Kraftlosigkeit und Schmerzen beim Gehen auf Grund gequetschter Nerven im Wirbelkanal.

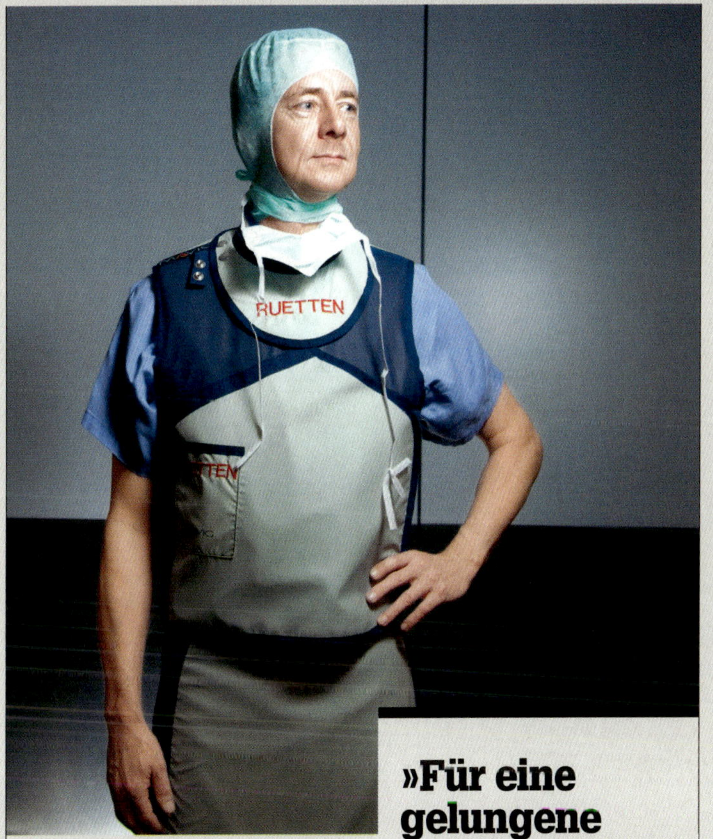

Foto: Andreas Buck/FOCUS-Magazin

Behandlung

Fusion: Verschmelzung zweier oder mehrerer Wirbelkörper zur Stabilisierung der Wirbelsäule.

Spondylodese: Operation zur Versteifung zweier oder mehrerer Wirbel. Mit Schrauben oder Stangen soll die Stabilität der Wirbelsäule wiederhergestellt werden.

Bandscheibenoperation: Ein Teil oder die ganze Bandscheibe wird entfernt (Diskektomie). Es kommt zur Druckentlastung der Nerven.

Offene Operation: Die Bandscheibe wird freigelegt und „unter Sicht" operiert. Dazu verwenden Mediziner mikrochirurgische Instrumente.

»Für eine gelungene endoskopische Operation benötigt der Chirurg sehr viel Übung«

Sebastian Ruetten
Der Orthopäde und Oberarzt leitet am St.-Anna-Hospital im westfälischen Herne das Zentrum für Wirbelsäulenchirurgie und Schmerztherapie

Minimalinvasive Operation: „Schlüsselloch-OP" durch einen Schnitt in die Haut. Instrumente gelangen über eine zuvor gelegte Kanüle zum Ziel. Röntgenbilder (Computertomografien) und spezielle Endoskopiesonden geben dem Chirurgen Sicht.

Laminotomie: Entfernung von Teilen des Wirbelbogens. Dadurch wird Druck auf den Nerv beseitigt, zudem erhält der Chirurg einen besseren Zugang zur Bandscheibe. Bei der Laminektomie wird der gesamte Wirbelbogen entfernt.

Diagnostik

Schmerzmessung: Das Empfinden ist individuell und nicht absolut messbar. Ärzte verwenden Skalen, auf denen Patienten ihre Schmerzen selbst einschätzen, etwa von 1 bis 10 oder die „visuelle Analogskala".

Myelografie: Röntgenbild des mit Kontrastmittel gefüllten Wirbelkanals. Einengungen werden sichtbar.

Computertomografie (CT): Röntgen-Schnittbildverfahren, das knöcherne Strukturen sehr gut darstellt.

Magnetresonanztomografie (MRT): Schnittbildverfahren ohne Röntgenstrahlung. Schäden der Bandscheiben sind darauf gut zu erkennen.

Myelografie: Röntgendiagnostisches Kontrastmittelverfahren, das den im Wirbelkanal zur Verfügung stehenden Raum ermittelt.

Diskografie: Kontrastmitteldarstellung der inneren Bandscheibenstruktur, die zum Beispiel Risse des Bandscheibenrings darstellt.

Elektromyografie (EMG): Messung der natürlichen Spannung des Muskels.

Der krumme Rücken

+ Osteoporose + Skoliose + Morbus Scheuermann + Morbus Bechterew +

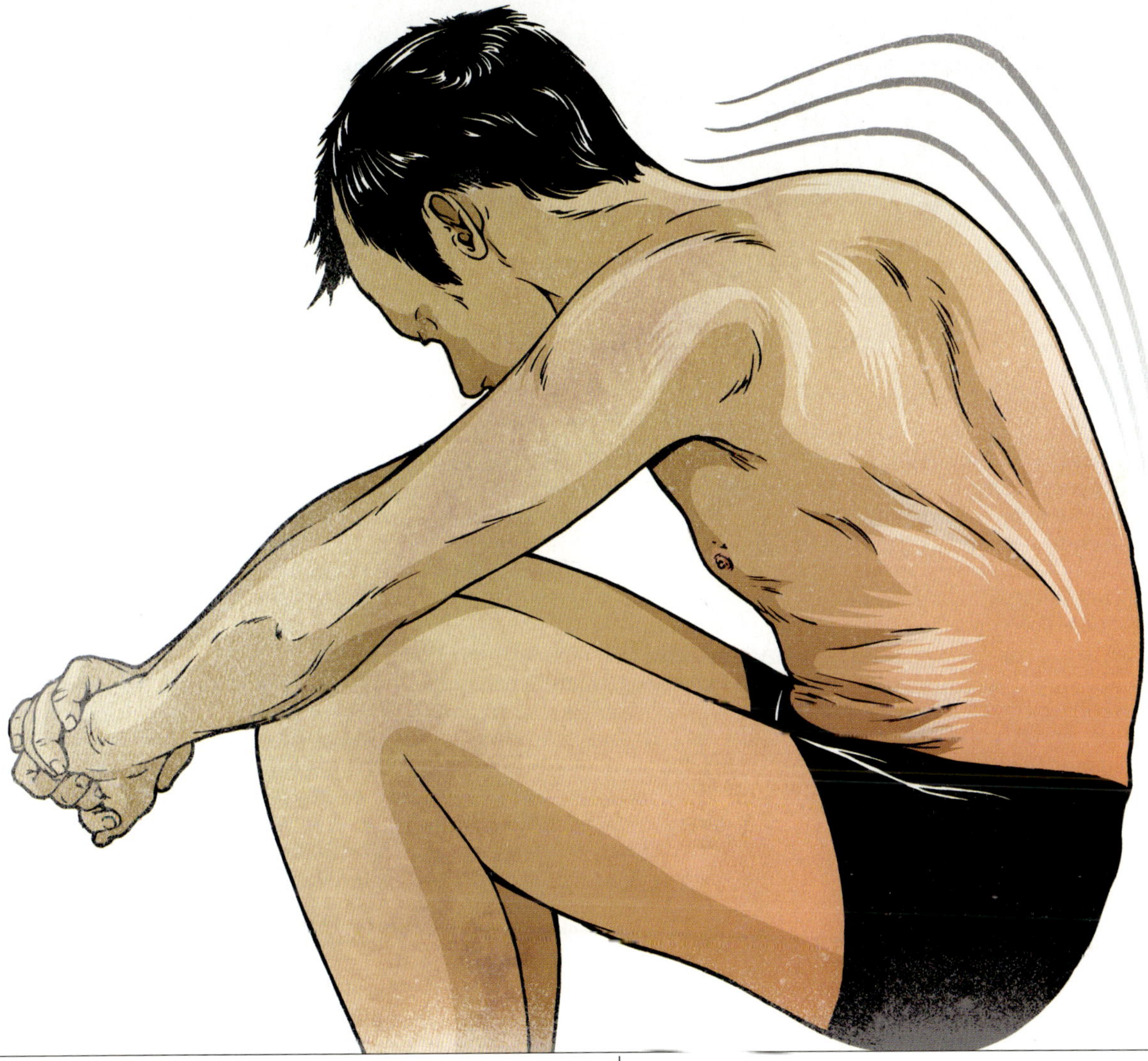

0,5 % seiner **Knochenmasse** verliert der Körper jedes Jahr. Ab 40 beginnt der Abbau. S. 76

»Ein Jahr nach der OP ist die Verkrümmung meist vergessen«

Henry Halm
Wirbelsäulen-Chrirurg an der Schön Klinik in Neustadt
S. 82

Der **„Scheuermann"** ist eine **Wachstumsstörung,** die meist in der Pubertät entsteht. Die Buckelbildung trifft **Jungen etwa vier- bis fünfmal so häufig** wie Mädchen. Jungen haben oft weichere Wachstumszonen in ihren Wirbelkörpern. S. 87

Zwischen 20 und 40 Jahren ist die Gefahr einer entzündlichen Wirbelsäulenerkrankung besonders hoch. Die genaue Ursache von Morbus Bechterew ist unbekannt. Doch vieles spricht für eine erbliche Veranlagung. 95 % der Patienten besitzen ein bestimmtes Gen-Merkmal. S. 88

Schleichender Schwund

Unbemerkt über Jahre verlieren Knochen an Härte. **Wenn Wirbelkörper bersten, sind oft riskante Operationen nötig.** Früherkennung von Osteoporose könnte Tausende Brüche verhindern

Hinter seinem Lenkrad fühlte sich Rainer Fröhlich pudelwohl. Als Busfahrer begleitete er Reisende nach Frankreich und Italien und erzählte unterwegs gern von seinen Begegnungen mit Land und Leuten auf Hunderten Fahrten. Hätte der freundliche Zwickauer einen Wunsch frei, er würde sich heute sofort wieder auf den Weg machen. Doch den Schlüssel für seinen Reisebus musste er vor eineinhalb Jahren für immer ans Brett hängen.

Im September 2010 brach sich der heute 46-Jährige den achten Brustwirbelkörper. „Aus heiterem Himmel! Ich habe nur einen Koffer angehoben, da war es schon passiert", erinnert sich Fröhlich. „Dieser Schmerz war krass." Er kannte ihn schon. Erst ein Jahr zuvor hatte der sportliche Sachse beim Waschen des Busses Ähnliches erlebt, als er rückwärts in eine Grube stürzte. Auch dabei ging ein Brustwirbelkörper zu Bruch. Die vier folgenden Monate hielt Fröhlich strenge Bettruhe, dann folgte die Rehabilitation, und schließlich durfte er wieder auf die Straße. Was er damals nicht ahnte: Es würde sein letztes halbes Jahr als Busfahrer sein.

Fröhlich hat Osteoporose. Mit ihm leiden acht Millionen Deutsche an Knochenschwund. Ärzte übersahen die schleichende Erkrankung nach dem ersten Wirbelbruch, gilt sie doch häufig noch als Leiden der Frau nach den Wechseljahren. Dabei zählt immerhin jeder fünfte Betroffene zum „starken Geschlecht". „Nach der ersten Wirbelfraktur hätte man nach der Ursache suchen müssen", ärgert sich Lorenz Hofbauer, Osteoporose-Spezialist vom Uniklinikum Dresden. „Oft landen Patienten nach einem frischen oder älteren unbehandelten Bruch bei unklarem Rückenschmerz mit Verdacht auf eine Depression beim Psychiater." Der eigentlichen Ursache werde dann nicht weiter nachgegangen. Medikamente und damit ein wirksamer Schutz blieben vielen Patienten mit Osteoporose verwehrt. Wären Patient Fröhlichs Ärzte sorgfältiger gewesen, hätten sie seinen Zustand erkennen können. Sie hätten ihn darauf hingewiesen, dass er keine schweren Lasten tragen darf. Denn schon kleine Stürze oder alltägliche Bewegungen wie sich bücken können osteoporotische Knochen brechen. Medikamente zum Schutz gegen den zunehmenden Knochenabbau erhielt Fröhlich nicht.

Osteoporose

Der gestörte Stoffwechsel baut harte Knochensubstanz ab. Im Wirbel liegende Knochenbalken dünnen aus; Hohlräume entstehen. Schließlich bricht der Wirbelkörper unter Belastung ein.

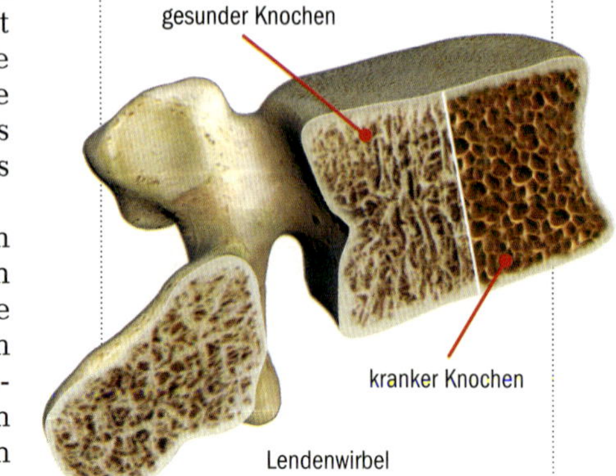

Lendenwirbel (Schnitt)

„Osteoporose wird noch immer zu selten diagnostiziert und noch viel seltener therapiert", bedauert Knochenexperte Hofbauer. Nur ein Drittel der Erkrankten bekommt die dringend notwendigen Medikamente. Von den Patienten, die bereits einen Bruch hatten, ist es nur knapp jeder zweite.

Gründe für die Unterversorgung sieht Hofbauer aber auch auf Patientenseite: Die über lange Zeit einzunehmenden Medikamente würden häufig selbstständig abgesetzt. Selbst Wirbelbrüche bemerken etwa 60 Prozent der Betroffenen nicht oder bagatellisieren sie als „Ischias" oder „Hexenschuss".

„Rückenschmerzen sind in der Regel der erste Hinweis auf eine Osteoporose", erklärt Klinikleiter Hofbauer. Aber auch weniger auffällige Symptome wie Größenverlust, Auftreten eines Rundrückens oder Muskelverspannungen mit folgender Schonhaltung können ein Hinweis auf die Erkrankung sein.

Ab dem 40. Lebensjahr verliert der Körper jedes Jahr etwa 0,5 Prozent seiner Knochenmasse. Bei Osteoporose ist dieser im Alter normale Vorgang deut- ▶

Foto: Sven Doering/FOCUS-Magazin

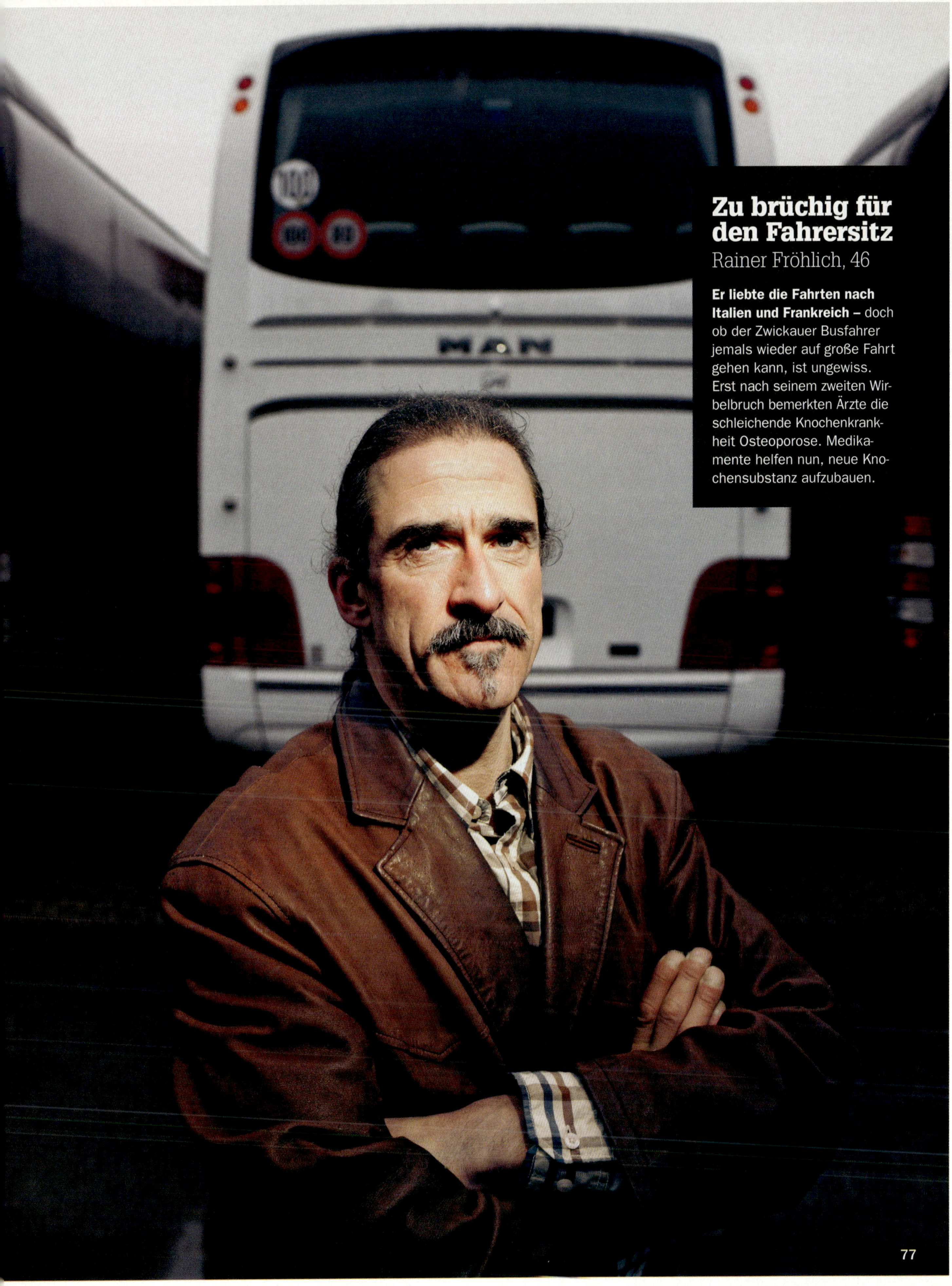

Zu brüchig für den Fahrersitz

Rainer Fröhlich, 46

Er liebte die Fahrten nach Italien und Frankreich – doch ob der Zwickauer Busfahrer jemals wieder auf große Fahrt gehen kann, ist ungewiss. Erst nach seinem zweiten Wirbelbruch bemerkten Ärzte die schleichende Knochenkrankheit Osteoporose. Medikamente helfen nun, neue Knochensubstanz aufzubauen.

lich beschleunigt. Die filigrane Mikroarchitektur des Knochens wird zerstört, es kommt zu winzigen Rissen in der tragenden Struktur. Schließlich reicht ein Stolpern, um einen Oberschenkelknochen zum Bersten zu bringen; Wirbelkörper fallen einfach in sich zusammen. Nach einer Schätzung der Weltgesundheitsorganisation (WHO) brechen so 1700 Knochen täglich in der EU, pro Jahr gehen 620 000 Brüche auf das Konto der Osteoporose. Zehn Milliarden Euro geben deutsche Krankenkassen für anschließende Operationen, Rehabilitation und Pflege aus. Die Zahlen werden sich bis 2030 verdoppeln, so die Berechnung der Experten.

Besonders gefährdet sind Frauen nach den Wechseljahren. Bei den Betroffenen sinkt die Konzentration an Östrogenen, die den Knochen normalerweise vor dem allzu raschen Abbau schützen. Etwa eine von fünf deutschen Frauen im Alter von 80 Jahren hat schwache Knochen, mindestens eine von 50 über 50 Jahren erleidet jährlich einen osteoporotisch bedingten Bruch. Begünstigt wird die altersbedingte Osteoporose, die Mann und Frau trifft, durch genetische Veranlagung, eine kalziumarme Ernährung und Bewegungsmangel. Aber auch Rheuma, chronische Darmerkrankungen wie Morbus Crohn oder die langfristige Einnahme von Cortison können den Krankheitsverlauf beschleunigen.

Um die Krankheit rechtzeitig zu erkennen, rät Spezialist Hofbauer aus Dresden, bei jedem Verdacht ein individuelles Risikoprofil zu erstellen. Die WHO hat dafür den weltweit gültigen FRAX®-Rechner entwickelt. Er ermittelt, wie wahrscheinlich ein Bruch in den kommenden zehn Jahren ist. Zu den wichtigsten Einflussfaktoren zählen Alter, Geschlecht, Gewicht, Größe, die Anzahl bisheriger Brüche, Hüftbrüche in der Familie, Knochendichte, Medikamente und der Genuss von Zigaretten und Alkohol. „Lange Zeit galt der Knochendichtewert als der wichtigste Parameter, der über eine Therapie entschied", so Hofbauer. Mittlerweile sei er nur noch ein Parameter unter vielen. Bei der Knochendichtemessung (Osteodensitometrie) werden schwache Röntgenstrahlen durch die Knochen der Wirbelsäule und des Oberschenkelhalses geleitet und so der Mineralsalzgehalt des Knochens bestimmt.

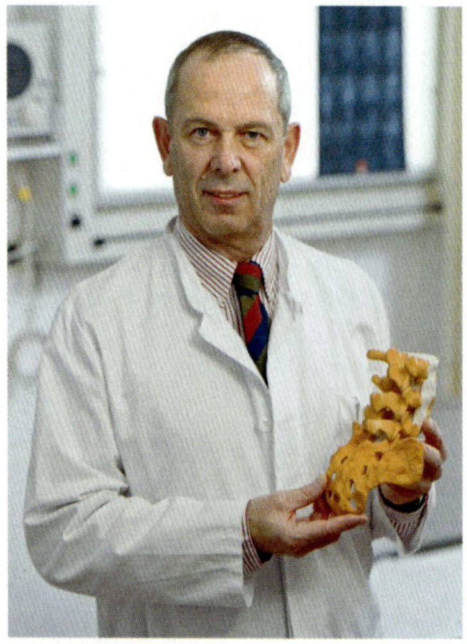

Wirbelexperte Jörg Scholz, Chefarzt der Klinik für Unfallchirurgie und Orthopädie am Helios Klinikum Emil von Behring, mit einem Modell des Kreuzbeins

»Eine zügig durchgeführte Wirbelaufrichtung kann verhindern, dass Patienten Pflegefälle werden«

Prof. Jörg Scholz
Der Orthopäde befürwortet nach einem Wirbelbruch die rasche operative Aufrichtung und Auffüllung mit Zement

Je poröser die Knochen sind, desto mehr Röntgenstrahlen durchdringen sie. Vor allem Frauen nach den Wechseljahren profitieren von einer Messung der Knochendichte. Ist diese niedrig, können Medikamente vorbeugend sinnvoll sein. „Heute entscheidet die Kombination aller Risiken, ob ein Patient spezifische Arzneimittel erhält oder nicht", erklärt Hofbauer. „Liegt die Wahrscheinlichkeit für eine Fraktur innerhalb der nächsten zehn Jahre bei mehr als 20 Prozent, müssen wir medikamentös behandeln."

Die gängigsten Osteoporose-Präparate sind sogenannte Bisphosphonate, die täglich als Tablette eingenommen werden müssen. Der Wirkstoff hemmt die Knochenfresszellen (Osteoklasten), der gesteigerte Knochenabbau wird verlangsamt. „Der poröse Knochen stabilisiert sich, die Gefahr für einen erneuten Bruch sinkt", erklärt Dieter Felsenberg, Leiter des Zentrums für Muskel- und Knochenforschung an der Berliner Charité.

Bei den Berliner Spezialisten ist Anita Thiem seit einem Sturz auf den Rücken in Behandlung. Die 75-Jährige fiel 2010 in ihrem Schlafzimmer auf den Heizkörper. Wegen der starken Schmerzen schleppte sie sich auf allen vieren zum Telefon und rief ihren Sohn zu Hilfe. In der Notaufnahme war die Diagnose schnell gestellt: schwere Osteoporose mit Lendenwirbelbruch. „Überrascht war ich nicht", sagt Thiem. „Ich habe jahrelang Schilddrüsenhormone genommen und wusste, dass das die Knochendichte senken kann."

Alle drei Monate morgens um sechs Uhr steigt die rüstige Dresdnerin seither in den Bus und fährt vier Stunden ins Forschungszentrum. Dort erhält sie ihre Bisphosphonate als Spritze. Denn wer wie Thiem die Arznei in Tablettenform nicht verträgt, bekommt das Medikament vierteljährlich in die Armvene injiziert.

Doch die Gabe ist nicht ohne Risiko, die Medikamente können Knochennekrosen im Kiefer auslösen. Bei dieser Form der Entzündung ist außer dem Knochen auch das darüber liegende Zahnfleisch gefährdet.

Zentrumsleiter Felsenberg sammelt seit 2005 in einem weltweit einmaligen Zentralregister für Kiefernekrosen unter Bisphosphonat-Therapie alle bundesweiten Fälle. „Die eitrige Entzündung des Knochens ist schwer zu behandeln, aber leicht zu verhindern", so Felsenberg. Anstehende Eingriffe am Kiefer und an den Zähnen müssten mit der Bisphosphonat-Therapie abgestimmt werden, dann nehme die Mundhöhle keinen Schaden. „Deutschlandweit erhalten etwa 780 000 Osteoporose-Patienten Bisphosphonat", sagt Felsenberg. „Nur einer von 15 000 ist betroffen." Bei Krebspatienten, die die Arznei wesentlich höher dosiert einnehmen müssen, seien Nekrosen häufiger.

Seit 2010 ist das neue Medikament Denosumab in Deutschland zugelassen. Der biotechnologisch hergestellte ▶

Fotos: Norbert Michalke/FOCUS-Magazin

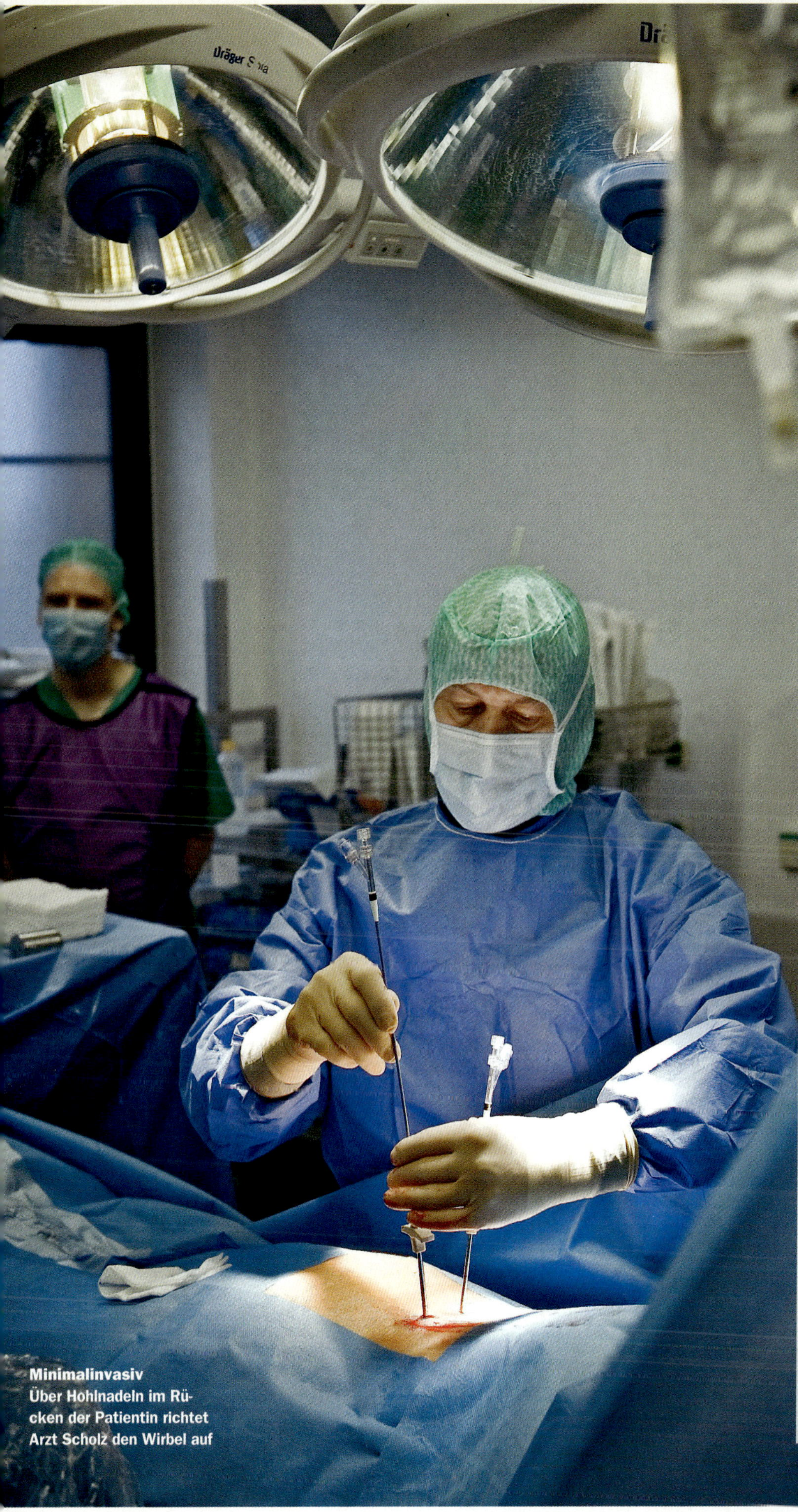

Aufgerichtet

Nur kleine Schnitte sind notwendig, um einen Wirbel zu restaurieren (Kyphoplastie).

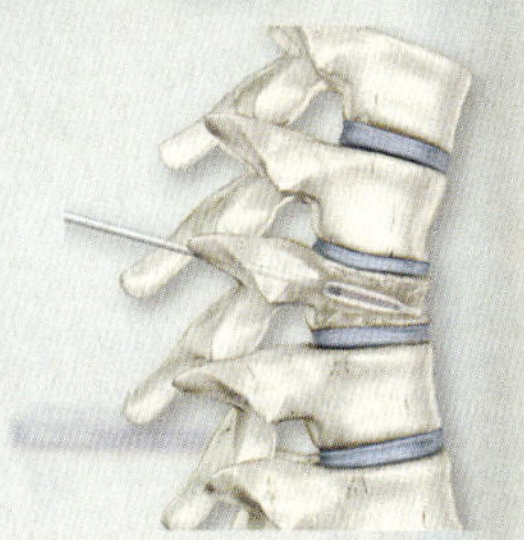

1. Einstich Spitze Stahlrohre dringen in den eingebrochenen Wirbelkörper vor. Ob die Hohlnadeln richtig sitzen, kontrolliert der Arzt am Röntgenschirm.

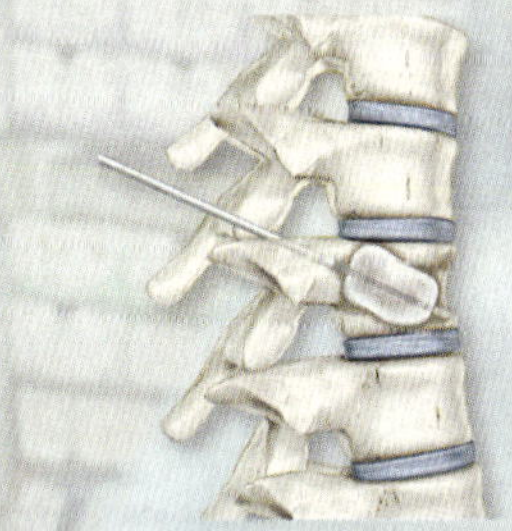

2. Aufrichten Über einen Arbeitskanal entfaltet der Operateur einen Ballon. Die eingesunkene Deckplatte hebt sich; der Wirbel erreicht seine ursprüngliche Höhe.

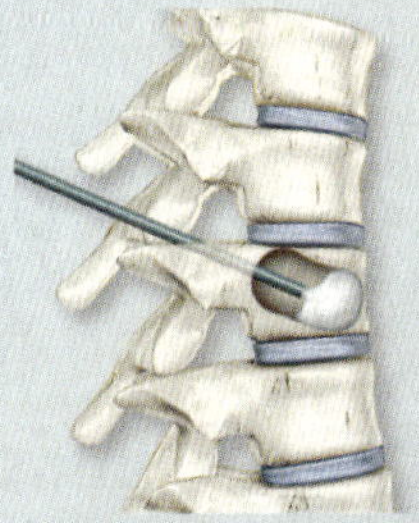

3. Füllung Der nach Rückzug des Ballons verbliebene Hohlraum wird mit dickflüssigem Knochenzement aufgefüllt. Die OP dauert pro Wirbel etwa 30 bis 45 Minuten.

Minimalinvasiv
Über Hohlnadeln im Rücken der Patientin richtet Arzt Scholz den Wirbel auf

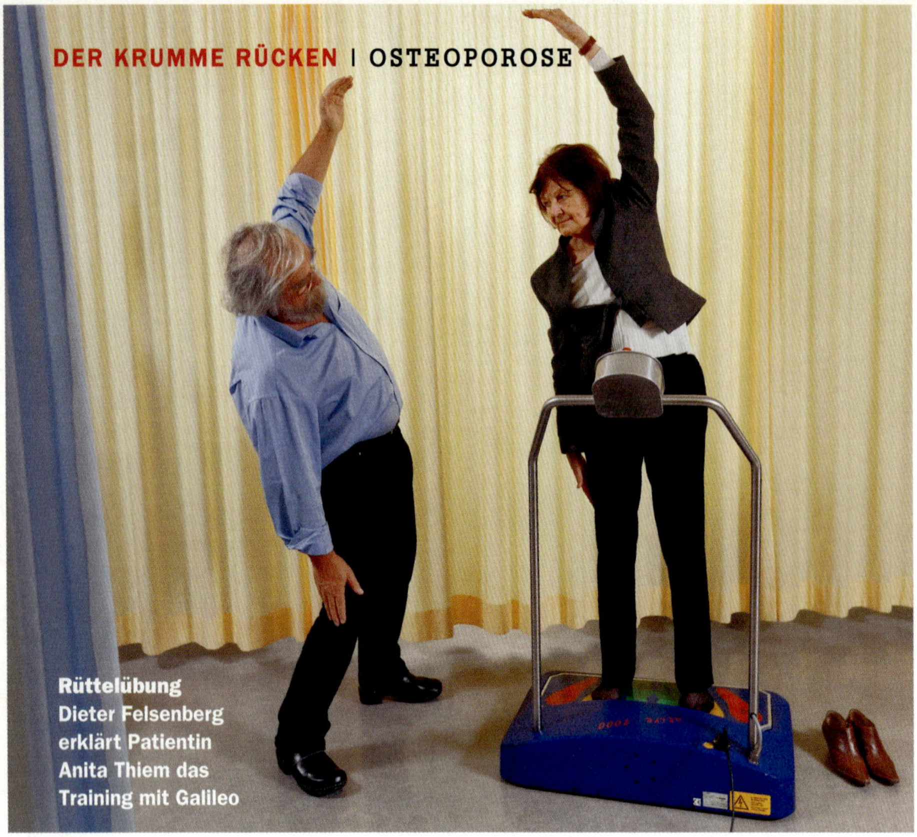

Rüttelübung Dieter Felsenberg erklärt Patientin Anita Thiem das Training mit Galileo

Antikörper bindet und inaktiviert einen Botenstoff, der den Knochenabbau fördert. In Studien mit Frauen nach der Menopause erhöhte sich durch die Therapie die Knochendichte, das Bruchrisiko sank. „Für viele Patienten ist Denosumab verlockend, weil das High-Tech-Medikament nur zweimal jährlich injiziert werden muss", berichtet Felsenberg.

Das wirksamste Mittel zur Vorbeugung gibt es allerdings gratis: Bewegung. „Wenn wir uns bewegen, stimuliert das den Knochen, sich wieder aufzubauen", weiß Osteoporose-Forscher Felsenberg. „Körperliches Training verbessert das Zusammenspiel der Muskeln und somit auch die Balance, die folgenschwere Stürze verhindern kann." Die im Alter nachlassende Muskelkraft wird Felsenberg zufolge bei der Entstehung einer Osteoporose noch immer vernachlässigt. „Es reicht nicht aus, die Knochen mit Pharmaka zu festigen", davon ist der Osteologe überzeugt. Zusätzlich müsse jeder Osteoporose-Patient ein- bis zweimal wöchentlich im Fitnessstudio Balance, Dehnung, Kraft und Leistung trainieren.

Optimalerweise werden die Patienten dort orthopädisch betreut. Nur wenige haben wie Thiem zusätzlich die Möglichkeit, auf dem Galileo zu trainieren. Im Auftrag der Weltraumorganisationen Nasa und Esa entwickelte der badische Ingenieur Hans Schießl vor wenigen Jahren diese Vibrationstechnologie. Im All verhindert sie Muskel- und Knochenabbau der Astronauten, auf der Erde hilft sie nachweislich auch gegen Osteoporose. Dabei steht der Patient auf einer Platte, an der Stahlfedern befestigt sind. Ein Motor bringt die Federn zum Schwingen und simuliert so den menschlichen Gang. Statt unzähliger schweißtreibender Wiederholungen regt Galileo die Muskulatur reflektorisch an, sodass sie sich mehrmals in der Sekunde zusammenzieht. „In vier Minuten werden so viele Muskelzyklen ausgelöst wie bei einem 10 000-Meter-Lauf", schwärmt Felsenberg, der das Gerät in die klinische Anwendung gebracht hat. Patientin Thiem bestätigt nach ihrer Galileo-Mittelstrecke: „Ich bin längst nicht mehr so wackelig auf den Beinen und auch nicht mehr gestürzt."

Stürze sind für Osteoporose-Patienten die größte Gefahr. Die weißhaarige ältere Dame, die im Berliner Helios Klinikum Emil von Behring auf dem Operationstisch liegt, war zu Hause über die Teppichkante gestolpert. Ein Lendenwirbel sackte in sich zusammen. Das Chirurgenteam um Chefarzt Jörg Scholz wird versuchen, den eingebrochenen Knochen operativ aufzurichten und zu stabilisieren. „Minimalinvasive Ballon-Kyphoplastie" nennen Mediziner die Prozedur.

Das Team richtet den Strahler an der Decke aus, ordnet Kabel und Katheter und schiebt das mobile Röntgengerät an den Operationstisch heran. Bis auf ein Stück unterer Rücken ist die Patientin unter blauen Tüchern verschwunden. Senkrecht über dem betroffenen Lendenwirbel positioniert Scholz ein spitzes Stahlinstrument auf der desinfizierten Haut, das wie ein riesiger, innen hohler Stift aussieht. Mit dem Handballen drückt er kräftig von oben auf diesen Trokar, sodass er durch die Haut dringt und dann weiter in den eingesunkenen Wirbelkörper. Über den innen liegenden Arbeitskanal führt Scholz zwei Ballons ein, kontrolliert deren Sitz mittels Röntgenbild, bläst sie auf und entfernt sie wieder. Der Wirbel hat sich aufgerichtet. In den entstandenen Hohlraum injiziert der Operateur unter geringem Druck vier Milliliter Zement. „Hält bombenfest", kommentiert Scholz.

Insgesamt 41 Patienten hat das Team im vergangenen Jahr kyphoplastiert.

Starke Knochen

Knochenabbau kann sich eher leisten, wer rechtzeitig viel Substanz aufbaut. So geht's:

- **Kalzium** ist der wichtigste Baustein der Knochensubstanz. Trinken Sie kalziumreiches Mineralwasser und Milch. Grünes Gemüse, Obst und Getreideprodukte (kein Weißbrot) sind ebenfalls gute Kalziumquellen.
- **Vitamin D** reguliert den Kochenstoffwechsel. Es bildet sich bei UV-Strahlung in der Haut. Nahrungsquellen sind Lebertran, Seefisch und Eigelb. Einnahme als Tablette ist bei Mangel ratsam.
- **Knochensubstanz** wird durch Zug und Druck zum Wachstum stimuliert. Bewegen Sie sich so, dass der Knochen belastet wird: Walken, tanzen und wandern Sie! Am besten draußen im Sonnenlicht, täglich eine halbe Stunde.
- **Verzichten Sie auf Zigaretten und Alkohol.** Auch ein Zuviel an Zucker, Salz, Fetten und Phosphat hemmt den Knochenaufbau.

Foto: Dietmar SGust/FOCUS-Magazin

„Ein Wirbelkörperbruch kann heftige Schmerzen verursachen", erklärt Orthopäde Scholz. „Knochenfragmente oder die Bandscheiben können sich derart verschieben, dass sie auf Nerven oder Rückenmark drücken." Vor allem die starken Schmerzen sprechen laut Scholz für die Wirbelkörperaufrichtung. Wegen der Beschwerden könnten sich viele betagte Damen nicht mehr bewegen und lägen wochenlang im Bett – trotz ausreichender Schmerzmedikation. Nicht selten entwickelten sie ein Druckgeschwür. „Das können die entscheidenden Wochen sein", so Scholz. „Eine zügig durchgeführte Kyphoplastie vermindert in der Regel deutlich die Schmerzen und kann verhindern, dass die Patienten bettlägerig und so zu Pflegefällen werden. Das rechtfertigt für mich die Operationsprozedur."

Scholz ist nicht der Einzige, der den im Vergleich zur reinen Schmerztherapie gut vergüteten Eingriff propagiert. Insgesamt erfreut sich die Kyphoplastie bei Orthopäden, Chirurgen und Radiologen zunehmender Beliebtheit. So vermeldet die Techniker Krankenkasse einen Anstieg von 2007 bis 2010 um 32 Prozent. Und das, obwohl der Eingriff mit 7400 Euro inklusive stationärem Aufenthalt zwischen acht und 18 Tagen nicht billig ist.

Kritiker bemängeln den massenhaften Einsatz der Wirbelzementierung, ohne dass deren Nutzen wissenschaftlich erwiesen sei. „Die Studienergebnisse zur Wirksamkeit sind widersprüchlich, und Langzeitergebnisse fehlen noch", sagt Andreas Roth, Leiter der Sektion Osteologie der Deutschen Gesellschaft für Orthopädie und Orthopädische Chirurgie. Ein kritischer Punkt sei die sorgfältige Auswahl der für den Eingriff geeigneten Patienten. „Wenn die Deckplatte der Wirbel komplett eingebrochen oder die Hinterkante nicht mehr ausreichend stabil ist, besteht Gefahr", warnt Roth. „Zement kann dann in den Wirbelkanal eindringen und das Rückenmark schädigen. Eine Querschnittslähmung wäre im schlimmsten Fall die mögliche Folge."

Tatsächlich sind schwere Komplikationen den Anwendern der Methode zufolge höchst selten. Dennoch rät Orthopäde Roth zur Zurückhaltung: „Erst wenn eine dreiwöchige Schmerztherapie nicht erfolgreich war, sollte eine Operation erwogen werden." Sogar stärkster Rückenschmerz auf Grund eines eingebrochenen Wirbels verschwindet meist nach einigen Wochen von selbst. ■

BEATE WAGNER

Von jetzt an **aufrecht leben**

Selbst eine sehr ausgeprägte Skoliose ist heute kein Schicksal mehr. Moderne Implantate korrigieren verformte Wirbelsäulen und schenken Patienten ein neues Leben

Laura Bender verzieht das Gesicht. Tränen schießen der 20-Jährigen in die Augen, als sie das Korsett überstreift. Dabei hat sie das blaue Ding aus stabilem Kunststoff noch nicht einmal zugezurrt. „Das ist so furchtbar, viel schlimmer als mein altes", stöhnt die junge Frau. Sie atmet aus und zieht am Verschluss. „Aber es muss ja sein." Die Plastikschale soll ihre Wirbelsäule gerade rücken, eine weitere Verkrümmung aufhalten. Dafür muss die angehende Erzieherin Druckstellen und ein eingeschnürtes Gefühl in Kauf nehmen. Zumindest so lange, bis sie ihr Anerkennungsjahr abgeschlossen hat. Dann will sie ihre Wirbelsäulenverkrümmung operieren lassen – und das Thema Skoliose ein für alle Mal abhaken.

Die Chancen auf ein aufrechtes, freies Leben stehen gut. Moderne Operationstechniken machen es möglich, dass die meisten Patienten bereits am Tag nach dem Eingriff zum ersten Mal kurz aufstehen und rund eine Woche später die Klinik verlassen – mit geradem Rücken und ganz ohne Korsett. „In der Regel dürfen die Betroffenen ein Jahr nach der OP ihre Skoliose getrost vergessen", sagt Henry Halm, Chefarzt der Klinik für Wirbelsäulenchirurgie der Schön Klinik in Neustadt in Holstein.

Halm leitet eines der großen Skoliose-Zentren Deutschlands und hat selbst eine verbesserte OP-Methode entwickelt. Bei ihm will sich auch Laura Bender unters Messer legen. Der Arzt wird ihr Titanschrauben in die Wirbel drehen. Darin verankert er ein Gestänge aus demselben Material, das das Rückgrat der jungen Frau gerade ziehen soll. „Ich hab ganz schön Schiss", gibt sie zu. „Aber wenn ich eher gewusst hätte, wie alles genau abläuft und was möglich ist, hätte ich das viel früher machen lassen."

Laura Bender war zehn Jahre alt, als ihre Skoliose erkannt wurde. Ihre Mutter entdeckte eine kleine, scheinbar völlig unerklärliche „Beule" im Schulterbereich des Mädchens. Das war bereits eine erste sichtbare Folge der Wirbelsäulenverkrümmung, wie der Orthopäde später erklärte – ein Rippenbuckel. Er entsteht dadurch, dass das Rückgrat von Skoliose-Patienten seitlich verbogen und zudem in sich verdreht ist. In der Folge treten die Rippenbögen, die normalerweise seitlich den Burstkorb umschließen, am Rücken hervor.

Schlechte Haltung und schwere, einseitig geschleppte Schultaschen haben nichts mit der Schieflage des Mädchens zu tun. Im Gegensatz zu Hohlkreuz oder Hängeschultern lässt sich eine Skoliose auch nicht durch aktives Aufrichten ▶

Foto: Heinz Heiss/FOCUS-Magazin

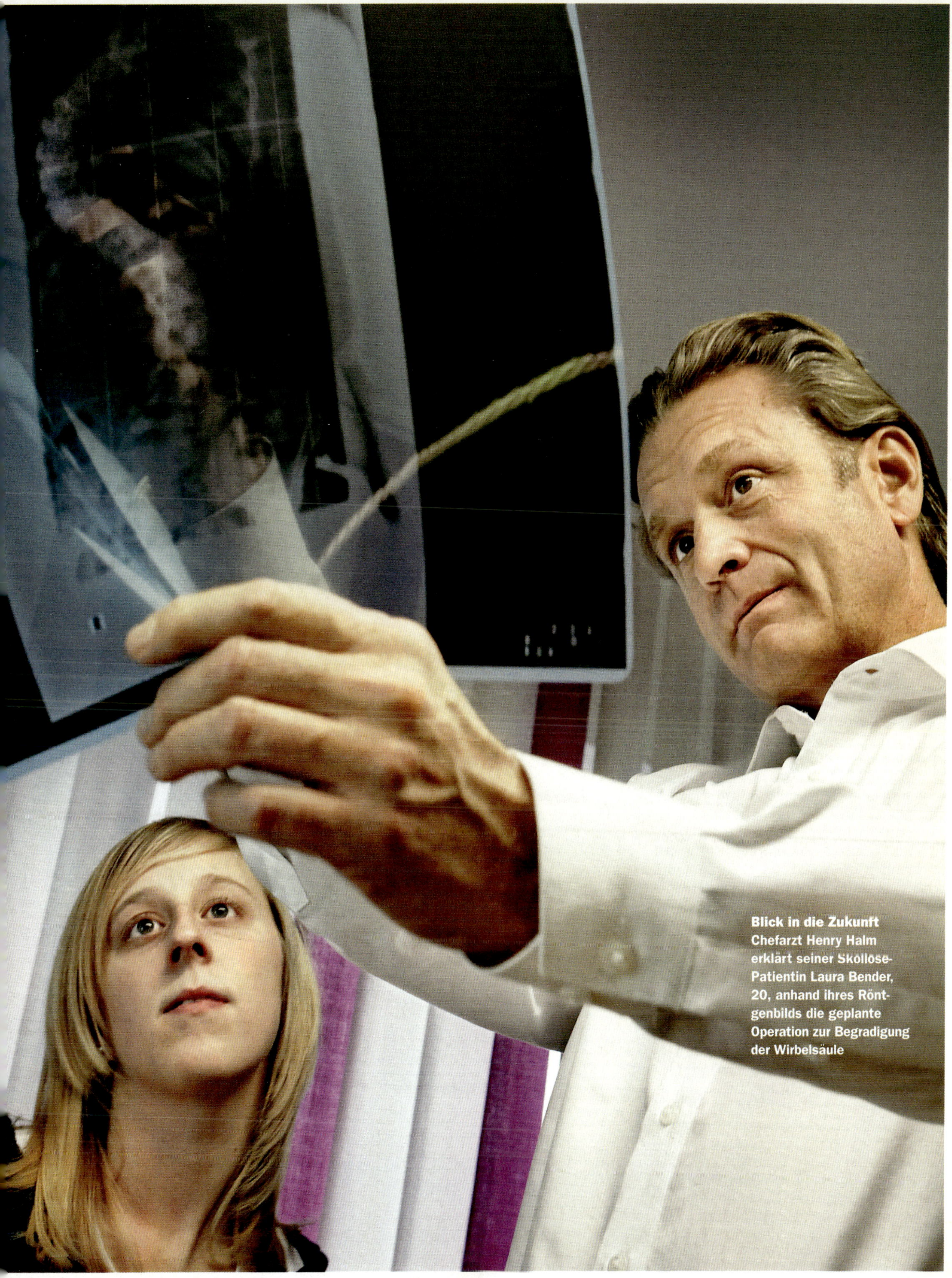

Blick in die Zukunft
Chefarzt Henry Halm erklärt seiner Skoliose-Patientin Laura Bender, 20, anhand ihres Röntgenbilds die geplante Operation zur Begradigung der Wirbelsäule

korrigieren. Allein in Deutschland leiden rund 400000 Menschen an dieser Wirbelsäulenerkrankung. Weshalb sich das Rückgrat derart verbiegt, ist in den meisten Fällen ungeklärt: 80 bis 90 Prozent aller Skoliosen sind idiopathisch, das heißt, man kennt die Ursache für die Erkrankung nicht.

Meist macht sie sich mit einem Wachstumsschub in der Pubertät erstmals bemerkbar. Möglicherweise ist sie also wachstumsbedingt. Hormonelle Faktoren könnten eine Rolle spielen. Zudem vermuten Wissenschaftler genetische Ursachen. Das könnte auch erklären, warum es Mädchen etwa viermal häufiger trifft als Jungen.

Ein bisschen schief sind wir alle. Das liegt in der Natur der menschlichen Anatomie, die niemals völlig symmetrisch ist. Doch erst ab einem Krümmungswinkel von zehn Grad – bestimmt anhand von Röntgenaufnahmen – sprechen Ärzte von einer Skoliose. Dann besteht Handlungsbedarf, zumindest bei Kindern und Jugendlichen, die noch wachsen.

„Bei leichten Skoliosen bis zu einem Winkel von ungefähr 20 bis 25 Grad hilft spezielle Physiotherapie, die entweder ambulant oder in spezialisierten Kurkliniken erlernt und durchgeführt wird", weiß Viola Bullmann, Chefärztin der Wirbelsäulenchirurgie im Kölner St. Franziskus-Hospital. Die Skoliose-Expertin spricht aus eigener Erfahrung. Auch sie hat in ihrer Jugend mit viel Ausdauer und Disziplin gegen eine Verkrümmung im Rückgrat „angeturnt". Ist die Deformation größer als 25 Grad, kommt ein Korsett zum Einsatz – in der Regel kombiniert mit Physiotherapie. Erst ab einer Verbiegung von 45 bis 50 Grad raten Ärzte zur Operation.

Auch Laura Bender bekam als Zehnjährige eine solche stabile Kunststoffhülle angepasst, die sie in den nächsten sieben Jahren begleiten sollte – so lange, bis sie ausgewachsen ist. Wie ein zweites Unterhemd saß das Korsett am Körper, Tag und Nacht. Eigentlich durfte sie es nur zum Duschen und zum Sport ablegen. Das Mädchen befolgte die Anweisung, so gut es eben ging. Der „Kasten" engte sie ein und verursachte gemeine Druckstellen. Im Sommer schwitzte sie fürchterlich unter der Plastikschale.

Nicht immer war Laura einsichtig: Warum sollte sie sich überhaupt mit dem Ding rumquälen? Beschwerden hatte die Jugendliche schließlich nicht. Sie konnte tanzen und reiten. Sogar Fußball spielte sie eine Zeit lang. Und dank eines gesunden Selbstbewusstseins und der Freundinnen, die immer zu ihr hielten, störte sich die Heranwachsende nicht einmal im Freibad an ihrem schiefen Rücken: „Klar hab ich einen Bikini getragen", erinnert sich Laura lachend. „Ich hab mir immer gesagt, wem nicht gefällt, wie ich aussehe, der soll eben wegschauen."

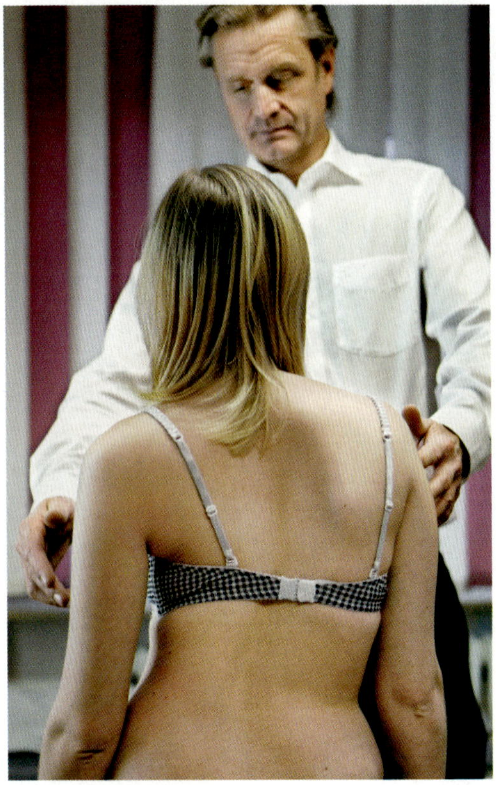

Ins Gleichgewicht Chefarzt Henry Halm untersucht Skoliose-Patientin Laura Bender. Mit der Operation will er künftige Rückenschmerzen verhindern

4 x

häufiger als Jungen sind **Mädchen** von Skoliose betroffen. Leichte Fälle richten **Korsetts** wieder auf

Die Freude war groß, als sie das Kunststoffding endlich ablegen durfte – pünktlich zum Realschulabschluss. Doch Laura Bender hatte Pech. Sie war noch nicht ganz ausgewachsen. Schleichend und so langsam, dass sie es selbst gar nicht bemerkte, begann sich das Rückgrat der jungen Frau wieder zu verbiegen. „Ich wollte erst gar nichts davon hören, als mich meine Freundinnen darauf ansprachen", sagt sie. Daher habe sie die Warnungen zunächst ignoriert. Umso größer war der Schock, als die angehende Erzieherin schließlich doch zum Arzt ging: Die Skoliose war schlimmer als zuvor. Jetzt hilft nur noch eine Operation.

Zwar hat Laura Bender im Alltag noch immer keine Schmerzen, trotzdem ist der Eingriff keine rein kosmetische Angelegenheit. „Wird eine solch ausgeprägte Skoliose nicht operiert, sind Beschwerden programmiert", begründet Halm die Entscheidung für die OP. Es komme zu schmerzhaften Abnutzungserscheinungen an Bandscheiben und Wirbeln. Außerdem bestehe die Gefahr, dass der Brustkorb mit fortschreitender Verkrümmung die Lunge eingequetscht. Atembeschwerden sind die Folge. Im schlimmsten Fall wird sogar das Herz-Kreislauf-System in Mitleidenschaft gezogen. Und: Je früher der Eingriff erfolgt, desto besser können die Ärzte helfen.

Auch die Kölner Wirbelsäulenchirurgin Viola Bullmann bestätigt: „Den ▶

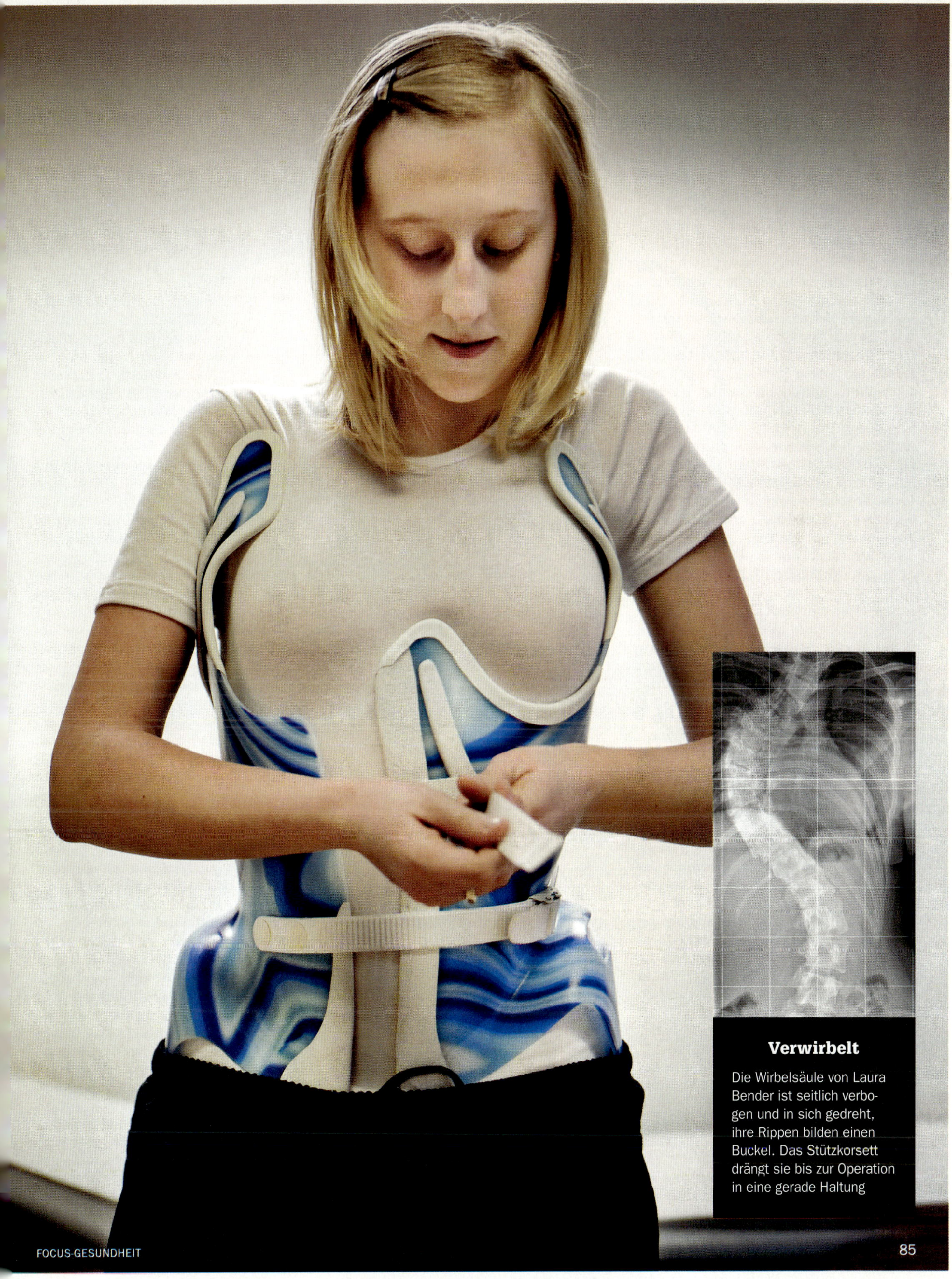

Verwirbelt

Die Wirbelsäule von Laura Bender ist seitlich verbogen und in sich gedreht, ihre Rippen bilden einen Buckel. Das Stützkorsett drängt sie bis zur Operation in eine gerade Haltung

besten Zeitpunkt der OP bestimmt die Krümmung, nicht das Alter der Patienten." Es spräche überhaupt nichts dagegen, schon 13-Jährige zu operieren, wenn die Skoliose entsprechend ausgeprägt ist und die Korsettbehandlung keine Besserung verspricht. „Aber wenn die Entscheidung für den Eingriff steht, sollte er unbedingt in einem spezialisierten Zentrum erfolgen", sagt sie.

Die Operation am Rückgrat ist selbstredend nicht ohne Risiko. Chirurgen verschrauben ein Titangestänge an den Wirbelkörpern, je nach Art der Verkrümmung entweder seitlich oder rückwärtig. Das braucht viel Erfahrung. Jeder Handgriff muss sitzen, denn verletzt eine Schraube das Rückenmark, kann eine Querschnittslähmung die Folge sein. Die Gefahr von Infektionen und das Narkoserisiko kommen hinzu.

Auch eine zu gut gemeinte Begradigung der Wirbelsäule kostet möglicherweise das Gehvermögen. Sicherheit, dass keine Nervenfaser in Mitleidenschaft gezogen wurde, gibt ein Neuromonitoring während der OP. Alternativ erfolgt ein Aufwachtest: Dazu lässt der Anästhesist den Patienten kurz aus der tiefen Narkose erwachen. Kann er seine Beine bewegen, ist alles glatt gelaufen. Andernfalls müssen die Operateure sofort korrigieren, bevor sie den Rücken wieder verschließen.

Anna Pietsch hat die ganze Prozedur bereits hinter sich. Von ihrer Skoliose zeugen heute nur noch eine lange Narbe – und der auffallend aufrechte Gang der 15-Jährigen. 35 Zentimeter misst das Gestänge in ihrem Rücken. Der begradigte Bereich ist zusätzlich verknöchert, damit alles stabil und belastbar bleibt. „Das ist schon eine sehr lange Strecke, aber Anna hatte eine ausgeprägte Skoliose mit zwei Krümmungen", sagt Oliver Meier, Chefarzt des Deutschen Skoliosezentrums in der Werner-Wicker-Klinik, Bad Wildungen. Er hat die Schülerin vor einem guten Jahr operiert.

Die Entscheidung für den Eingriff fiel relativ leicht. Anna war 13, als ihr Vater das Mädchen im Bikini sah und bemerkte, dass sie an der Hüfte einseitig einknickte. Selbst Arzt, holte er sich nach der Diagnose Skoliose eine Reihe von Informationen und Meinungen ein. Die treibende Kraft war aber Anna selbst: „Ich hatte die Nase voll von Korsett und Gymnastik und wollte endlich operiert werden."

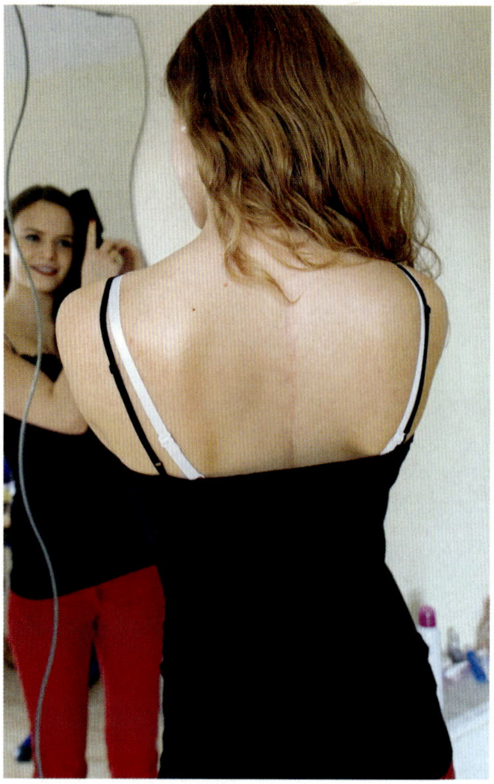

Blick zurück Nur eine Narbe am Rücken zeugt noch von Anna Pietschs krummen Jahren. Seit ihrer Operation vor gut einem Jahr hält sich die 15-Jährige gerade

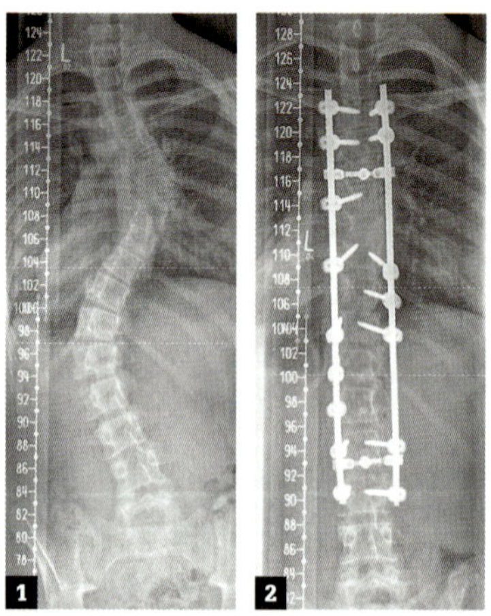

Vorher – nachher (1) Auf dem Röntgenbild von Anna Pietsch ist eine deutliche Skoliose mit zwei Krümmungen zu sehen. **(2)** Seit der OP wird ihre Wirbelsäule über 35 Zentimeter von zwei Titanstangen gerade gehalten. Mit der Zeit verknöchern die Wirbel in diesem Bereich miteinander

In der Klinik traf sie viele Leidensgenossinnen, mit denen sie sich austauschen konnte. Auch das ist ein Vorteil der großen Skoliose-Zentren: Die jungen Patienten fühlen sich mit ihrem Schicksal und der bevorstehenden OP nicht allein.

Viele alltägliche Bewegungen wollten Anna in der ersten Zeit nicht so recht gelingen. Schuhe binden zum Beispiel. Schuld daran war nicht nur der versteifte Rücken. Auch die Muskulatur musste sich erst einmal an die neue Körperhaltung gewöhnen. Viele klagen dann über Muskelverspannungen. „Die Patienten müssen nach dem Eingriff ihre Mitte wieder finden", erklärt Meier. „Sie fühlten sich ja vorher nicht unbedingt krumm."

Diese schwierige Zeit ist heute schon beinahe vergessen. „Am Anfang habe ich ständig an das Gestänge in meinem Rücken gedacht", sagt Anna. Jetzt sei es nicht mehr so präsent. Auch die Narbe verblasst zunehmend. Und sie darf wieder Sport machen, war sogar schon Ski laufen. Ein paar Einschränkungen bleiben jedoch. „Wir machen bald Bodenturnen in der Schule, da werde ich nicht mitmachen können", sagt das Mädchen und zuckt bedauernd mit den Schultern.

Doch Anna weiß: Der Rücken wäre wahrscheinlich auch ohne OP früher oder später steif geworden – nur dazu noch krumm. Und die Schülerin ist froh, dass sie sich keine Sorgen machen muss, wegen der Wirbelsäulenverkrümmung irgendwann Lungen- oder Herz-Kreislauf-Probleme zu bekommen. „Ich kann jedem nur raten, es machen zu lassen", sagt Anna und will damit alle ermutigen, bei denen die Entscheidung noch aussteht. Aus diesem Grund hat sich die 15-Jährige auch entschieden, mit FOCUS-Gesundheit zu sprechen. ■

STEFANIE REINBERGER

Bedrohung für die

gesamte Statur

Morbus Scheuermann verbiegt **Jugendliche zu Buckligen.** Nur eine frühzeitige Therapie kann die natürliche Haltung sichern und lebenslange Beschwerden abwenden

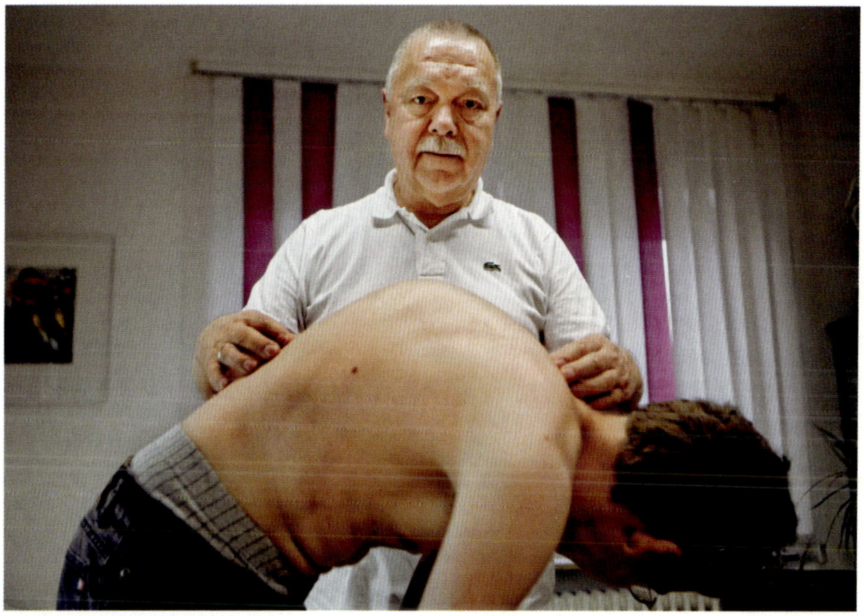

Belastung fürs Leben
Orthopäde Dieter Hoffmann aus Leonberg untersucht, wie stark die Wirbelsäule bei Andreas Hessel, 24, bereits verformt ist

Sitz gerade!", „Steh nicht immer so krumm!", „Halte dich endlich ordentlich!": Solche Ermahnungen trübten die Jugend von Andreas Hessel* aus Forst (Lausitz). Gebracht haben sie nichts: Der Student der Abfallwirtschaft hat heute, mit 24 Jahren, einen deutlich sichtbaren Buckel – für immer und mit hohem Risiko für starke Schmerzen. Hessel überkommen daher oft Selbstvorwürfe, die Ratschläge seiner Eltern nicht besser befolgt zu haben.

Ein schweres Missverständnis. „Der Patient selbst trägt keinerlei Schuld an seiner Wirbelsäulenverkrümmung", ist Dieter Hoffmann überzeugt. Der Orthopäde aus Leonberg hat in seiner Praxis in 30 Jahren rund 15000 Patienten mit Rundrücken untersucht und behandelt. Eine der häufigsten Ursachen für die Buckelbildung bei Jugendlichen (lat. Hyperkyphose) nennen Experten wie er kurz „Scheuermann".

Genetisch bedingt besitzen manche Heranwachsende, vor allem Jungen, besonders weiche Wachstumszonen in ihren Wirbelkörpern. Schon übliche Belastung kann diese an der Vorderseite zusammensinken lassen. Die Wirbelsäule bildet folglich im Brustbereich eine Hyperkyphose, im Lendenbereich ein Hohlkreuz. Die Verformung schreitet voran, bis der Patient ausgewachsen ist. Statikprobleme verschlimmern sich oft lebenslang und erzeugen stechende Schmerzen in Rücken und Brustkorb.

Im Jugendalter verursacht die Deformierung fast nie Beschwerden. „Viele Eltern und sogar manche Ärzte nehmen die Haltungsschwäche von Pubertierenden daher nicht ernst genug", beklagt Orthopäde Hoffmann. Dabei sei die effektive Therapie ein Wettlauf gegen die Zeit. Nur die frühe Diagnose und regelmäßige spezielle Physiotherapie seien in der Lage, den schädlichen Prozess aufzuhalten. Spätere Stadien der Deformierung bedürften eines Korsetts oder sogar einer Operation.

Andreas Hessel ging ab dem Alter von 15 Jahren alle zwei Jahre zum Orthopäden. Auf die richtige Diagnose musste er trotzdem warten, bis er 22 war. „Meine Haltung wurde immer schlechter. Und kurzfristige Krankengymnastik brachte wenig", erinnert sich der Student. Ein Korsett hatte ihm niemand empfohlen.

Vom Ernst seiner Wachstumsstörung und von Dieter Hoffmann erfuhr Hessel aus dem Internet. Der Spezialist fertigte eine Röntgenaufnahme des gesamten Rückens im Stehen an, vermaß diese exakt und ermittelte Morbus Scheuermann im weit fortgeschrittenen Stadium. „Ein Teil meiner Brustwirbelsäule ist bereits knöchern versteift und lässt sich jetzt höchstens noch durch eine Operation aufrichten", sagt Andreas Hessel traurig. Bisher konnte er sich aber noch nicht zu dem großen Eingriff durchringen. Um den Rest seiner Beweglichkeit zu erhalten, macht er nun täglich spezielle Übungen. „Dabei hätte man mir früher so gut helfen können." ■

REGINA ALBERS

*Name von der Redaktion geändert

Foto: Heinz Heiss/FOCUS-Magazin

Moderne Waffen gegen die **Entzündung**

Bei **Morbus Bechterew** beugt und versteift sich die Wirbelsäule. Hochwirksame Mittel sollen die Immunstörung bekämpfen

Die Diagnose zu stellen ist eigentlich nicht so schwer", sagt Joachim Sieper. Der leitende Rheumatologe der Berliner Uniklinik Charité räumt ein: „Nur sollte man halt dran denken, dass hinter Rückenschmerzen manchmal auch eine Entzündung steckt."

Weil nicht alle Orthopäden auf Anhieb mit einer internistischen Erkrankung rechnen, leiden Patienten unnötig lange an unerklärlichen Schmerzen in ihrer Wirbelsäule. „Studien zufolge werden erst nach durchschnittlich sechs bis neun Jahren die richtigen Untersuchungen eingeleitet", beklagt Sieper. Dabei ließe sich eine entzündlich-rheumatische Erkrankung des Skeletts schon kurz nach ihrem Beginn durch Bluttests und Kernspin-Aufnahmen sicher nachweisen und dadurch frühzeitig behandeln.

Vor allem Menschen zwischen 20 und 40 Jahren – insgesamt bis zu 0,5 Prozent der Erwachsenen in Deutschland – entwickeln eine entzündliche Wirbelsäulenerkrankung. „Nur etwa jeder zehnte erleidet die bekannteste Spätform, einen Bechterew", sagt Sieper. Die Brustwirbelsäule ist dabei gebeugt und versteift.

Die genaue Ursache der Entzündung im Skelett steht bis heute noch nicht fest. Mediziner vermuten eine fehlgeleitete Immunantwort, die sich gelegentlich in Folge einer Infektion entwickelt. Für eine genetische Veranlagung spricht, dass etwa 95 Prozent der Patienten ein bestimmtes Merkmal auf ihren Zellen besitzen, HLA-B27, das in der übrigen Bevölkerung nur zu fünf Prozent vorkommt. Der Krankheitsprozess bleibt häufig nicht auf die Wirbelsäule beschränkt: 40 Prozent der Patienten haben vorübergehend auch Entzündungen in Gelenken oder Augen.

„Unser Ziel ist es, die Patienten schmerzfrei und beweglich zu machen", sagt Joachim Sieper. Dazu sind allerdings oft hohe Dosen von Rheumamitteln notwendig. Sehr gut wirken Biologica, modernste Entzündungshemmer, die aber das Risiko für Infekte und Lymphome erhöhen können und durchschnittlich 22000 Euro pro Jahr kosten. Um Fehlstellungen vorzubeugen, ist Krankengymnastik unerlässlich.

Marc Neidhard*, 21, aus Jena war 15 Jahre alt, als er immer stärkere Schmerzen im Gesäß und im Rücken bekam. Erst drei Jahre später, als er sich während eines schweren Schubs kaum mehr rühren konnte, wurde die Entzündung diagnostiziert. Seitdem wird der Politikstudent von den Rheumatologen an der Charité behandelt.

„Mein Zustand schwankt enorm", sagt Neidhard. „Einige Monate lang bin ich total fit und kann mich wie jeder Gesunde bewegen. Danach setzen mich meine Schmerzen wieder wochenlang völlig außer Gefecht." Dann benötigt er fast die höchste Dosis an Schmerzmitteln, die gerade noch gesundheitsverträglich ist. „Am schlimmsten dran bin ich am Morgen", sagt Neidhard. Obwohl er die erste Tablette noch im Bett schluckt, lässt die Steifigkeit seiner Gelenke erst nach einer Stunde nach. „Humpeln muss ich den ganzen Tag und kann nicht lange stehen." Seitdem auch seine Brustwirbelsäule zeitweise entzündet ist, schmerzt ihn sogar das Luftholen. Er atmet dann flacher und darf sich nicht anstrengen.

Trotzdem will sich Neidhard von seiner Krankheit nicht unterkriegen lassen. Er plant, nach dem Studium in der Entwicklungshilfe zu arbeiten. Für das Ausland will er ausreichend viele Medikamente einpacken, sagt Neidhard. „Und wenn ein Schub kommt, kann ich meine Rheumatologen bestimmt auch per Mail um Rat fragen." ■

REGINA ALBERS

*Name von der Redaktion geändert

Immunstörung im Rücken

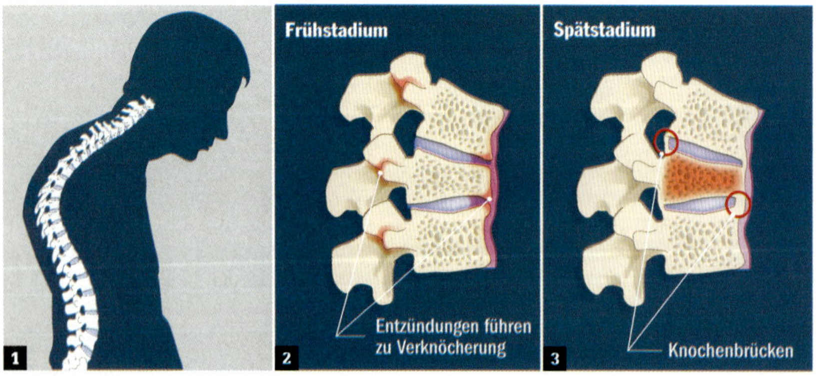

(**Grafik 1**) Ein versteifter Rundrücken ist typisch für das Vollbild der entzündlich-rheumatischen Wirbelsäulenerkrankung, den Bechterew. (**Grafik 2**) Zur Entzündung kommt es, wenn Abwehrzellen irrtümlich Knorpelbestandteile angreifen. Benachbarter Knochen wird beschädigt. Reparaturvorgänge führen schließlich zu überschießender Gewebeneubildung. (**Grafik 3**) Unbehandelt fixieren Knochenbrücken immer größere Teile der Wirbelsäule. Entzündungshemmer und Physiotherapie sollen den Prozess aufhalten.

Wissen

Die wichtigsten Fachbegriffe bei Osteoporose und Skoliose

Krankheitsbild

Skoliose: Seitenverbiegung der Wirbelsäule bei gleichzeitiger Verdrehung der Wirbel. Die Fehlstellung kann die Muskulatur nicht ausgleichen. Am Rücken können verdrehte Rippen einen Buckel bilden.

Osteoporose: Erkrankung des Knochenstoffwechsels, in deren Verlauf die Knochenmasse abnimmt und das Frakturrisiko steigt.
An der Wirbelsäule sind schmerzhafte Wirbelkörpereinbrücke die Folge. Frauen leiden häufiger daran, auch jeder fünfte Mann über 50 ist betroffen. Wird die Erkrankung frühzeitig erkannt, helfen Medikamente und Bewegung, den Knochen zu erhalten.

Morbus Bechterew: Rheumatische Erkrankung, die vor allem die Wirbelsäule angreift. Sie beginnt mit Rückenschmerzen, vor allem nachts und morgens. Im Verlauf versteift die Wirbelsäule auf Grund der chronischen Entzündung. Die Lendenwirbelsäule flacht ab, die Rippen bilden einen Buckel. Auch große Gelenke, Sehnen, Augen und Herzmuskel können mitentzündet sein.

Rundrücken: Form der Fehlstellung auch beim Kind. Tritt als Folge von Überbelastungen auf, wenn die Rücken- und Bauchmuskulatur nicht stark genug ausgebildet ist. Der Rundrücken behindert die Atmung, weil der Brustkorb eingeengt wird.

Hohlrücken: Starke Einbuchtung der Wirbelsäule als Folge einer schwachen Bauch- und Gesäßmuskulatur. Übergewicht verstärkt diesen Effekt.

Behandlung / Diagnostik

Spondylodese: Operative Versteifung von zwei oder mehr Wirbelkörpern zur Erhöhung der Stabilität. Es werden Schrauben, Stangen oder Metallplatten verwendet um Brüche oder ein Wirbelgleiten zu beheben. Nach einiger Zeit verknöchert der Bereich, was weitere Stabilität liefert.

Ballon-Kyphoplastie: Operationsmethode, die bei Wirbelbrüchen infolge einer Osteoporose angewandt wird. Der geschädigte Wirbel wird zunächst mit einem Ballon aufgerichtet und der entstehende Hohlraum mit Knochenzement gefüllt.

Vertebroplastie: Unter Druck wird Knochenzement in einen etwa auf Grund von Osteoporose gebrochenen Wirbel gespritzt. Vorgänger-OP der Ballon-Kyphoplastie.

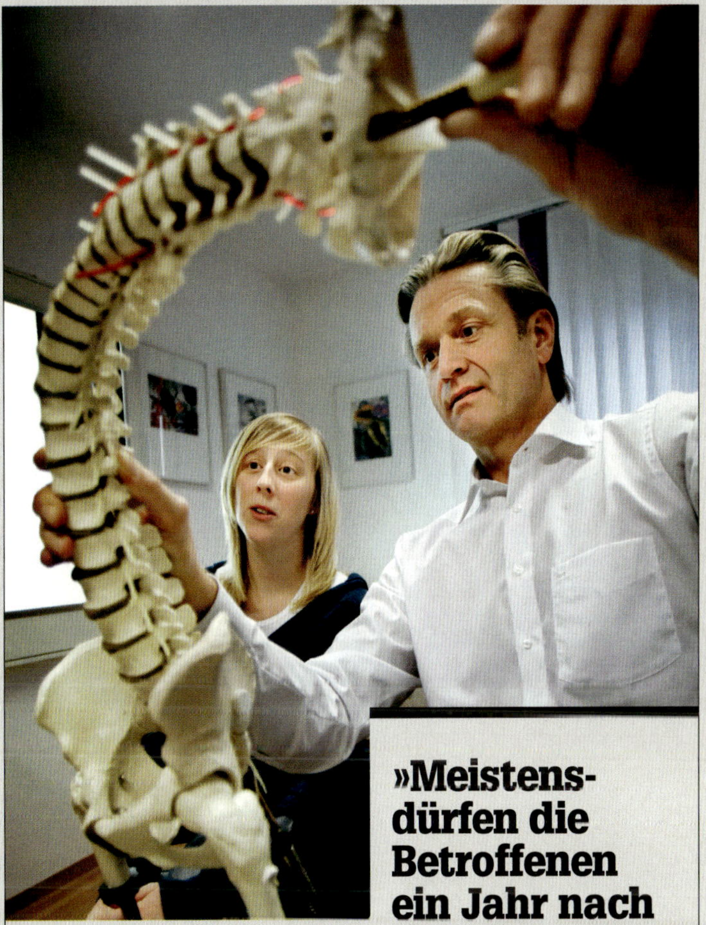

Foto: Heinz Heiss/FOCUS-Magazin

»Meistens dürfen die Betroffenen ein Jahr nach der Operation die Skoliose getrost vergessen«

Demo am Modell
Henry Halm, Chefarzt der Klinik für Wirbelsäulenchirurgie der Schön Klinik in Neustadt/Holstein, erklärt seiner Patientin den bevorstehenden Eingriff

Osteodensitometrie: Knochendichtemessung mit Röntgen oder Ultraschall zur Bestimmung des Kalksalzgehalts des Skeletts. Diagnostik bei Osteoporose-Verdacht.

Medikamente

Bisphosphonate Alendronat, Risedronat, Ibandronat hemmen bei Osteoporose den Abbau von Knochensubstanz. Einnahme der Tabletten auf nüchternen Magen. Bei Unverträglichkeit ist die Gabe auch als Spritze möglich (Zoledronat).

Vitamin-D-Präparate & Calcium: Gelten als Mittel der Wahl bei einer bestehenden Osteoporose. Das „Sonnenhormon“ Vitamin D wird bei UV-Strahlung in der Haut gebildet und fördert den Einbau von Kalzium in den Knochen. In nördlichen Ländern ist die vorbeugende Einnahme als Tablette sinnvoll.

Teriparatid: Künstlich hergestelltes Parathormon. Der körpereigene Botenstoff wird in das Unterhautfettgewebe gespritzt und stimuliert die Knochenneubildung.

Calcitonin: Das körpereigene Hormon hemmt den Knochenabbau. Es wird als Spritze oder Nasenspray verabreicht. Wegen der stärkeren Wirksamkeit der Bisphosphonate nur noch selten verschrieben.

Raloxifen: Der selektive Östrogen-Rezeptor-Modulator (SERM) ahmt die Wirkungen des weiblichen Geschlechtshormons Östrogen am Knochen nach. Einnahme als Tablette.
Der Knochenaufbau wird angeregt.

Strontiumranelat: Der Wirkstoff wird in den Knochen eingelagert. Dort hemmt er den Knochenabbau und stimuliert gleichzeitig die Neubildung von Knochensubstanz.

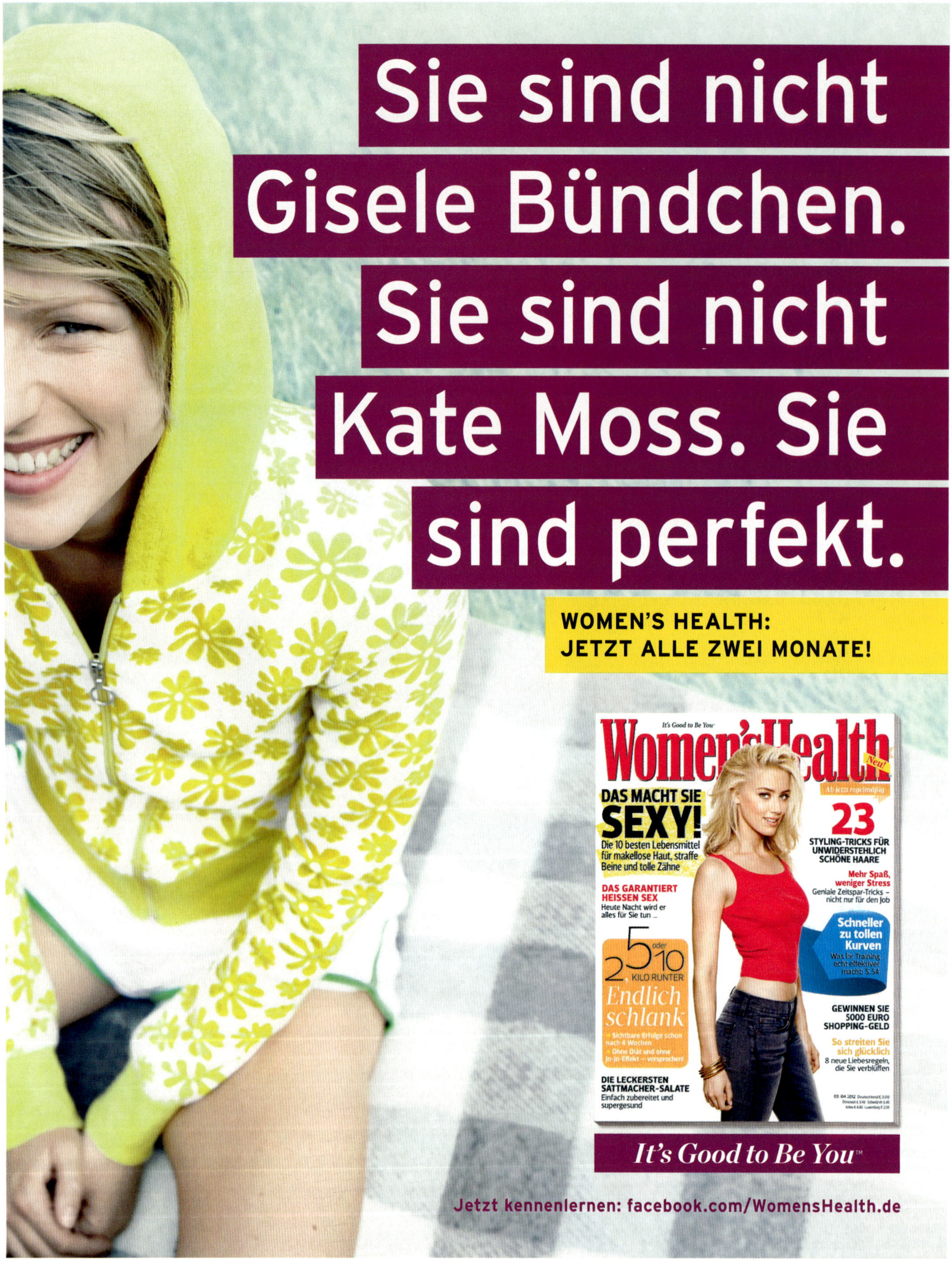
Sie sind nicht Gisele Bündchen. Sie sind nicht Kate Moss. Sie sind perfekt.
WOMEN'S HEALTH: JETZT ALLE ZWEI MONATE!
It's Good to Be You
Women'sHealth
Neu!
DAS MACHT SIE SEXY!
Die 10 besten Lebensmittel für makellose Haut, straffe Beine und tolle Zähne
23 STYLING-TRICKS FÜR UNWIDERSTEHLICH SCHÖNE HAARE
Mehr Spaß, weniger Stress
Geniale Zeitspar-Tricks – nicht nur für den Job
DAS GARANTIERT HEISSEN SEX
Heute Nacht wird er alles für Sie tun ...
Schneller zu tollen Kurven
2, 5 oder 10 KILO RUNTER
Endlich schlank
GEWINNEN SIE 5000 EURO SHOPPING-GELD
So streiten Sie sich glücklich
8 neue Liebesregeln, die Sie verblüffen
DIE LECKERSTEN SATTMACHER-SALATE
Einfach zubereitet und supergesund
It's Good to Be You™
Jetzt kennenlernen: facebook.com/WomensHealth.de

Der starke Rücken

+ Rückenschule + Rückentraining + Stuhlergonomie + Ärzteliste +

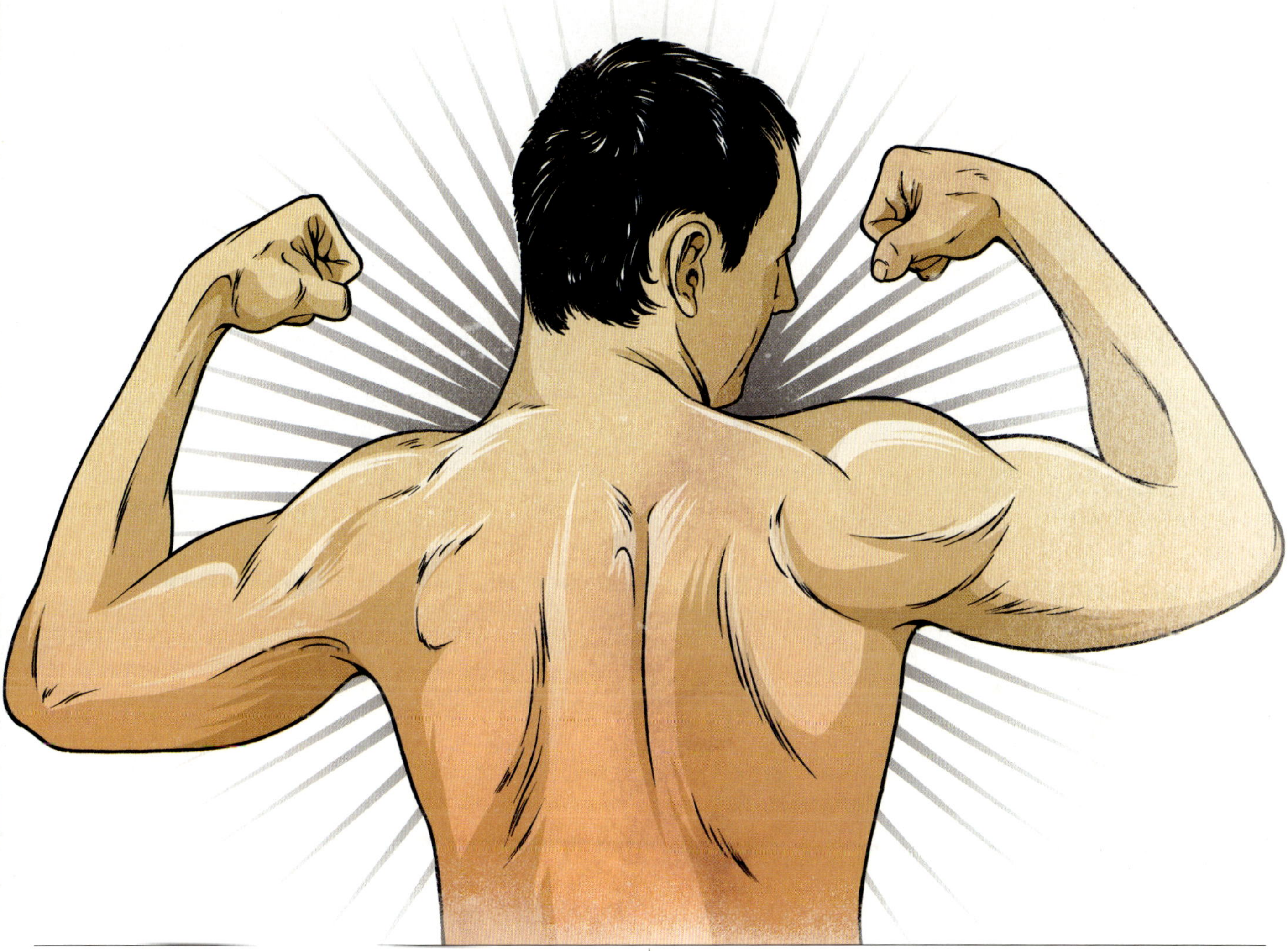

1,5 t kann die **Wirbelsäule** tragen – das Gewicht eines Kleinwagens.

S. 100

»Der Standard-Bürostuhl ist für den Rücken völlig in Ordnung«

Michael Mayer
Wirbelsäulenchirurg an der Schön Klinik München Harlaching

S. 96

Selbst Hochbetagte legen mit leichtem Rückentraining enorm an **Kraft und Beweglichkeit** zu. Drei- bis viermal wöchentlich eine Stunde Sport bremst den Muskelabbau und gilt als effektivste Maßnahme, um **Stürze zu vermeiden.** S. 104

Bis zum Geburtstermin nimmt eine Schwangere am Rumpf um etwa 30 Prozent an Gewicht zu. Damit Frauen unter dieser Last nicht vornüberkippen, ist die Wirbelsaule bei ihnen biegsamer als bei Männern. Auch für werdende Väter ist sanftes Rückentraining ratsam. S. 102

Illustration: Jörn Kaspuhl/FOCUS-Magazin

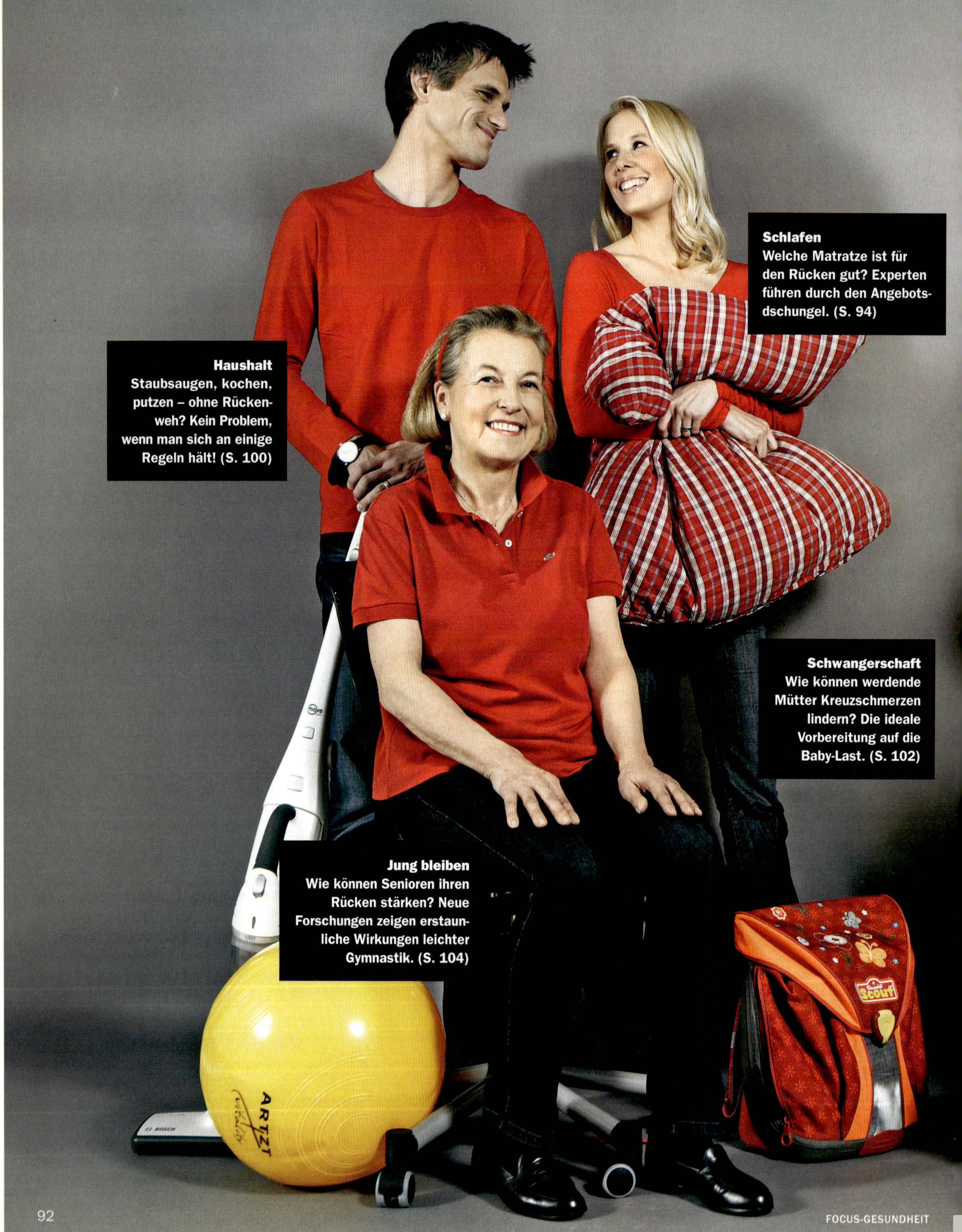

Schlafen
Welche Matratze ist für den Rücken gut? Experten führen durch den Angebotsdschungel. (S. 94)

Haushalt
Staubsaugen, kochen, putzen – ohne Rückenweh? Kein Problem, wenn man sich an einige Regeln hält! (S. 100)

Schwangerschaft
Wie können werdende Mütter Kreuzschmerzen lindern? Die ideale Vorbereitung auf die Baby-Last. (S. 102)

Jung bleiben
Wie können Senioren ihren Rücken stärken? Neue Forschungen zeigen erstaunliche Wirkungen leichter Gymnastik. (S. 104)

Die rückengesunde **Familie**

Kluges Verhalten hilft, Kreuzschmerzen vorzubeugen. Die besten Tipps für jedes Alter

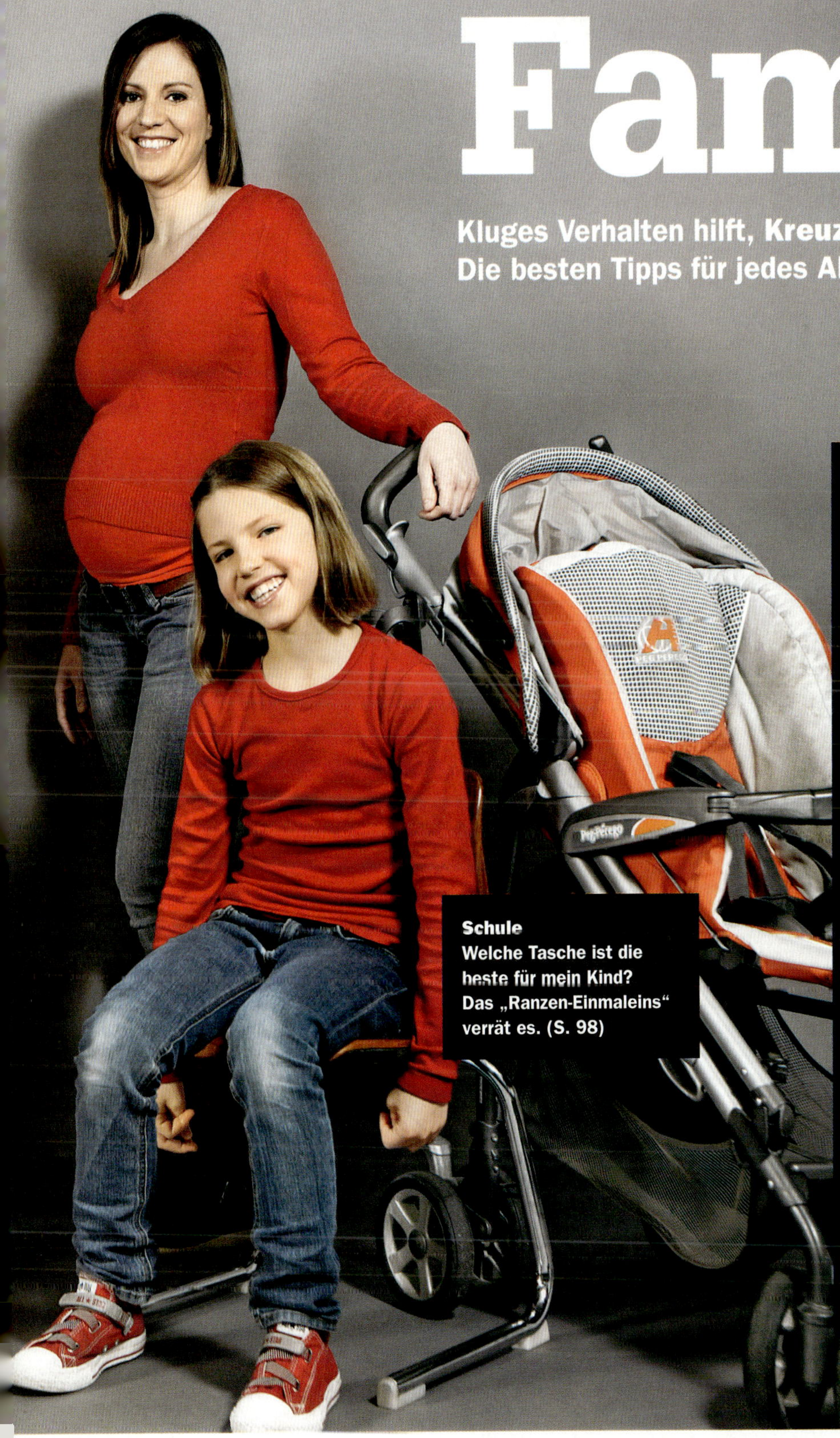

Schule
Welche Tasche ist die beste für mein Kind? Das „Ranzen-Einmaleins" verrät es. (S. 98)

Joseph Scheppach Text **Dieter Mayr** Fotos

Vielen Gewohnheiten gibt man die Schuld an Rückenleiden. Schwere Arbeit, falsches Sitzen, zu wenig Bewegung und Stress. Die Liste lässt sich fast beliebig verlängern. Doch welche Ursachen die Kreuzschmerzen tatsächlich haben, bleibt im Einzelfall oft rätselhaft. Nur eines ist sicher: Beschwerden lassen sich meist vermeiden – mit einem ergonomischen Arbeitsplatz und rückengesundem Alltag. In der Rückenschule lernen Sie die Regeln.

Jedes Alter hält seine besonderen Herausforderungen für die Wirbelsäule bereit. Schon Kinder legen den Grundstein für spätere Haltungsschäden, wenn sie sich zu wenig bewegen. Beim Toben und Spielen entwickeln sie die nötige Muskulatur für eine aufrechte Jugend.

Zwangshaltungen in der Schulbank und später im Beruf sind dann die größte Gefahr für Wirbel und Gelenke. Auf den folgenden Seiten erklären Experten, wie Büromenschen gesünder sitzen und wo Haltungssünden im Haushalt lauern. Doch auch im Auto und sogar im Bett lohnt es sich, seine Rückengesundheit im Blick zu behalten. Wir erklären, wo Sie hinschauen sollten.

Mit den Jahren steigt die Zahl der Betroffenen, kaum ein Senior ist dauerhaft ohne Zipperlein. Umso wichtiger sind Bewegung und Sport. Mediziner zeigen, was es zu beachten gibt und welcher Sport für Senioren der gesündeste ist. ■

Rückenfit im Schlaf

Hart, weich oder mittel? Latex, Federkern oder bio? Bei der Auswahl der Matratze gibt es vieles zu beachten

Wer schlecht schläft, kann schnell Rückenprobleme bekommen, und wer Rückenprobleme hat, schläft schlecht." So beschreibt Schlafforscher Jürgen Zulley von der Uni Regensburg den Teufelskreis, dem viele Menschen schwer entkommen. Dreh- und Angelpunkt der Leiden ist meistens die Schlafunterlage. Sie muss passen wie ein Maßanzug. Aber eine rückenfreundliche Matratze finden – das ist nicht einfach.

„Viele Hersteller brüsten sich mit Attributen wie ‚Bandscheiben-Matratze', ‚orthopädisch' und Ähnlichem, was vielfach nicht den Tatsachen entspricht", schimpft Norbert Vogt von der Forschungsgruppe Industrieanthropologie der Universität Kiel.

Sein Labor gleicht einer Folterkammer. Mit mechanischen Druckstempeln und Walzen malträtiert der Produktprüfer Schlafunterlagen und lässt Probanden auf sensorbestückten Matratzen Probe liegen. Ob Federkern-, Kaltschaum-, Latex- oder Naturmatratzen – „für den Rückenkomfort ist das Material nicht ausschlaggebend", so Experte Vogt. „Entscheidend ist, dass die Matratze den Rücken überall stützt." Dabei soll ein Rücken- oder Bauchschläfer besonders auf die Lendenwirbelsäule achten und ein Seitenschläfer vor allem auf Becken und Schultern (siehe Grafik unten).

Egal, welche Lage bevorzugt wird – um die individuell richtige Matratze auszuwählen, gibt es nur eine Möglichkeit: Probe liegen – am besten unter den Augen eines Fachmanns. Burkhard Nolten, Deutschlands frischgekürter „Bettenfachhändler des Jahres 2012", führt in seinem Geschäft in Essen ergonomische Untersuchungen durch. Dabei wird das Gewicht des Kunden bestimmt und die Körpergröße sowie Schulter- und Beckenbreite, Kopfform und Nackenlänge ausgemessen. Mit diesen Daten lässt sich beim Probeliegen kontrollieren, ob für die bevorzugte Schlafhaltung die passende Matratze ausgewählt wurde.

Die Haltung beim Testliegen soll zwar etwa der gewohnten Position beim Schlafen entsprechen. Doch wird geraten, mehrere Varianten auszuprobieren. Denn in der Nacht dreht und wendet sich der Mensch 50- bis 60-mal, zieht die Bettdecke wieder zurecht und knuddelt sich ins Kopfkissen.

Mit den ermittelten Kundenmaßen kann Bettenfachmann Nolten auch bei der Entscheidung helfen, ob eine harte, mittelharte oder weiche Matratze besser geeignet ist. Denn bei der Wahl des Härtegrads sollten nicht nur persönliche Vorlieben, sondern auch Alter und Körpergewicht berücksichtigt werden. Die Faustregel lautet: Je höher das Gewicht, desto härter muss die Federung sein. Ältere Leute brauchen in der Regel ein weicheres Bett, weil sie druck- und schmerzempfindlicher sind.

Menschen mit Kreuzschmerzen hingegen sollten sich weder zu weich noch zu hart betten. Aber viele Leidenden glauben immer noch an die alte Empfehlung „Bei Rückenschmerzen ein Brett ins Bett". Dass eine harte Unterlage Linderung verschafft, ist allerdings ein Irrglaube, wie eine Studie zeigt. 313 Rückengeplagte lagen drei Monate lang Probe – die Hälfte auf einer harten, die andere Hälfte auf einer mittelharten Matratze. Bei den Mittelhart-Schläfern linderten sich die Beschwerden doppelt so oft wie bei den hart Gebetteten.

„An die Matratze müssen auch Kissen und Lattenrost angepasst werden", erklärt Bettenspezialist Nolten. Dabei ist es nicht entscheidend, ob die Unterfederungen aus Holz, Kunststoff oder Metall sind. Wichtig ist, dass die Latten mindestens acht Millimeter dick sind und einen maximalen Abstand von vier Zentimetern haben.

„Das Kissen sollte nicht zu hart sein, aber trotzdem stützend", sagt Nolten. „Männer brauchen meistens wegen der breiteren Schultern höhere Kissen."

Wer beim Kauf seines Bettsystems diese Kriterien zwar beachtet hat, aber dennoch unter Rückenfolter leidet, der sollte das Alter seiner Schlafunterlage überprüfen. „Nach spätestens zehn Jahren muss eine Matratze ausgetauscht werden", meint Nolten. „Es gibt kein Material, das nicht nach über 29 000 Stunden durchschnittlicher Gebrauchsdauer Verschleißerscheinungen zeigt."

Wer nicht rechtzeitig handelt, hängt womöglich morgens so durch wie die alte Matratze. ■ ▷

So betten Sie sich richtig!

Schlafkomfort. Eine Matratze ist rückenfreundlich, wenn sie an Hüfte und Schultern nachgibt und zugleich Beine und Taille stützt (Pfeile). Ist die Matratze zu hart, können sich die Körperformen nicht anpassen. Ist sie zu weich, hängt die Wirbelsäule durch. Das Rückgrat sollte im Schlaf immer eine gerade Linie bilden. Ist der Partner schwerer oder kleiner, wird zu einem Bett mit zwei Matratzen und zwei Lattenrosten geraten. So ist jeder Körper optimal gestützt.

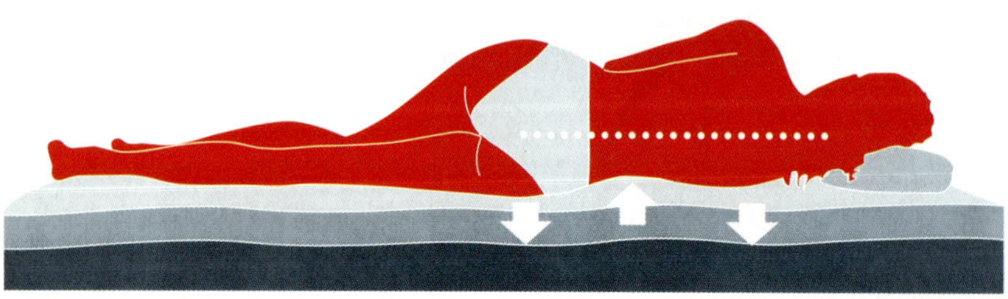

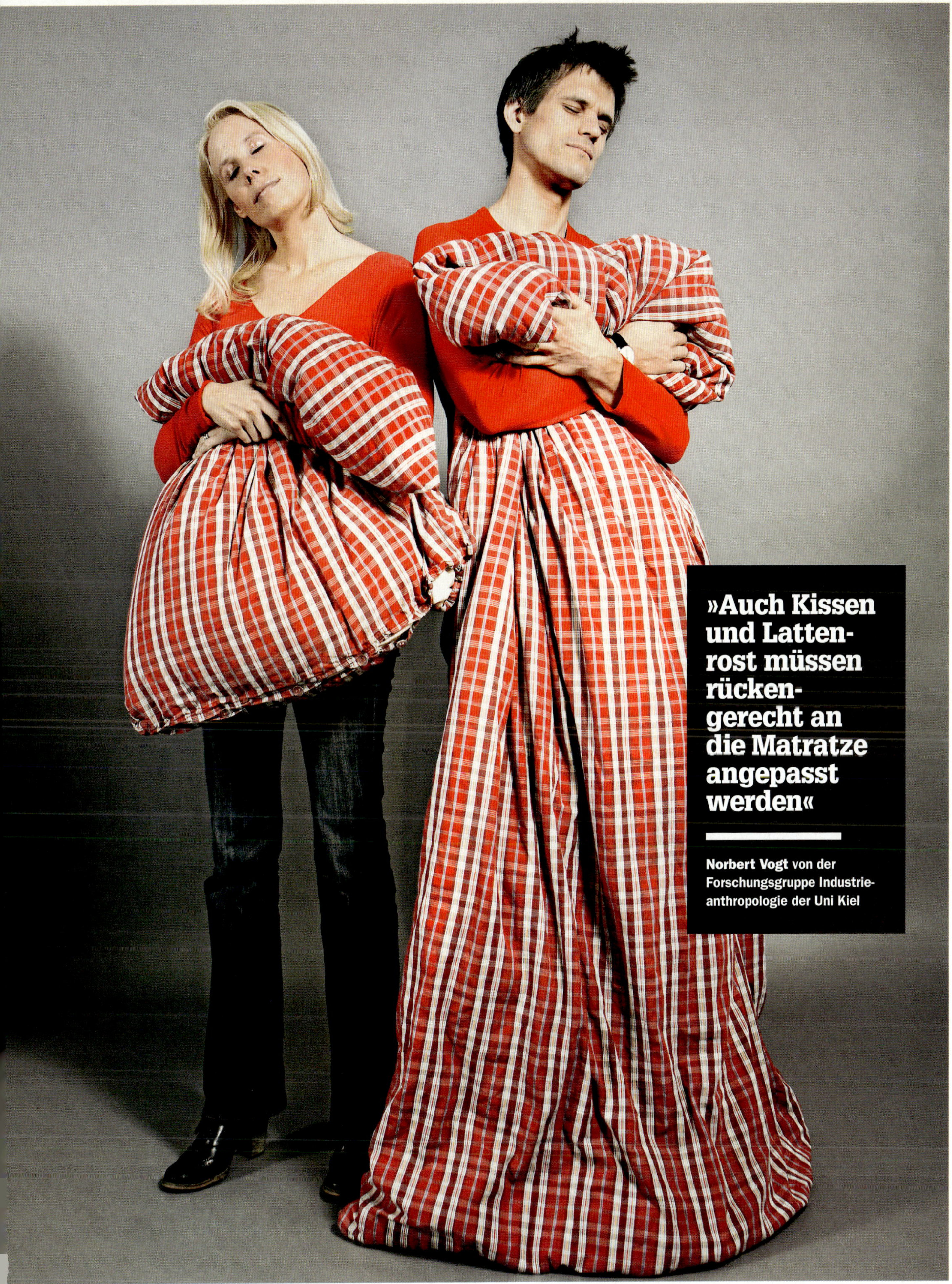

»Auch Kissen und Lattenrost müssen rückengerecht an die Matratze angepasst werden«

Norbert Vogt von der Forschungsgruppe Industrieanthropologie der Uni Kiel

Rückenfit am Arbeitsplatz

Rückenprobleme sind auch für Schreibtischmenschen vermeidbar – mit »bewegtem« Sitzen

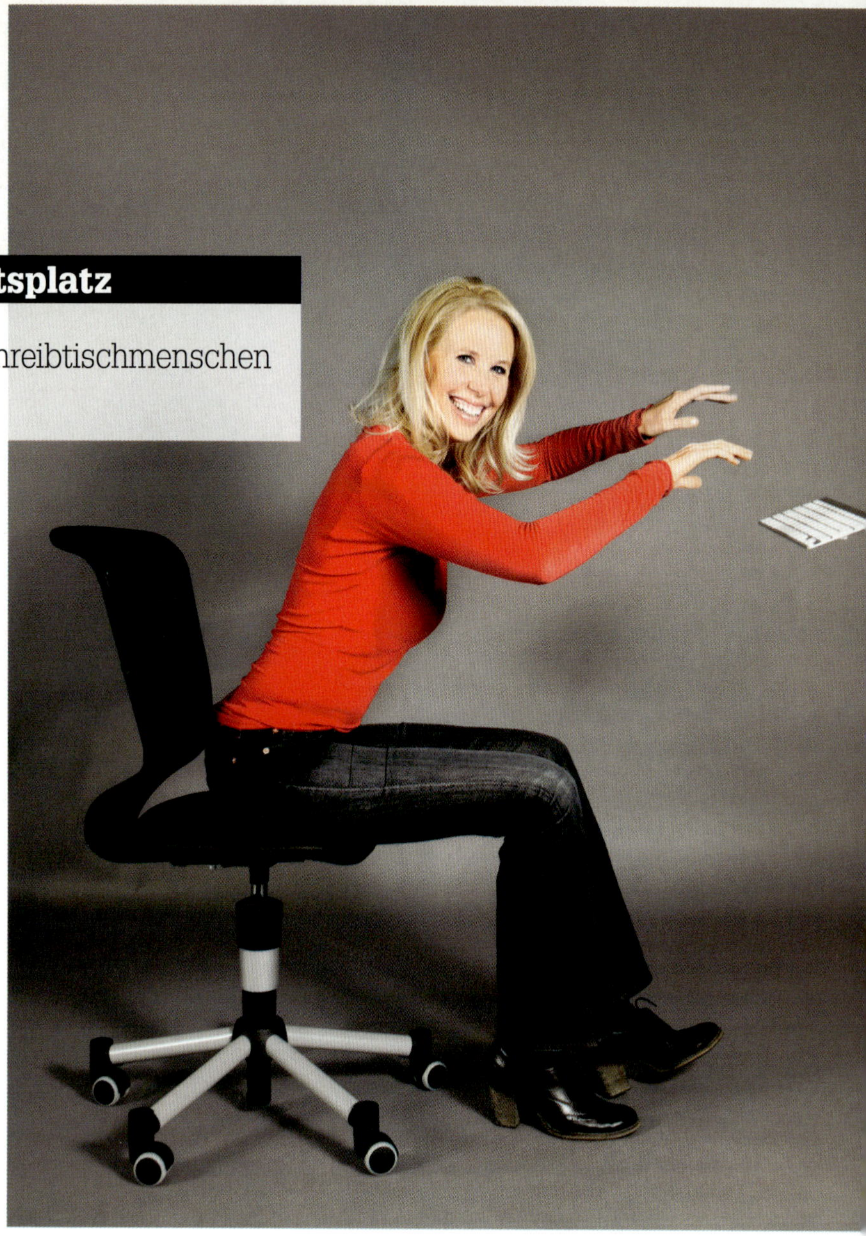

Wer länger arbeitet, tut seinem Rücken etwas Gutes. Jedenfalls in Büros, in denen unter Schreibtischen ein Laufband rotiert. Bei gemächlichem Tempo (1,6 km/h) traben die Angestellten telefonierend und tippend dem Feierabend entgegen.

Der „Trek-Desk" ist die jüngste Idee, um die größte Rückensünde im Office auszumerzen: die Bewegungslosigkeit. Denn mehr als 80 Prozent der Arbeitszeit kauern Mitarbeiter am Schreibtisch – fast 70 000 Stunden während eines Arbeitslebens.

Marathonsitzen ist anstrengend fürs Kreuz. Denn wenn wir sitzen, kippt das Becken nach hinten. Damit verstärkt sich der Druck in und auf die Bandscheiben. Durch stundenlanges Klicken der Computermaus oder das angestrengte Starren auf den Bildschirm nehmen wir unwillkührlich Fehlhaltungen ein. Die werden dann durch Muskelkontraktionen ausgeglichen, was wiederum zu Fehlhaltungen und Verspannungen führt. Neue Schmerzen entstehen. Ein Teufelskreis beginnt.

Doch fast 18 Millionen Angestellte kommen nicht umhin, erkleckliche Zeit im Sitzen zu verbringen. Arbeitsmediziner haben deshalb deren Mobiliar gründlich studiert, um herauszufinden, wie es beschaffen sein muss, damit die Gesundheit nicht mehr als unvermeidbar gefährdet wird.

„Der Standard-Bürostuhl ist für den Rücken völlig in Ordnung", sagt der Wirbelsäulenchirurg Michael Mayer, Chefarzt der Schön Klinik München-Harlaching. „Vorausgesetzt, er ist richtig eingestellt. (siehe rechts) Denn ein schlechter Bürostuhl ist für den Rücken genauso schädlich wie ein unklug emporgehobener Zementsack – oder ein falsch im Hohlkreuz geschwungener Hammer."

Aber auch ein perfektes Sitzmöbel hilft wenig, wenn man sich nicht an die neuen Empfehlungen für gesundes Sitzen hält. Bislang lehrten Rückenschulen,was viele schon von Großmutter kennen: „Sitz

Schreibtisch-Check: Wie sitze ich richtig?

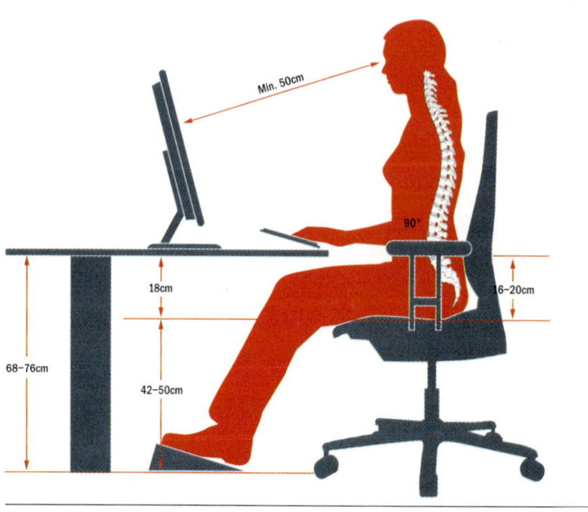

Optimale Höhe: Ober- und Unterschenkel sowie Ober- und Unterarm bilden jeweils etwa einen rechten Winkel.
Perfekte Beinfreiheit: Die Beine haben unter der Arbeitsfläche genügend Platz und stoßen nicht an die Unterseite.
Bester Blickwinkel: Der Monitor ist so ausgerichtet, dass der Blick leicht abfallend auf den Bildschirm trifft.

gerade!" Doch physiologische Untersuchungen zeigen, dass diese Haltung für den Körper nur eine Zeit lang kein Problem ist. Wer aber lange wie ein Zinnsoldat sitzt, belastet die Bandscheiben im Schnitt mit einem Gewicht von 125 Kilogramm. Aber auch nach vorn gebeugtes Sitzen (Rundrücken) drückt auf die Scheiben zwischen den Wirbeln – sogar mit bis zu 180 Kilogramm.

„Sie dürfen sitzen, wie Sie möchten! Hauptsache, Sie behalten eine Stellung nicht zu lange bei", erklärt Bandscheibenexperte Mayer die neue Rückenschullehre des „dynamischen Sitzens". Statt regungslos auf dem Stuhl zu verharren, immer wieder wechselnde Positionen einnehmen: mal aufrecht, mal leicht nach vorn gebeugt, mal nach hinten gelehnt. Dieses „bewegte Sitzen" empfiehlt sich nicht nur für Menschen am Scheibtisch, sondern auch für jene Millionen, die an einem Empfangs-Desk, einer Maschine, einem Produktionsband oder am Lenkrad von Taxis, Lkws, Bussen und Bahnen sitzen.

Auch sollte sich jeder, der lange auf seinem Sitz verweilt, zwischendurch recken und strecken – selbst wenn die Kollegen grinsen. Dehnungsübungen durchbluten die Rückenmuskulatur und lockern sie. Am wichtigsten aber ist es, immer wieder aufzustehen! Studien belegen: Mehr Bewegung am Arbeitsplatz erhöht Motivation und Leistungsfähigkeit und senkt im Gegenzug die Fehltage wegen Rückenleiden. Der Tag im Büro, so das Ziel der Mediziner, soll zu etwa 50 Prozent sitzend und zu jeweils 25 Prozent stehend beziehungsweise in Bewegung verbracht werden.

Um den Mitarbeitern Beine zu machen, setzen immer mehr Unternehmen das neue Konzept des sogenannten Active Office um. Mal fehlen Mülleimer am Schreibtisch. Wer Abfall entsorgen will, soll zu zentralen Boxen laufen. Mal muss sich der Mitarbeiter zu Druck- und Kopierstationen hin bequemen. Mal sind Telefone so platziert, dass sie erst nach zwei, drei Schritten erreichbar sind. Zudem sollen Gymnastikbänder und Sprossenwände dazu beigetragen, dass sich im Büro mehr bewegt als nur die Computermaus.

„Auch jedes Kilo weniger entlastet die Wirbelsäule ein Stück mehr", erklärt Mediziner Mayer. Gewichtsreduktion hält er, neben genügend Bewegung, für den wichtigsten Schutzfaktor bei Rückenschmerzen.

Leider ist das Kalorien verzehrende Laufband nicht die ultimative Lösung. Das ständige Traben, so klagen Mitarbeiter, störe die Konzentration. Simpler als mit High Tech nimmt ab und tut zugleich Gutes für den Rücken, wer seine Gewohnheiten ändert. Öfter mal in der Mittagspause eine Runde um den Block, statt nur in der Kantine zu sitzen. ■ ▷

»Ein schlecht eingestellter Bürostuhl ist genauso schädlich wie falsches Hämmern«

Wirbelsäulen-Chirurg Prof. Michael Mayer, Chefarzt der Schön Klinik München-Harlaching

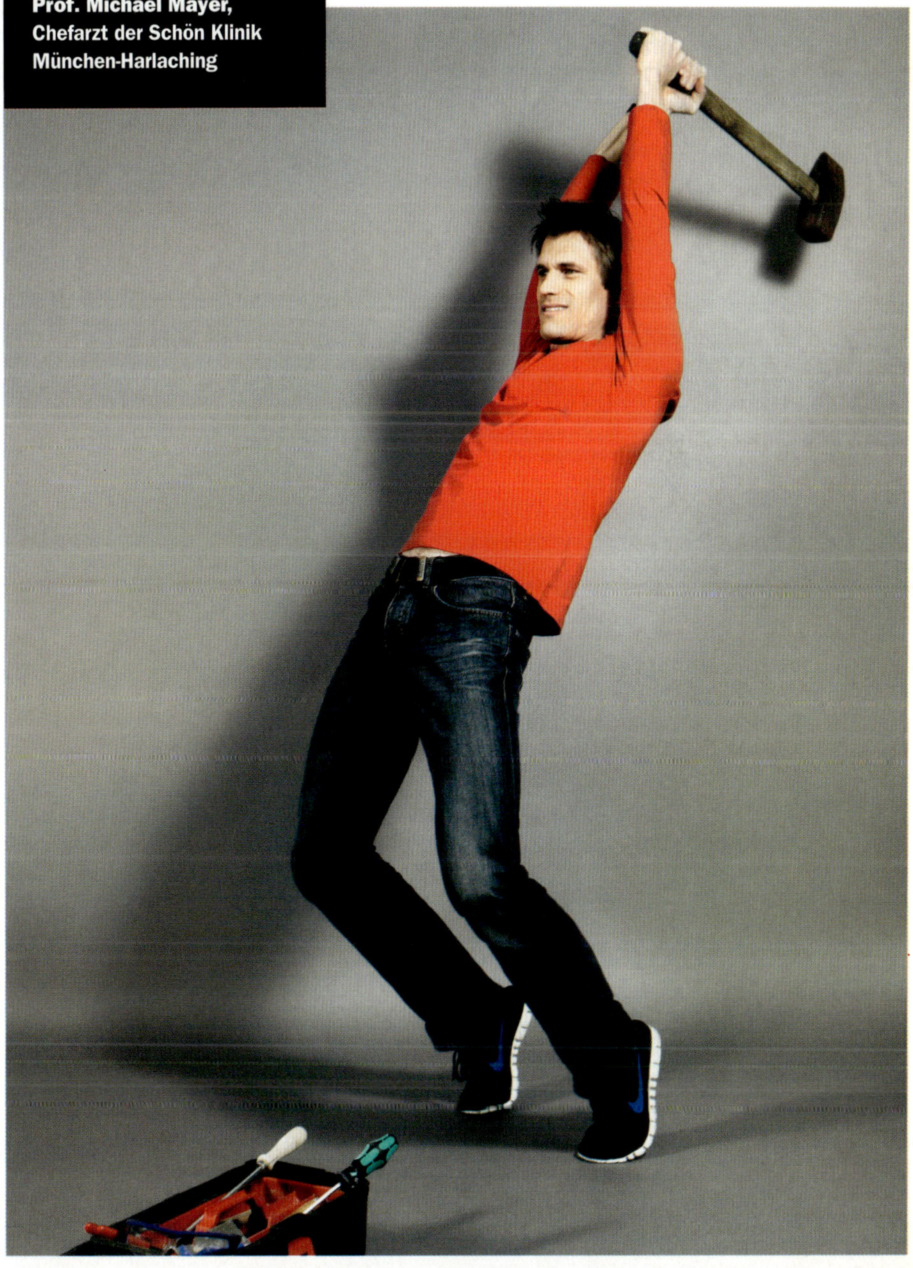

Rückenfit im Unterricht

Alte Schulbänke, schwere Ranzen und still sitzen – so werden Kinder krank. In die Klasse muss Bewegung!

Wie ein schlaffer Mehlsack lümmelt Peter am Tisch. „Das wird man dir in der Schule abgewöhnen!", droht die Mutter dem Abc-Schützen. In der Tat ist der Unterricht auch dazu da, den natürlichen Bewegungsdrang der Kinder zu zähmen. Und dies scheint im Übermaß zu gelingen.

Bis zu 30 Stunden Schulbankdrücken pro Woche bereits bei Grundschülern, mit anschließenden Sitzungen beim Chatten, vor dem Fernseher und bei Hausaufgaben machen schon die Jüngsten rückenkrank. Besonders betroffen sind Kinder zwischen elf und 14 Jahren: Knapp 60 Prozent klagen über Schmerzen im Kreuz, ergab eine Umfrage unter 100 Kinderärzten im Auftrag der Krankenkasse DAK.

Viele Kinder hocken zudem auf altem Schulmobiliar, das nicht nur Rückenbeschwerden Vorschub leistet. „Auch das Denkvermögen wird durch diese Möbel beeinträchtigt", hat Oliver Ludwig von der Uni des Saarlandes herausgefunden. Die Studie des Sportwissenschaftlers zeigt: „Schüler arbeiten konzentrierter und ausdauernder auf höhenverstellbaren Stühlen mit beweglichen Sitzflächen. Und die Kinder haben weniger Rückenprobleme."

Ins Kreuz gehen darüber hinaus dicke Atlanten und schwere Bücher. „Der Schulranzen sollte rund zehn Prozent des Körpergewichts wiegen", lautet die Faustregel. „Doch das Problem heutzutage", so Forscher Ludwig, „sind nicht zu schwere Taschen, sondern immer schwächere Kinder."

Gestärkt werden sollen Schüler durch die Initiative „Das bewegte Klassenzimmer". Mit zwei Grundideen will die Bundesarbeitsgemeinschaft für Haltungsförderung (BAG) Lernen mit Bewegung verbinden:

Bewegtes Lernen: Schüler dürfen im Unterricht rennen, springen, hüpfen.

Bewegtes Sitzen: Lümmeln in der Schulbank ist erlaubt.

Für viel wichtiger als die korrekte Sitzpostion halten Experten ständige und ausreichende Bewegung. Zappeln und Lümmeln am Mittagstisch müsse dabei auch weiterhin nicht erlaubt werden: Sogar Wirbelsäulenärzte pochen als Eltern auf Tischmanieren. ■

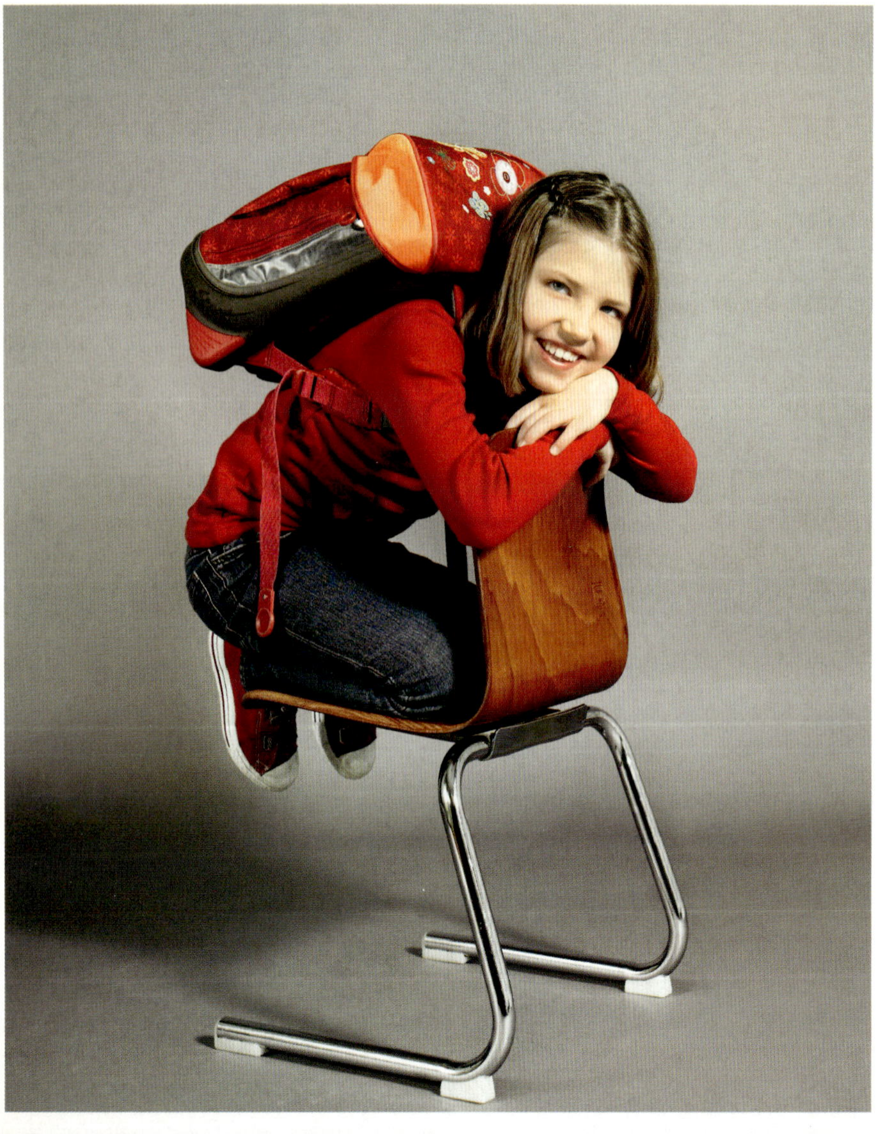

Risiko Ranzen

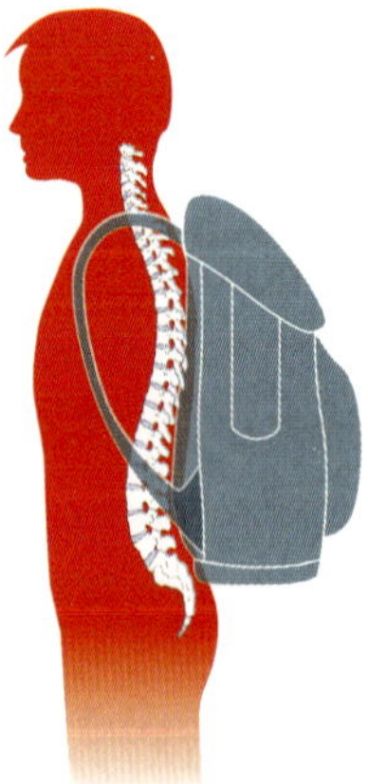

Schülerlast. Rund zehn Prozent des Körpergewichts sollte der Ranzen wiegen – und er muss perfekt sitzen. Bei zu langen Riemen droht ein Hohlkreuz, bei zu kurzen Riemen ein Rundrücken. Experten raten vom Aktenkoffer und rollbarem Trolley ab. Sie belasten den Rücken einseitig – Haltungsschäden drohen.

Rückenfit beim Autofahren

Autositze werden immer komfortabler – trotzdem braucht das Kreuz auf langen Fahrten Ihre Hilfe

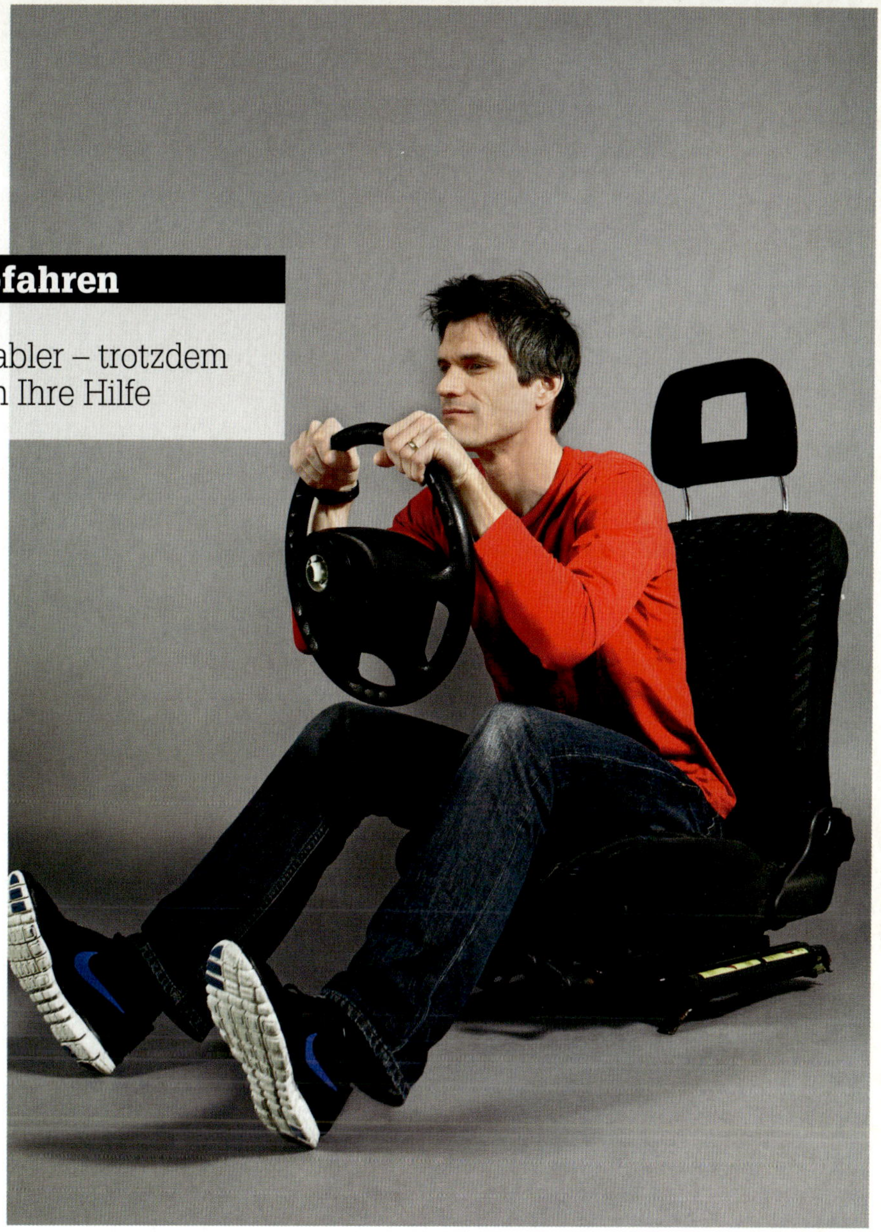

Flotter Dienstwagen, freie Zeiteinteilung. „Für mich war's ein Traumjob", sagt Handelsvertreter Harald Petersen. Aber irgendwann forderten die langen Fahrten ihren Tribut. „Die Rückenschmerzen haben mich fast wahnsinnig gemacht."

„Das Sitzen im Auto ist die schlimmste Form des Sitzens überhaupt", sagt Holger Unger von der TU Chemnitz. Der Arbeitswissenschaftler hat herausgefunden, „dass bereits nach 30 Minuten Fahrt die Muskulatur ermüdet und die Gelenke leiden".

Warum der Rücken so schnell Pause braucht, liegt nicht allein an der unbeweglichen Haltung im Autositz. Schuld sind auch subtile Schwingungen, die während der Fahrt auf den Menschen einwirken – verursacht durch Fahrbahnunebenheiten und den Motor. Die ständigen Vibrationen führen zu Stauchungen der Wirbelsäule. Bis zu drei Zentimeter schrumpft sie bei einer langen Fahrt zusammen.

Um rückenfeindliche Schwingungen zu dämpfen, haben Ingenieure den Autositz zu einem High-Tech-Gerät weiterentwickelt. So pulsieren Dutzende kleiner Luftpolster unter der Oberfläche moderner Sitze. Sobald der Fahrer Platz nimmt, wird die richtige Menge Luft abgesaugt bzw. hineingepumpt. Alle Körperzonen schmiegen sich eng an die verschiedenen Luftpolster, die als Extra sogar den Rücken säuselnd massieren.

Bis zu zehn Prozent des Fahrzeugwerts macht die Sitzanlage aus, die nur dann ergonomisch ist, wenn sie sich in möglichst viele Richtungen verstellen lässt. Doch jeder kann auch selbst etwas für rückenschonendes Fahren tun, indem er auf eine optimale Sitzhaltung achtet (siehe rechts). Vertreter Petersen hängt jetzt nicht mehr lässig hinterm Steuer. Und er hat sich auch angewöhnt, was er früher für Zeitverschwendung hielt: Pausen. „Seit ich regelmäßig anhalte und mich dehne und strecke", sagt er, „kann ich viele Kilometer runterreißen – schmerzfrei." ■ ▷

Der Rücken-Check vor langen Fahrten

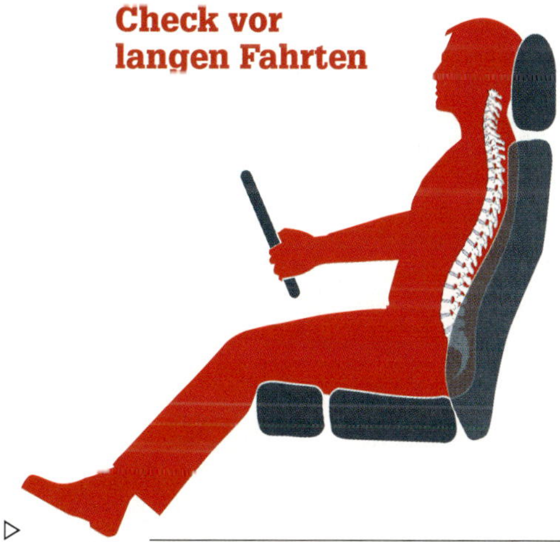

Prüfliste für bequemes und sicheres Autofahren:

- ✓ Die Rückenlehne stützt vollständig die Wirbelsäule und die Kopfstütze den Kopf.
- ✓ Die Sitzneigung ist so eingestellt, dass die Oberschenkel locker aufliegen.
- ✓ Mit dem Gesäß ganz nach hinten an die Lehne rutschen.
- ✓ Die Beine sind auch bei durchgetretenen Pedalen noch leicht angewinkelt.
- ✓ Bei angelehnter Sitzhaltung können die Handgelenke oben auf dem Lenkrad liegen. Dann ist der Abstand optimal.
- ✓ Pausen planen: Der beste Sitz ist nie so rückenfreundlich wie viele kleine Pausen mit Bewegung.

Rückenfit zu Hause und in der Freizeit

Ob Arbeit im Haushalt oder Ruhen auf dem Sofa – der Rücken nimmt beides krumm

Die Kinder zappeln wieder mal am Frühstückstisch. Und prompt kippt ein Milchglas um. Rasch bückt sich die Mutter, um den Boden aufzuwischen – und schon sticht es im Kreuz.

„Putzen, kochen, bügeln und staubsaugen sind anstrengend für den Rücken, wenn dabei nicht rückengerecht gearbeitet wird", sagt Detlef Detjen, Sprecher der Aktion Gesunder Rücken (AGR), ein von Ärzten und Physiotherapeuten geförderter Verein im niedersächsischen Selsingen. Die Experten haben als schlimmste Haltungssünde im Haushalt den krummen Rücken ausgemacht. Dabei wird die Lendenwirbelsäule belastet. Die Folge: Sie schmerzt.

Ein Katzenbuckel indes lässt sich beim Putzen leicht mit einem der Körpergröße angepassten Wischmopp vermeiden. Beim Staubsaugen beugt ein höhenverstellbares Teleskoprohr dem Rundrücken vor (siehe unten). Und in der Küche verhindert eine genügend hohe Arbeitsfläche das zu tiefe Bücken. Zwischen der Arbeitsplatte und dem Ellenbogen sollen rund 15 Zentimeter Platz sein.

Eine weitere Fehlhaltung im Haushalt ist das überstreckte Hohlkreuz; etwa wenn die Hausfrau beim Fensterputzen den Riesen markieren will. Oft hilft zwar eine Leiter oder Tritthilfe, doch manchmal müssen bei einer Tätigkeit die Arme über Augenhöhe gehalten werden. Dann sollten die Ellenbogen nahe beieinander bleiben, sonst verspannt die Nackenmuskulatur.

„Auch beim Heben sind Fehler häufig", weiß die Münchner Physiotherapeutin Franziska Weber. „Ein voller Wäschekorb zum Beispiel wird am besten mit aufgerichteter Wirbelsäule in die Höhe geliftet – aus der halben Hocke heraus. So kommt die Kraft aus den Beinen und nicht aus der Rückenmuskulatur."

Allerdings ist es nicht nötig, sich beim Heben jedweder Last akkurat rückenschonend zu verhalten. „Bei leichten Gegenständen schadet vermeintlich falsches Bücken dem Rücken nicht", beruhigt Jessica van Steegen, Bewegungsexpertin bei der AOK Nordwest in Dortmund.

Die Wirbelsäule ist eine der stabilsten Strukturen des Körpers. Rund 1,5 Tonnen kann sie tragen, das Gewicht eines Kleinwagens. „Heben Sie mittelschwere Lasten so, wie Sie wollen", erklärt die Diplomsportlehrerin van Steegen die neue Empfehlung der Rückenschulen. „Achten Sie allerdings stets auf die Grenzen Ihres Körpers."

Zu flexiblem Verhalten raten Rückenfachleute auch beim Arbeiten an niedrigen Behältern. Wer etwa eine Waschmaschine befüllt oder leert, geht am besten mit aufrechtem Rücken in der Hocke. Diese alte Regel hat noch immer Bestand. Doch auch fürs Wäschesortieren und für Gartenarbeiten wurde diese Haltung empfohlen. Weil dabei aber die Knie schmerzen, wird jetzt gelehrt, sich mit gestreckten Beinen aus dem Kreuz nach unten zu beugen. Dass dabei die Bandscheiben herausspringen können, ist eine Mär – ebenso wie die landläufige Befürchtung, der Wirbelsäule zu schaden, wenn man krumm auf dem Sofa liegt.

So manche Spielfilmnacht hat jedoch Qualen bereitet, weil mit der Zeit jede Sitz- oder Liegeposition auf dem Sofa unbequem wird. Der Züricher Mediziner und Spezialist für ergonomische Möbel, Christian Markert, empfiehlt daher für langes, bequemes Sitzen statt einer Couch einen Sessel – möglichst mit Relax-Funktionen: verstellbarer Rückenlehne sowie Kopf- und Nackenstütze.

„Aber beim Mobiliar wird meist zu sehr aufs Design geachtet und zu wenig auf Rückenfreundlichkeit", klagt Rückenexperte Markert, der dieses Verhalten sogar beim Kauf von Sportgeräten beobachtet. „Selbst ein Fahrrad muss oft nur schick sein." Ein Velo, das dem Kreuz nicht schadet, ist mit einer Vollfederung ausgestattet, hat einen tiefen Einstieg – und wiegt wenig, damit der Rücken beim Tragen geschont wird. Zudem lässt sich das Fahrrad so einstellen, dass man in aufrechter oder leicht nach vorn geneigter Haltung leicht in die Pedale treten kann. Tourenräder, bei denen der Lenker höher ist als der Sattel, sind daher rückengesünder als Rennräder oder Mountainbikes.

Bewegung gilt als wirksame Prävention gegen Kreuzbeschwerden, ob auf einem guten Fahrrad oder beim Joggen. Und wenn es nach dem Sport oder nach harter Hausarbeit im Rücken mal zwackt, dann ist das völlig normal. Statt sich in Watte zu packen, lautet das beste Rezept: so viel Schonung wie nötig und so wenig wie möglich. ■ ▷

Das Staubsauger-Einmaleins

Bis zu 88 Stunden jährlich ist die Hausfrau mit Staubsaugen beschäftigt – und legt dabei rund 21 Kilometer zurück. Das ist anstrengend für den Rücken. „Benutzen Sie ein Gerät mit höhenverstellbarem Teleskoprohr", rät die Physiotherapeutin Franziska Weber. „Ist das Saugrohr zu kurz, verfällt man leicht in eine krumme Haltung." Die Expertin empfiehlt, beim Staubsaugen aufrecht in Schrittposition zu stehen, die Belastung auf beide Beine zu verteilen und das Gewicht beim Vor- und Zurückgehen zu verlagern. So kommt die Kraft nicht aus dem Rücken. Praktisch ist auch eine flexible Verlängerung für den Schlauch – dann kann das Gerät beim Treppensaugen unten bleiben. Rollen am Gerät selbst schonen außerdem den Rücken. Filterboxen sollten so verstaut sein, dass man sich beim Wechseln nicht verrenken muss.

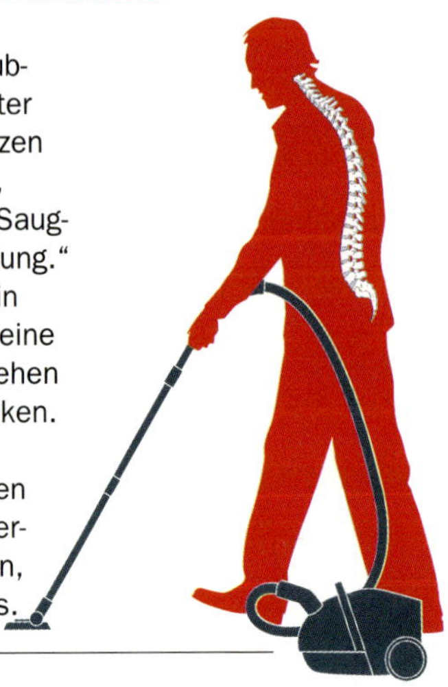

»Haushaltsgeräte und Sitzmöbel sollen Design mit Rückenfreundlichkeit verbinden«

Christian Markert, Spezialist für ergonomisches Design in Zürich

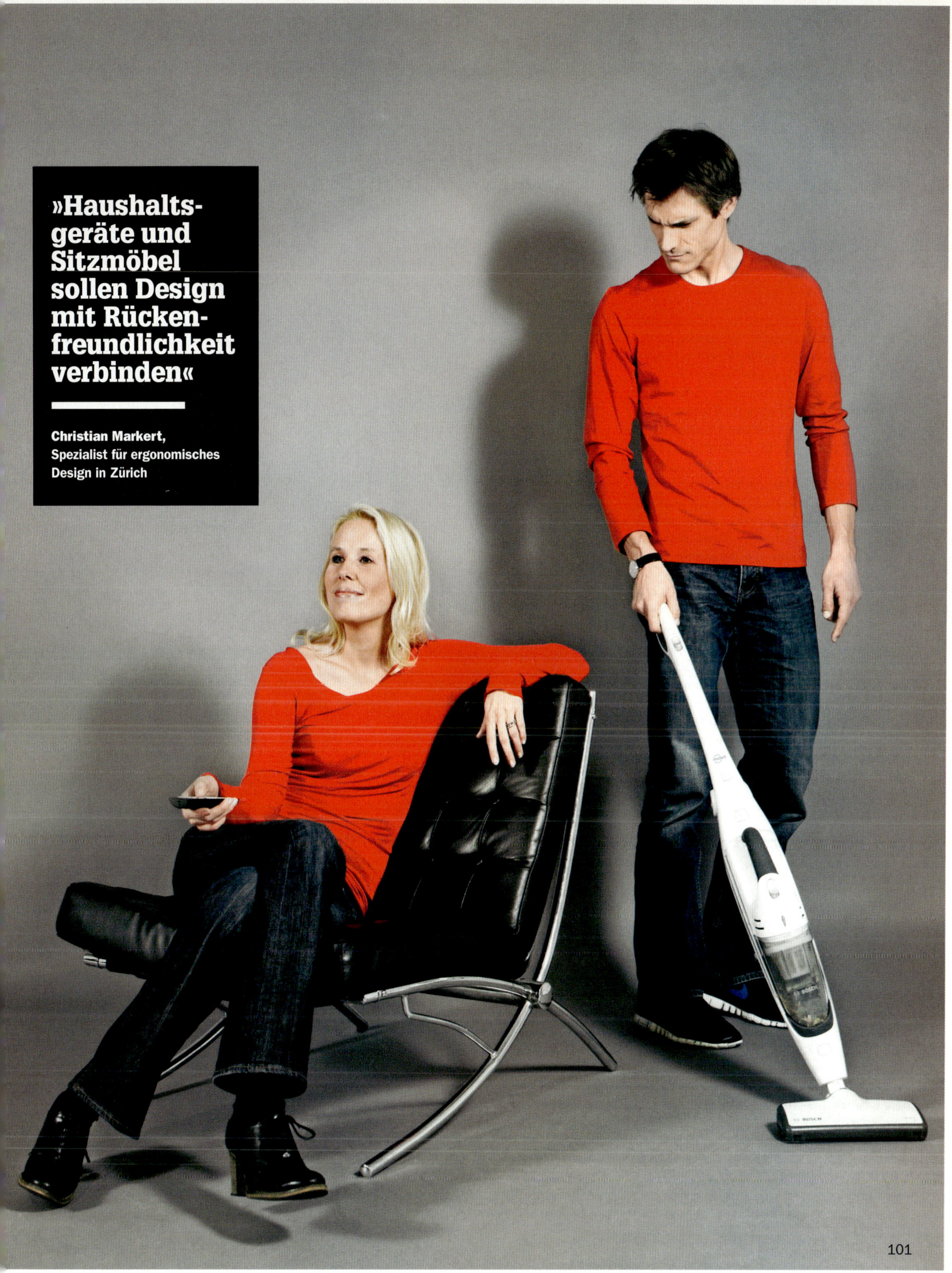

Schwangerschaft

Werdende Mütter haben schwer zu tragen.

Die richtige Vorbereitung lindert Kreuzbeschwerden

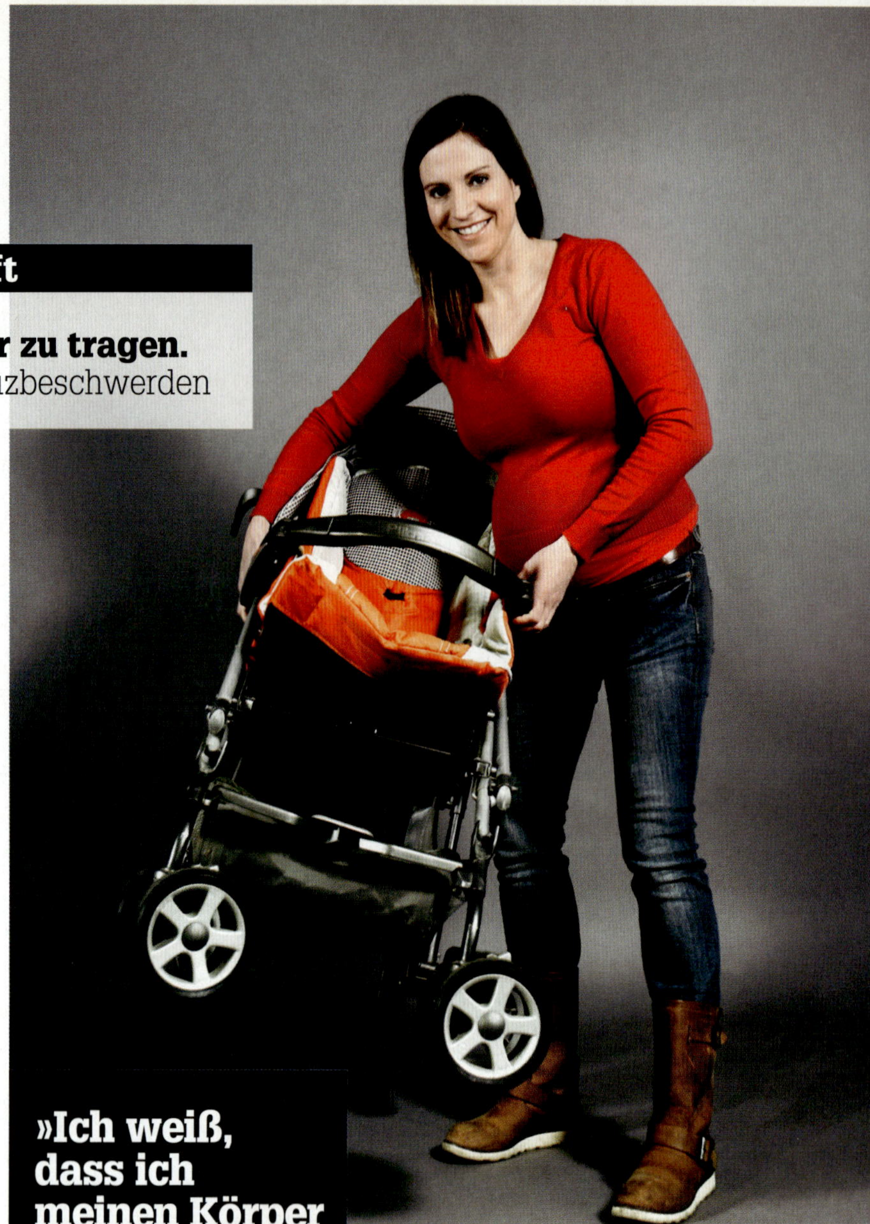

»Ich weiß, dass ich meinen Körper wappnen muss«

Diana Tuchardt, 36, Heilpraktikerin aus München

Noch vier Monate wird Diana Tuchardts Bauch weiterwachsen, bis er etwa so viel wiegt wie eine volle 6er-Kiste Mineralwasser. Die wird die 36-Jährige dann rund um die Uhr mit sich herumschleppen: beim Treppensteigen, wenn sie das Spielzeug ihrer sechsjährigen Tochter vom Boden aufklaubt und wenn sie sich nachts im Bett umdreht. „Selbst wenn ich einfach nur ein paar Minuten stehe, zieht es im ganzen unteren Rücken", klagt die Münchnerin.

Eine Schwangerschaft ohne Rückenschmerzen ist leider die Ausnahme. Bis zum Geburtstermin nimmt das Gewicht am Rumpf um etwa 30 Prozent zu. Damit Frauen unter dieser Last nicht vornüberkippen, ist ihre Wirbelsäule biegsamer als bei Männern und die typische S-Form stärker ausgeprägt. So fällt es Schwangeren leichter, ins Hohlkreuz zu gehen und den Körperschwerpunkt auszubalancieren.

Trotz der günstigen Anatomie des weiblichen Rückgrats werden Muskeln und Bänder jedoch stark belastet. Dazu trägt bei, dass Schwangerschaftshormone das stützende Gewebe lockern, um im Bauch mehr Platz für das Baby zu schaffen. Dieser Effekt erleichtert zwar die Geburt, schwächt aber das Muskelkorsett. „Besonders auf dem Iliosakralgelenk, das zwischen Kreuz- und Darmbein liegt, lastet sehr viel Druck", erklärt Susanne Beckers, Orthopädin aus Wassenberg bei Mönchengladbach. „Die Folge sind starke Schmerzen im unteren Rücken, die bis in die Beine ausstrahlen können."

Um derlei Beschwerden zu lindern, hilft vor allem Bewegung. „Der beste Schutz sind Muskeln und Bänder, die schon vor der Schwangerschaft gestärkt wurden", so Beckers. Denn im Alltag von werdenden Müttern ist für regelmäßige sportliche Betätigung meist kaum Zeit. „Mein Job und meine sechsjährige Tochter halten mich ziemlich auf Trab", sagt auch Diana Tuchardt. „Da bleibt einfach selten Energie übrig." Die Heilpraktikerin behandelt ihre eigenen Kreuzschmerzen deshalb auch mit Wärmeanwendungen und Akupunktur. Beides kann kurzzeitig Linderung verschaffen; an Aktivität führt nach dem Stand der Forschung jedoch kein Weg vorbei. Besonders in den ersten sechs Monaten ist sanftes Training ratsam – etwa Schwimmen, Schwangerschaftsyoga oder lange Spaziergänge. Schmerzmittel sollten Schwangere nur im Notfall und generell nur nach Rücksprache mit einem Arzt einnehmen. Bei starken Beschwerden können Frauenärzte oder Orthopäden auch Physiotherapie verordnen. Wichtig ist allerdings, zunächst gynäkologische Ursachen für die Schmerzen auszuschließen, etwa vorzeitige Wehen oder einen Nierenstau.

Unterstützung braucht der Rücken auch nach der Geburt. „Die Rumpfmuskulatur ist dann geschwächt, wird aber im Alltag beim Stillen und Herumtragen des Babys stark beansprucht", warnt Beckers. Diana Tuchardt hat sich deshalb bereits nach einem Rückbildungskurs umgesehen. Und sich schon einen Tipp notiert: Wer beim Schieben des Kinderwagens den Griff von unten umfasst, geht automatisch aufrecht. ■

KATJA TÖPFER

Mini-Yoga-Work-out für Schwangere

Bei Rückenübungen mit Babybauch sind zwei Dinge wichtig: Die Bewegungen dürfen keinen Druck auf den Bauch ausüben, und sie müssen besonders sanft ausgeführt werden. Spezielles Schwangeren-Yoga ist deshalb ideal. „Es dehnt und kräftigt die Muskulatur, ohne die Gebärmutter zu belasten, gleichzeitig bereitet es den Körper auf die Geburt vor", erklärt **Amiena Zylla.** Die Münchner Yogalehrerin hat für FOCUS-GESUNDHEIT ein Mini-Work-out für Schwangere konzipiert: Es dehnt Rücken, Brustkorb und Becken, um die Wirbelsäule zu entlasten und mehr Platz für das ungeborene Kind zu schaffen.

Zum Aufwärmen: In den Vierfüßlerstand gehen, Arme nicht ganz durchstrecken. Vom Steißbein her den Rücken Wirbel für Wirbel in den Katzenbuckel schieben. Position einige Atemzüge lang halten. Wirbelsäule von unten nach oben wieder langstrecken. So lange wiederholen, wie es guttut.

1.

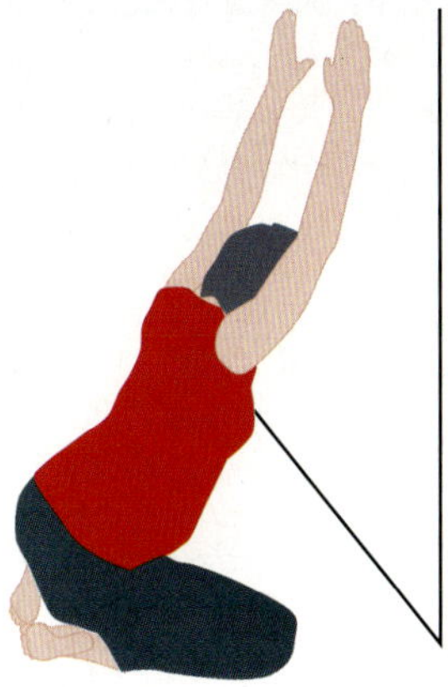

So geht's: Mit dem Gesicht zur Wand auf die Unterschenkel setzen, Abstand zur Wand etwa 20 cm. Unteren Rücken langmachen, Becken leicht einrollen. Arme über den Kopf strecken, mit den Händen abstützen. Schultern nach unten ziehen. Brustkorb nach vorn hängen lassen. Dehnung so lange halten, wie es guttut.
Das bringt's: Stärkt die Muskeln zwischen den Schulterblättern. Dehnt Rippen und Atemhilfsmuskeln für leichteres Atmen.

2.

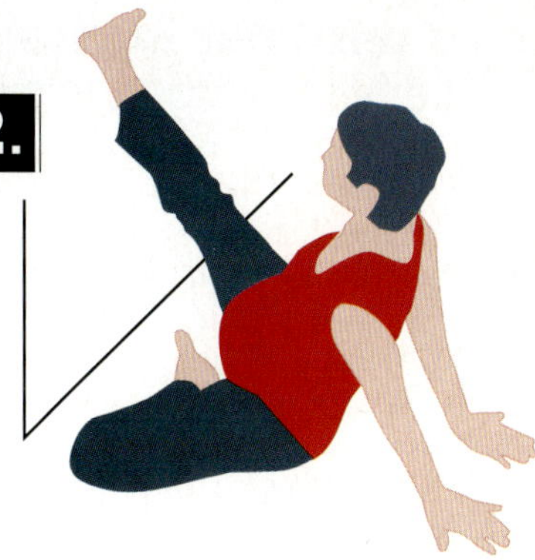

So geht's: Mit dem Gesicht zur Wand auf den Boden setzen, dabei leichten Abstand zur Wand halten. Ein Bein anwinkeln, das andere gestreckt mit der Ferse hoch an die Wand lehnen. Dabei mit leicht gebeugten Armen hinter dem Rücken abstützen. Dehnung für kurze Zeit halten, dann die Übung mit dem anderen Bein wiederholen.
Das bringt's: Richtet den oberen Rücken auf, dehnt Brustkorb und Beinrückseite, kräftigt den unteren Rücken.

3.

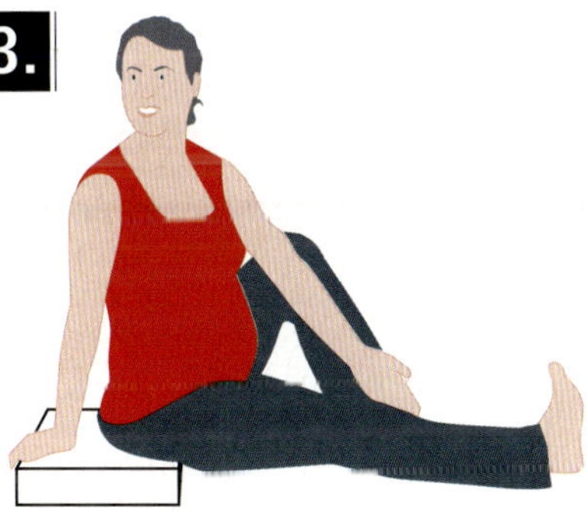

So geht's: Mit Kissen unter dem Steißbein auf den Boden setzen. Rechtes Bein strecken, Fußspitze angezogen. Mit rechtem Arm hinter dem Rücken abstützen. Linkes Bein gebeugt aufstellen. Nur aus der Brustwirbelsäule heraus Oberkörper leicht nach rechts drehen, Becken bleibt gerade. Linker Arm zeigt zum rechten Knie und drückt leicht gegen das angewinkelte Bein.
Das bringt's: Beugt Nackenverspannungen vor, dehnt Brustkorb und Rückenmuskeln.

4.

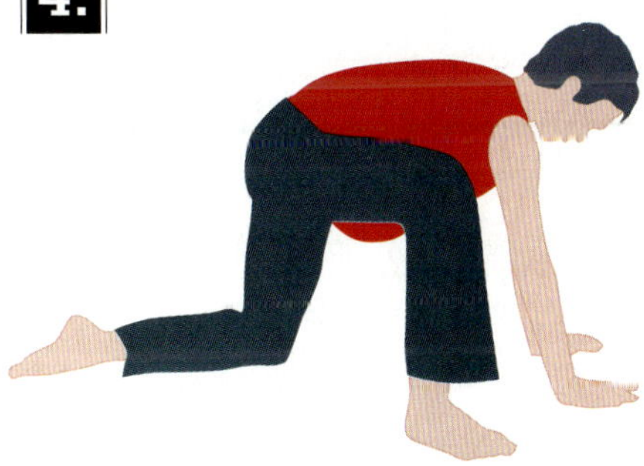

So geht's: In den Vierfüßlerstand gehen. Ein Bein seitlich im 90-Grad-Winkel aufstellen, Knie und Fußgelenk bilden eine senkrechte Linie. Rücken gerade halten, Becken leicht nach innen einrollen, Schultern von den Ohren wegziehen. Jetzt das Becken abwechselnd nach hinten, links und rechts bewegen und jeweils in die Dehnung gehen. Bein wechseln.
Das bringt's: Lindert Ischiasschmerzen und mobilisiert das Iliosakralgelenk.

5.

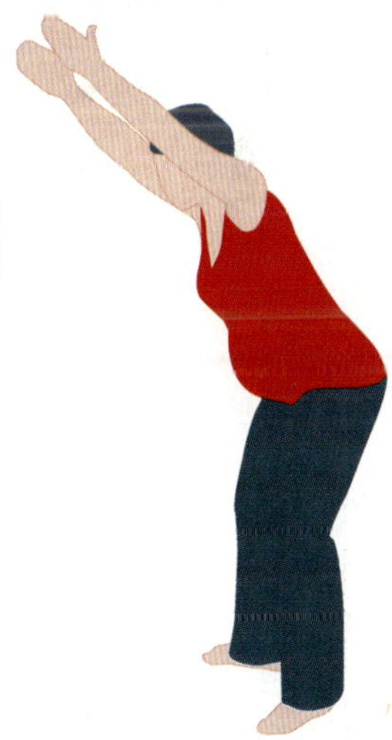

So geht's: Füße parallel aufstellen, Beine etwas beugen. Becken leicht nach vorn kippen, Druck auf die Fuß-Außenseiten. Rücken gerade halten und mit nach oben gestreckten Armen in die Länge ziehen. Oberkörper leicht nach vorn beugen, Rücken bleibt gerade. Einige Zeit halten. Wichtig: Nicht zu weit nach vorn gehen, das beansprucht die Bauchmuskeln zu stark.
Das bringt's: Kräftigt Rückenstrecker, Schultern und Oberschenkel.

Rückenfit im Alter

Ab 60 wird der Rücken schwächer. Aber wer sein Sportpensum steigert, bleibt kräftig bis zum Schluss

Für Olympia ist es nie zu spät. Das dachte sich jedenfalls der 101-jährige Trent Lane aus Louisiana und trat bei den Olympischen Spielen für Senioren an. Als ältester Teilnehmer erzielte er im Hammerwerfen mit 11,32 Meter einen neuen Weltrekord in seiner Alterklasse.

Mindestens so bemerkenswert wie diese Leistung, ist das Alter in dem der sportliche Rentner mit Wettkampfsport überhaupt erst begonnen hat: an seinem 81. Geburtstag.

„Selbst Hochbetagte legen mit leichtem Training enorm schnell an Kraft und Beweglichkeit zu", beobachtete Altersforscherin Maria Fiatarone Singh von der Universität in Sydney. Dreimal wöchentlich acht Minuten lang trainierte die australische Wissenschaftlerin Senioren im Alter zwischen 86 und 96 Jahren. „Bereits nach acht Wochen hatte die Muskelkraft im Schnitt um 174 Prozent zugenommen."

Körperliches Training im Alter bremst nicht nur den natürlichen Abbau der Muskelmasse. „Sportliche Aktivität ist auch die effektivste Maßnahme, um Stürze zu verhindern. Oft ist mangelnde Kraft daran schuld, wenn ältere Menschen fallen", weiß Hans-Hermann Dickhuth, Leiter der Sportmedizinischen Abteilung des Klinikums Freiburg. „Sollte es doch einmal zu einem Knochenbruch kommen, erholen sich trainierte Ältere schneller von ihren Verletzungen als Bewegungsfaule."

Der Sportarzt empfiehlt allen Senioren „ein Programm, das zu gleichen Teilen aus Konditions-, Kraft- und Beweglichkeitstraining besteht". Als Ausdauersportarten für Senioren eignen sich besonders Radfahren, Joggen, Walking, Bergwandern, Rudern, Schwimmen und Skilanglauf. Die Muskeln werden am besten gekräftigt durch Übungen an Geräten im Fitness-Studio. Aber auch Training zu Hause mit Hanteln oder elastischen Bändern zahlt sich aus. Und um agil zu bleiben, können Senioren den Golf-, den Tennisschläger oder auch das Tanzbein schwingen.

„Drei- bis viermal wöchentlich 60 Minuten sollten sich Ältere intensiv bewegen", rät Sportmediziner Hans-Georg Predel von der Deutschen Sporthochschule Köln. „Das entspricht dem Verbrauch von etwa 2000 Kilokalorien. Dies ist der Wert, bei dem der Organismus optimal arbeitet." Erst jenseits dieser Kaloriengrenze verbessert sich die Fitness wirklich. Sporadisches Training hilft wenig. „Allerdings profitiert ein gänzlich untrainierter Senior schon von einer Stunde Sport pro Woche", sagt Mediziner Predel. Bewegungsmuffeln indes rät er vor dem Einstieg ins Training eine gründliche medizinische Untersuchung.

Regelmäßige Aktivität hält nicht nur den Körper fit, sondern auch den Geist. „Durch Bewegung", so Seniorenforscher Dickhuth, „werden Nervenzellen im Gehirn besser miteinander vernetzt." Im hohen Alter kann der Mensch also leicht noch Neues lernen – z.B. ungewohnte Bewegungsabläufe einer Sportart, die er erst als Senior für sich entdeckt. ■

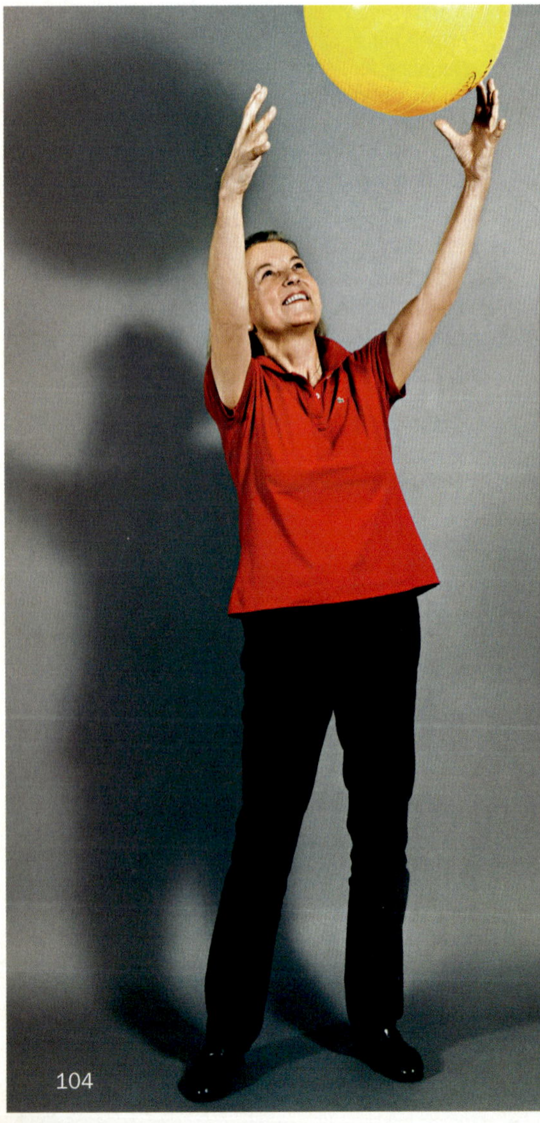

»Selbst Hochbetagte legen mit leichtem Training enorm an Kraft und Beweglichkeit zu«

Maria Fiatarone Singh, Altersforscherin an der Universität von Sydney

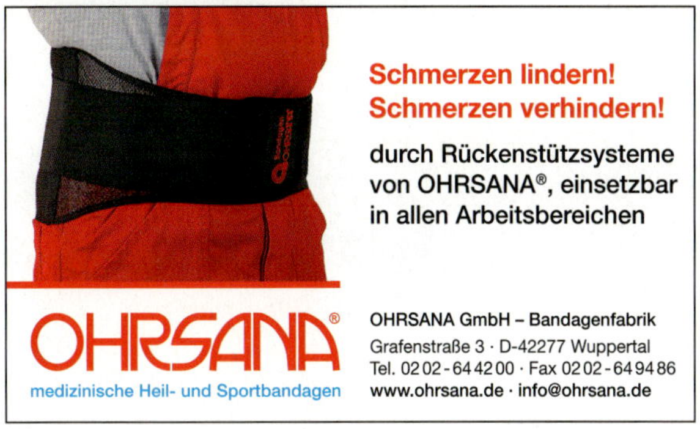

Schmerzen lindern!
Schmerzen verhindern!
durch Rückenstützsysteme von OHRSANA®, einsetzbar in allen Arbeitsbereichen
OHRSANA®
medizinische Heil- und Sportbandagen
OHRSANA GmbH – Bandagenfabrik
Grafenstraße 3 · D-42277 Wuppertal
Tel. 0202-644200 · Fax 0202-649486
www.ohrsana.de · info@ohrsana.de

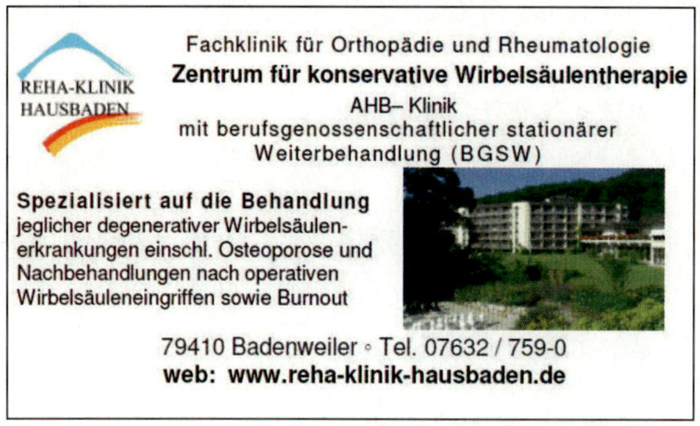

REHA-KLINIK HAUSBADEN
Fachklinik für Orthopädie und Rheumatologie
Zentrum für konservative Wirbelsäulentherapie
AHB– Klinik
mit berufsgenossenschaftlicher stationärer Weiterbehandlung (BGSW)
Spezialisiert auf die Behandlung jeglicher degenerativer Wirbelsäulenerkrankungen einschl. Osteoporose und Nachbehandlungen nach operativen Wirbelsäuleneingriffen sowie Burnout
79410 Badenweiler • Tel. 07632 / 759-0
web: www.reha-klinik-hausbaden.de

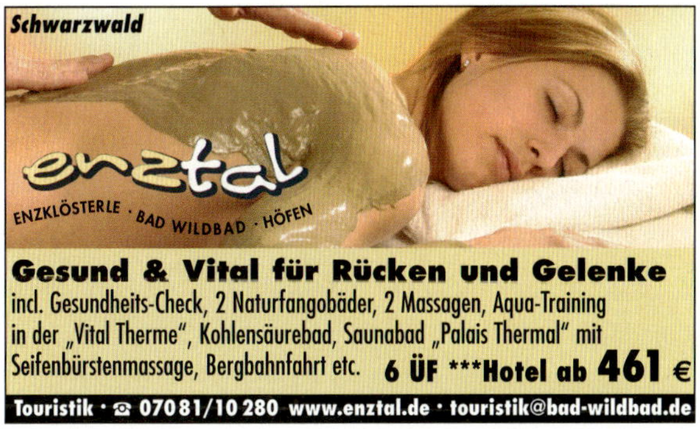

Schwarzwald
enztal
ENZKLÖSTERLE · BAD WILDBAD · HÖFEN
Gesund & Vital für Rücken und Gelenke
incl. Gesundheits-Check, 2 Naturfangobäder, 2 Massagen, Aqua-Training in der „Vital Therme", Kohlensäurebad, Saunabad „Palais Thermal" mit Seifenbürstenmassage, Bergbahnfahrt etc. 6 ÜF ***Hotel ab 461 €
Touristik · ☎ 07081/10 280 www.enztal.de · touristik@bad-wildbad.de

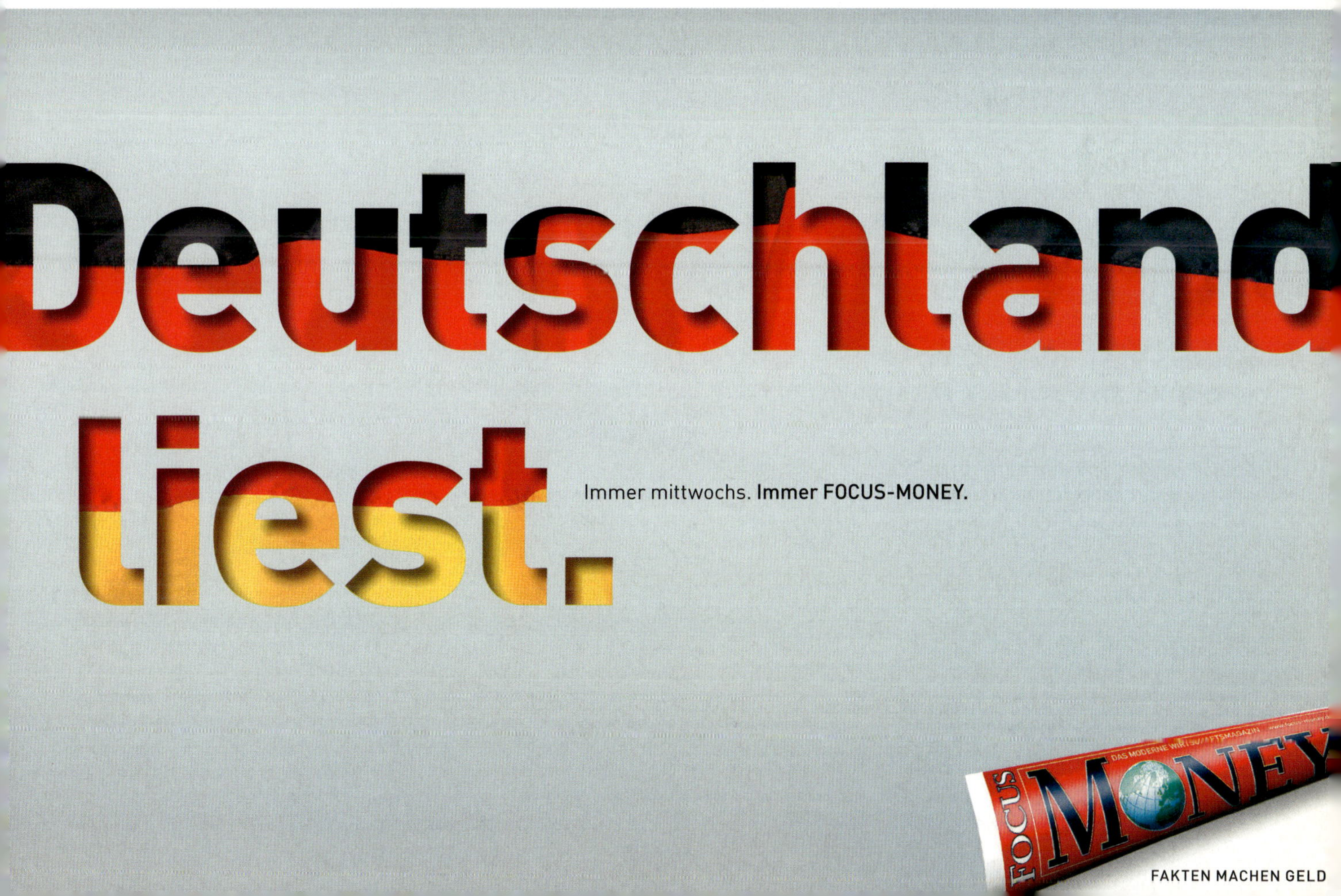

Deutschland liest.
Immer mittwochs. Immer FOCUS-MONEY.
FOCUS MONEY
DAS MODERNE WIRTSCHAFTSMAGAZIN
FAKTEN MACHEN GELD

Sitzen als **Genuss**

Innovative Funktionen ermöglichen **maßgeschneiderte** Bürostühle – für komfortables und gesundes Arbeiten am Schreibtisch.

Der erste Mensch, der je auf einem Bürostuhl saß, war ein Amerikaner. Um 1840 standen zum ersten Mal verstellbare Sitzkonstruktionen in einem Office in den USA. Mit Rosshaar gefüllte Stoffkissen dienten als Polster.

Heute ist beim Büromobiliar der Variantenreichtum schier grenzenlos – und zusätzlich erobern alternative Sitzgelegenheiten den Markt (siehe rechts). All diesen Innovationen gemeinsam ist das Bemühen der Konstrukteure, das Sitzen im Büro so angenehm und gleichzeitig so gesund wie möglich zu gestalten.

„Jeder Mensch aber hat unterschiedliche Sitzbedürfnisse. Folglich gibt es nicht den idealen Schreibtischstuhl", sagt Wolfgang Schneider, der als Spezialist für Bürostuhl-Ergonomie in Friedrichshafen ein Expertennetzwerk leitet. „Gleichzeitig aber lässt sich jeder moderne Stuhl in einen persönlich angepassten, maßgeschneiderten Sitz verwandeln."

Dazu sollte man, rät Ingenieur Schneider, „die Gebrauchsanleitung studieren und nach den Stellhebeln unter dem Stuhl schauen". Als Abwechslung bieten sich auch diverse Sitzalternativen an (siehe rechts). Swoppen Sie doch mal für ein paar Stunden. Oder – wenn Geld keine Rolle spielt – arbeiten Sie im High-Tech-Sessel „Emperor". Egal, wie Sie sich entscheiden – eines ist sicher: Im richtigen Stuhl wird aus Sitzfrust Sitzlust. ■

JOSEPH SCHEPPACH

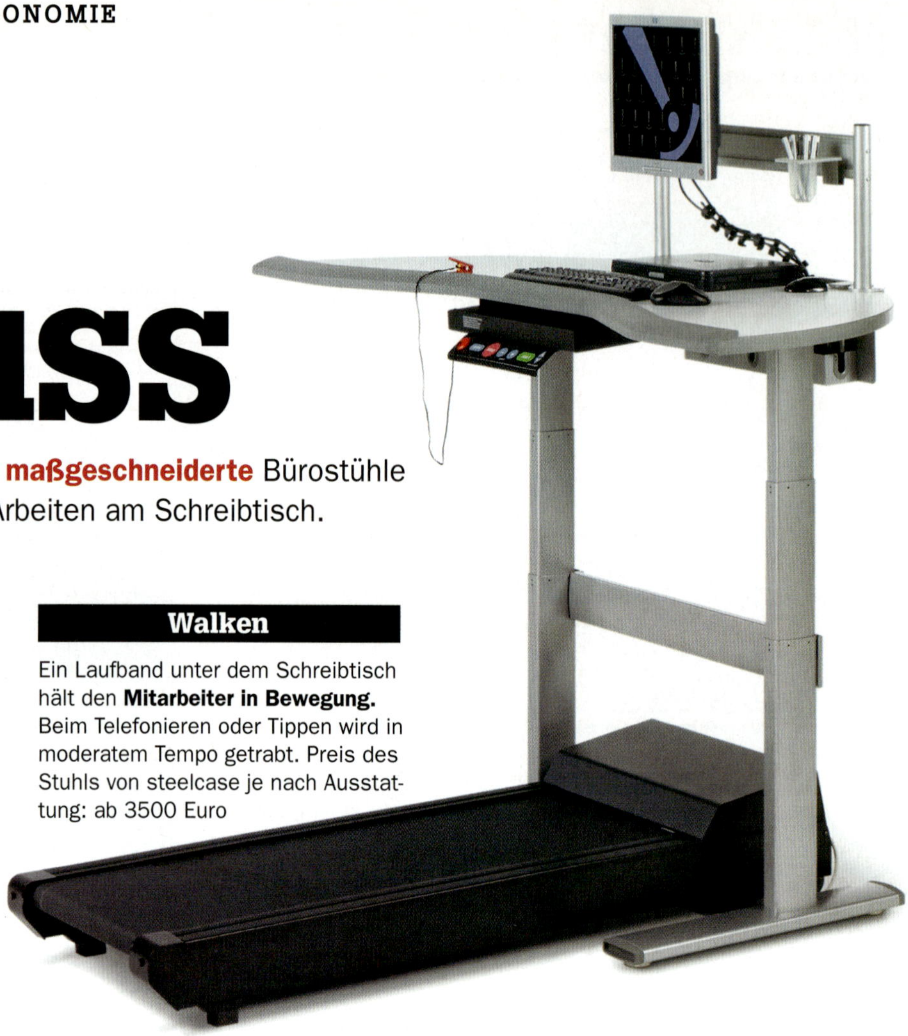

Walken

Ein Laufband unter dem Schreibtisch hält den **Mitarbeiter in Bewegung.** Beim Telefonieren oder Tippen wird in moderatem Tempo getrabt. Preis des Stuhls von steelcase je nach Ausstattung: ab 3500 Euro

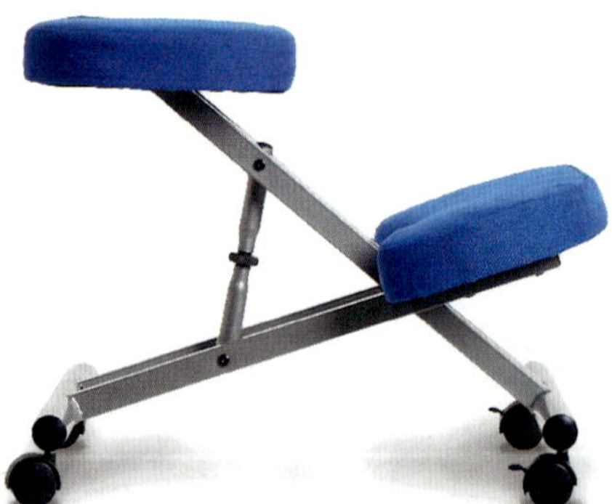

Knien

Die fehlende Rückenlehne regt dazu an, kniend eine gesunde Haltung einzunehmen. **Die Wirbelsäule wird entlastet.** Das Knien schränkt jedoch die Durchblutung der Unterschenkel ein. Von Carat. Preis: ab 25 Euro

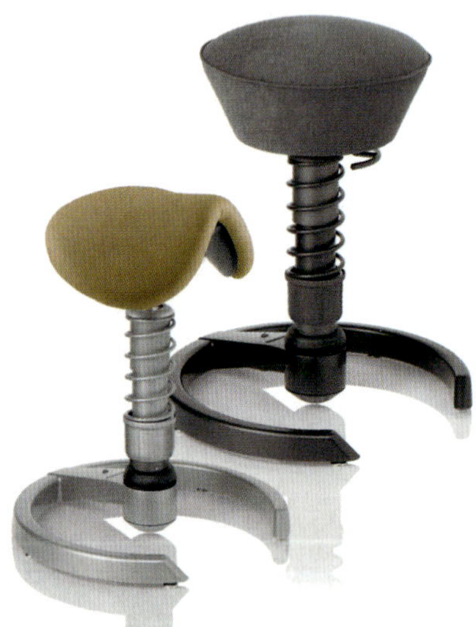

Schwingen

Der federgelagerte Aktiv-Drehstuhl **„antwortet" bei jeder Bewegung** mit einer minimalen Gegenbewegung. So werden Bandscheiben und Rückenmuskeln stimuliert. Preis des „swopper": rund 500 Euro

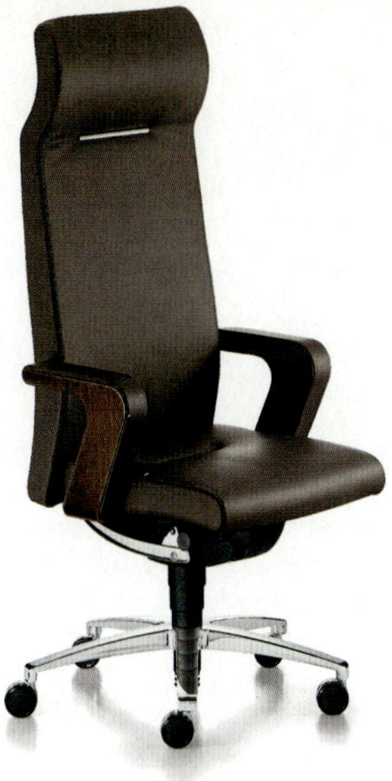

Relaxen

Die Lehne des Drehsessels ist ungewöhnlich flexibel. Beim relaxten Zurücklehnen **wölbt sich die Nackenstütze** in Richtung der natürlichen Kopfhaltung nach vorn. Preis des „of course“ von Sedus: ab 2000 Euro

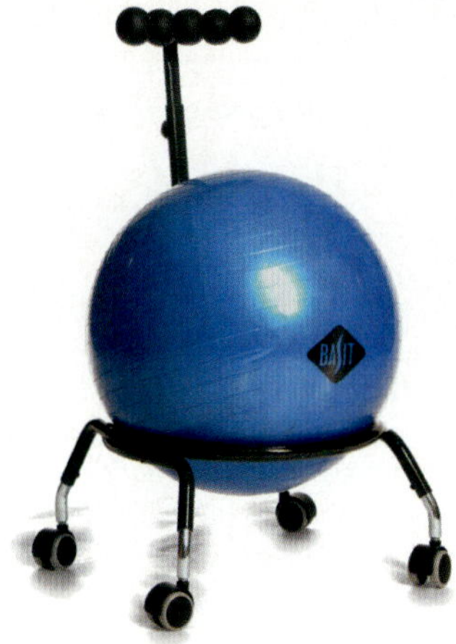

Hüpfen

Der Ball animiert dazu, beim Sitzen zu hüpfen und so die Haltung häufig zu wechseln. Eine **gute Abwechslung,** aber nicht zum Dauersitzen geeignet. Preis des rollenden Gummistuhls von Pallone: rund 200 Euro

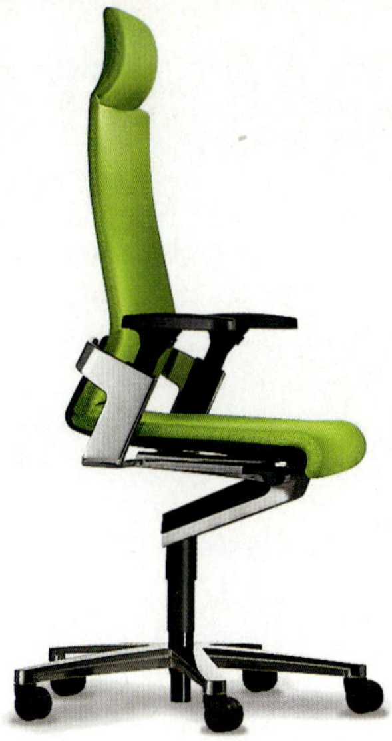

Kippen

Der „ON“ ist **in alle Richtungen beweglich.** Er lässt sich auch zur Seite kippen. Dieses „dreidimensionale Sitzen“ soll zu mehr Aktivität am Schreibtisch anregen. Preis des Stuhls von Wilkhahn: ab 650 Euro

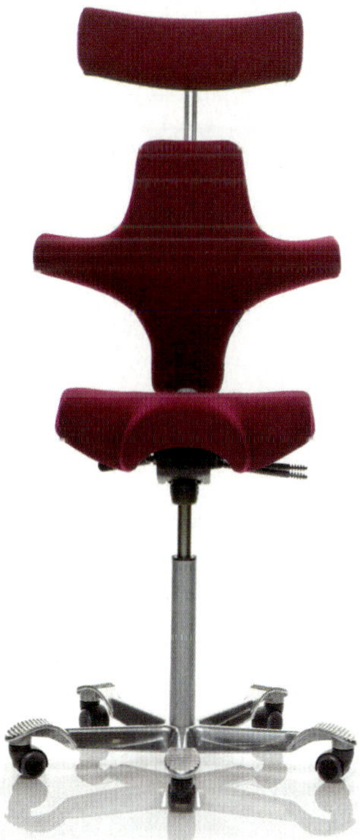

Hochsitz

Eine Gasfeder macht aus dem Sattelsitz gleichsam einen Fahrstuhl. Schnell und bequem funktioniert der **Wechsel zwischen hohen und niedrigen Arbeitspositionen.** Preis des „Capisco“ von HAG: ab 1000 Euro

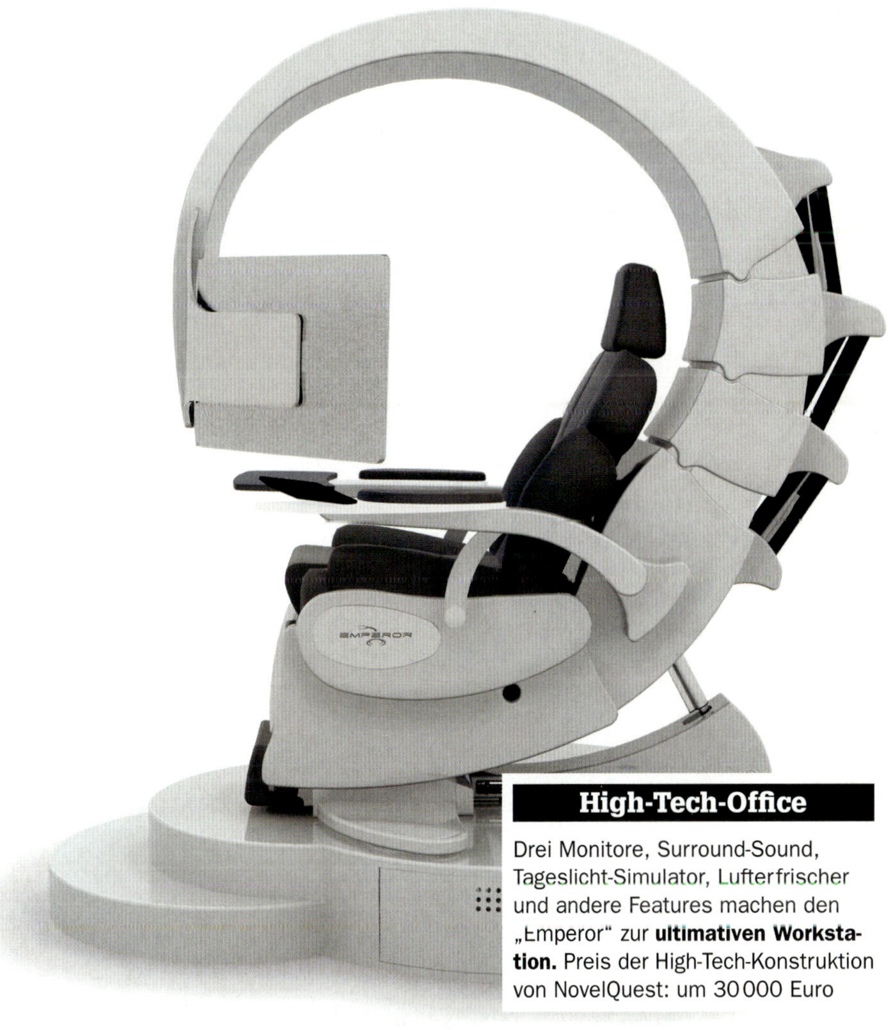

High-Tech-Office

Drei Monitore, Surround-Sound, Tageslicht-Simulator, Lufterfrischer und andere Features machen den „Emperor“ zur **ultimativen Workstation.** Preis der High-Tech-Konstruktion von NovelQuest: um 30 000 Euro

Selbsttest

Sind Sie fit im Kreuz? Vorsicht: Testen Sie nicht bei akuten Schmerzen!

Beweglichkeit

Wie beweglich ist Ihr Rücken?

Elastisch oder eingerostet – hier erfahren Sie es

Hüftbeugemuskulatur

Hilfsmittel: Bank oder Tisch
Durchführung: in Rückenlage auf Bank oder Tisch legen, sodass das Gesäß mit dem Tischende abschließt. Mit beiden Händen die Oberschenkelrückseite eines Beins in Höhe der Kniekehle umfassen. Oberschenkel bis zur Bewegungsgrenze zum Rumpf ziehen. Lendenwirbelsäule bleibt auf der Unterlage.

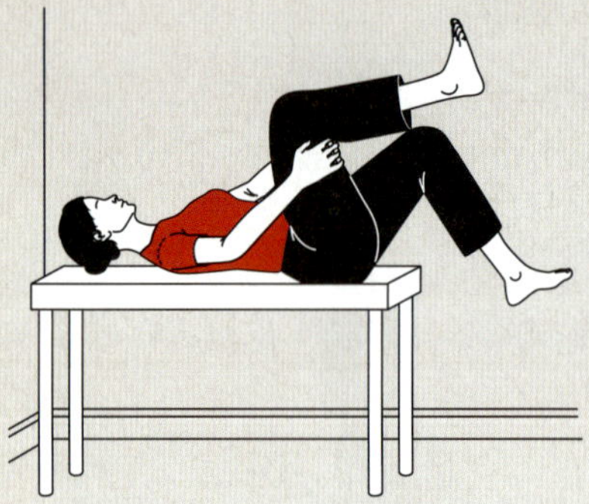

- **A** Oberschenkel zeigt aufwärts; der Unterschenkel hängt nicht entspannt nach unten.
- **B** Oberschenkel zeigt aufwärts; das Kniegelenk steht höher als das Hüftgelenk.
- **C** Oberschenkel erreicht die Horizontale.
- **D** Oberschenkel erreicht die Horizontale; Unterschenkel zeigt zum Boden.
- **E** Oberschenkel fällt etwa 10° abwärts; Unterschenkel zeigt zum Boden.

Brustmuskulatur

Hilfsmittel: Bank oder Tisch
Durchführung: in Rückenlage auf Unterlage legen. Beine im rechten Winkel aufstellen. An die Tischkante rücken, sodass der zu testende Arm seitlich überhängt. Den Arm langsam nach oben hinten und außen führen. Ellenbogengelenk bleibt gestreckt. In der Überkopfstellung wird der Arm seitlich geführt und auswärts gedreht, sodass die Daumenseite der Hand in Richtung Boden zeigt. Die Lendenwirbelsäule bleibt auf der Unterlage. Testen Sie, in welcher Position Sie den Arm mindestens drei Sekunden lang halten können. Testen Sie dann den anderen Arm.

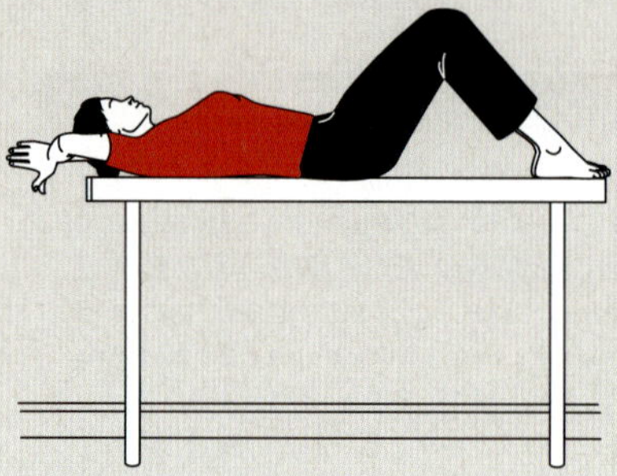

- **A** Arm zeigt deutlich aufwärts; erreicht die Horizontale nicht.
- **B** Arm erreicht annähernd unter deutlichem Dehngefühl die Horizontale.
- **C** Arm erreicht die Horizontale; die Dehnung ist spürbar.
- **D** Arm kann in der Horizontale entspannt werden.
- **E** Arm kann deutlich über die Horizontale geführt werden, bevor es zur Dehnung kommt.

Rumpfbeugung

Durchführung: mit dem Rücken an eine Wand setzen. Rücken und Gesäß berühren diese. Die Beine schließen. Einen 90°-Winkel in den Sprunggelenken halten (Fuß und Zehen hochziehen). Kniegelenke strecken. Den Oberkörper langsam und kontrolliert nach vorn beugen. Arme mitführen und

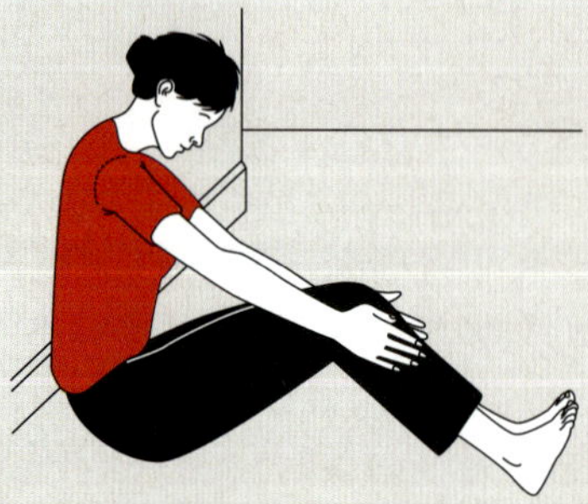

die Fingerspitzen so weit wie möglich in Richtung Fußspitzen führen. Testen Sie, in welchem Abstand zu den Zehen Sie Ihre Hände über einen Zeitraum von drei Sekunden halten können.

- **A** Die Knie können nicht gestreckt werden, sie weisen eine deutliche Beugehemmung auf.
- **B** In der Ausgangsposition können die Kniegelenke für drei Sekunden fast gestreckt werden.
- **C** Der Abstand der Fingerspitzen zu den Zehen beträgt bei Kniestreckung eine Handbreite.
- **D** Der Abstand der Fingerspitzen zu den Zehen beträgt weniger als eine Handbreite.
- **E** Die Fingerspitzen erreichen die Zehen und können darüber hinausgeschoben werden.

Auswertung

- **A** **Erhebliches Defizit.** Der Leistungszustand des Rückens erlaubt nur ein schonendes und langsames Aufbautraining zur Verbesserung der Beweglichkeit. Bitten Sie Arzt oder Physiotherapeut um Hilfe.
- **B** **Leichtes Defizit.** Ihr Rücken ist durch Alltagsanforderungen gefährdet. Werden Sie aktiv, und nutzen Sie gezielte Übungsprogramme.
- **C** **Normale Funktion.** Schützen Sie sich vor Rückenbeschwerden, indem Sie Ihre normale Beweglichkeit erhalten oder verbessern.
- **D** **Überdurchschnittliche Funktion.** Sie sollten Ihren guten Leistungszustand durch Übungsprogramme erhalten und langfristig weiter verbessern.
- **E** **Hohe Leistungsfähigkeit.** Erhalten Sie Ihre hervorragende Beweglichkeit mit gezielten Übungen.

Kraft

Wie stark ist Ihr Rücken?

Überprüfen Sie die wichtigsten Muskelgruppen

Rumpfmuskulatur

Durchführung: seitlich auf den Unterarm stützen, sodass der Ellenbogen gerade unter dem Schultergelenk steht. Beine in leichter Schrittstellung, das obere Bein liegt vorn. Becken anheben, bis Wirbelsäule und Kopf eine gerade Linie bilden.

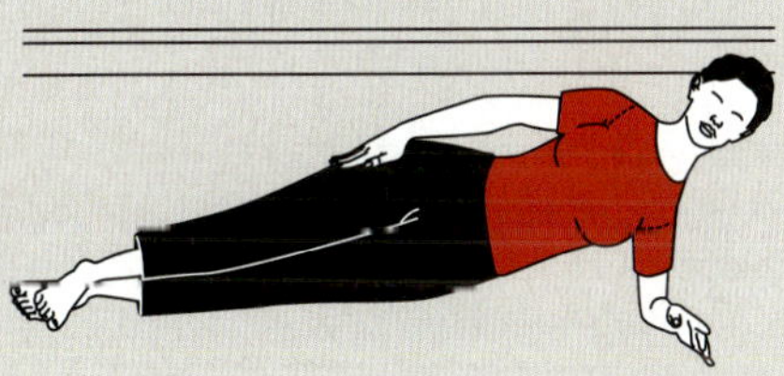

- **A** Position kann nicht gehalten werden.
- **B** Position kann weniger als fünf Sekunden gehalten werden.
- **C** Position kann sechs bis zehn Sekunden gehalten werden.
- **D** Position kann elf bis 15 Sekunden gehalten werden.
- **E** Position kann länger als 20 Sekunden gehalten werden.

Bauchmuskeltest

Durchführung: in Rückenlage Knie rechtwinklig beugen. Arme kreuzen. Kopf und Schultern langsam anheben und so weit wie möglich einrollen. Halswirbelsäule bleibt gerade, Kopf nicht vorschieben. Lendenwirbelsäule am Boden halten. Gleichmäßig atmen.

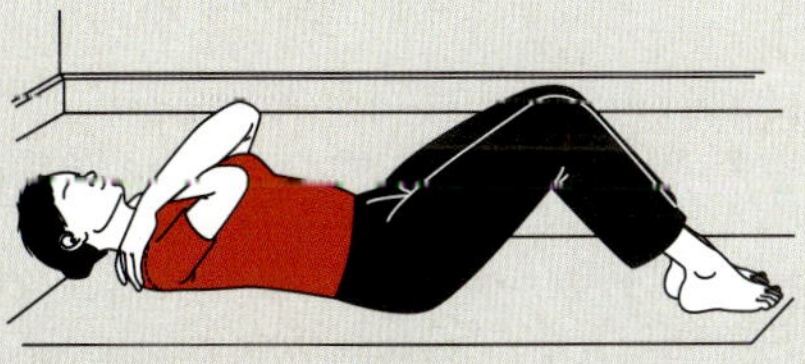

- **A** Halten nur kurz möglich
- **B** Einrollen weniger als fünf Sekunden
- **C** Einrollen weniger als zehn Sekunden möglich
- **D** Einrollen weniger als 20 Sekunden möglich
- **E** Einrollen weniger als 30 Sekunden möglich

Rückenstreckertest

Durchführung: in Bauchlage die Füße anwinkeln, sodass die Zehen den Boden greifen. Hände auf den Hinterkopf. Der Kopf bleibt in Verlängerung der Wirbelsäule (Blick zum Boden). Den Rumpf so anheben, dass die Spitze des Brustbeins noch Bodenkontakt hat.

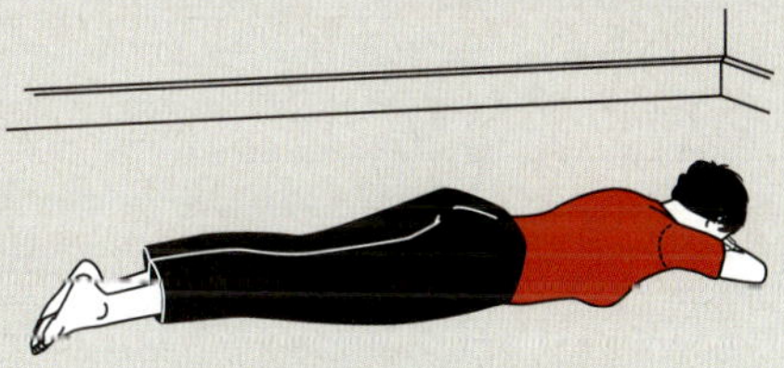

- **A** Halten der Position nur kurz möglich
- **B** Aufrichtbewegung kann bis zu fünf Sekunden gehalten werden
- **C** Aufrichtbewegung kann bis zu zehn Sekunden gehalten werden
- **D** Aufrichtbewegung kann bis zu 20 Sekunden gehalten werden
- **E** Aufrichtbewegung kann bis zu 30 Sekunden gehalten werden

Schultergürteltest

Durchführung: im „Vierfüßlerstand" den Rücken gerade halten. Das Körpergewicht auf die senkrecht stehenden, stützenden Arme verlagern, sodass eine 45°-Hüftbeugeposition erreicht wird. Die Hände stützen in gerader Linie unter den Schultern, die Ellenbogen zeigen leicht nach außen. Während der gesamten Übung bleiben Kopf, Hals und Rücken in einer geraden Linie. Nun die Arme beugen und strecken, bis die Nase den Boden berührt. Die Wirbelsäule bleibt während der Übung gestreckt. Eine Beuge- und Streckbewegung pro Sekunde ausführen.

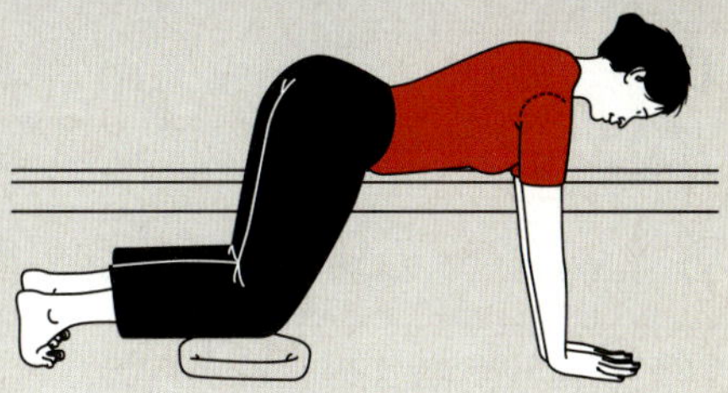

- **A** Der Liegestütz kann nicht ohne Ausweichbewegung durchgeführt werden.
- **B** Ein bis drei Liegestütze können korrekt durchgeführt werden.
- **C** Vier bis acht Liegestütze können korrekt durchgeführt werden.
- **D** Neun bis 14 Liegestütze können korrekt durchgeführt werden.
- **E** 15 bis 20 und mehr Liegestütze können korrekt durchgeführt werden.

Auswertung

- **A** **Erhebliches Defizit.** Führen Sie ein schonendes und allmähliches Aufbauprogramm durch. Bitten Sie Arzt oder Physiotherapeut um Hilfe.
- **B** **Leichtes Defizit.** Ihr Rücken ist durch Alltagsanforderungen gefährdet. Werden Sie aktiv und nutzen Sie gezielte Übungsprogramme.
- **C** **Normale Funktion.** Beugen Sie Rückenschmerzen vor, indem Sie Übungen zur Verbesserung der Kraft durchführen.
- **D** **Überdurchschnittliche Funktion.** Sie sollten Ihren guten Leistungszustand durch Übungsprogramme erhalten und weiter verbessern.
- **E** **Hohe Leistungsfähigkeit.** Durch Ihre Muskulatur geben Sie Ihrem Rücken Stabilität und schützen ihn vor Überbelastungen. Erhalten Sie ihre Leistungsfähigkeit durch Sport und Übungen.

Illustrationen: Jörg Dommel/FOCUS-Magazin   Quelle: Deutscher Verband für Physiotherapie (ZVK)

Rücken in Bewegung

Was Sie wissen sollten, um Ihre Wirbelsäule zu stärken, statt zu überlasten. Zehn Sportarten im Check

Die beste Prophylaxe gegen Rückenschmerzen ist Bewegung – und zwar egal welche. „Bislang kann keine Studie belegen, dass eine bestimmte Sportart besser gegen Kreuz- oder Nackenbeschwerden wappnet als eine andere", bestätigt Frank Mayer, Professor für Sportmedizin und Sportorthopädie an der Universität Potsdam. „Auch besonders ‚rückenfreundliche' oder ‚rückenfeindliche' Sportarten gibt es aus wissenschaftlicher Perspektive nicht", so Mayer. Stattdessen sind sich Rückenexperten einig: Jede Form der Bewegung tut dem Rückgrat mehr Gutes, als wenn man es vermeintlich schont und auf dem Sofa sitzen bleibt.

Manche Aktivitäten fordern die Wirbelsäule stärker als andere – auf Grund der Dynamik, der Haltung oder der speziellen Bewegungsabläufe. „Aber auch wenn es mal zwacken sollte: Ernsthafte Rückenverletzungen durch Sport sind extrem selten", so Gert-Peter Brüggemann, Leiter des Instituts für Biomechanik und Orthopädie an der Deutschen Sporthochschule Köln. „Um unnötige Belastungen und Verspannungen zu vermeiden, sollte man allerdings wissen, welche Bereiche der Wirbelsäule der Lieblingssport beansprucht." Muskuläre Schwachstellen können dann mit ergänzendem Krafttraining gezielt gestärkt und Wirbel und Bandscheiben dauerhaft entlastet werden.

Biomechaniker Brüggemann hat zehn Sportarten nach ihren jeweiligen Rücken-Anforderungen beurteilt. „Selbst wenn Wirbelschäden vorliegen, sind Aktivitäten wie Tennis oder Golf nicht grundsätzlich verboten", ergänzt der Experte. „Etwas mehr Muskelaufbau und etwas weniger Intensität – und Rückenpatienten müssen auf ihr sportliches Hobby keineswegs verzichten." ■

MILA HANKE

Tennis
Setzt Stabilität voraus

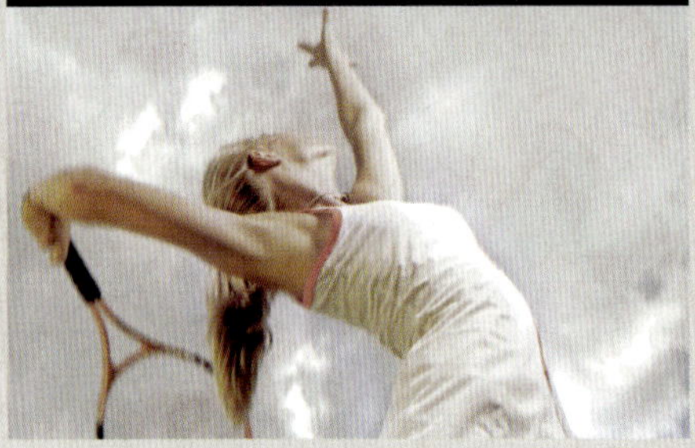

Beim Aufschlag werden Lendenwirbel- und Halswirbelsäule stark gestreckt und gleichzeitig gedreht. Abrupte Stopp- und Rotationsbewegungen belasten die Wirbelsäule relativ stark. **Beachten:** Auf der Seite des Schlagarms werden die Rumpfmuskeln stärker gefordert. Gezieltes Krafttraining gleicht diese Dysbalancen aus. Trainierte Rücken- und Bauchmuskeln entlasten zudem die Wirbelsäule im Spiel.

Kajak
Stärkt den Oberkörper

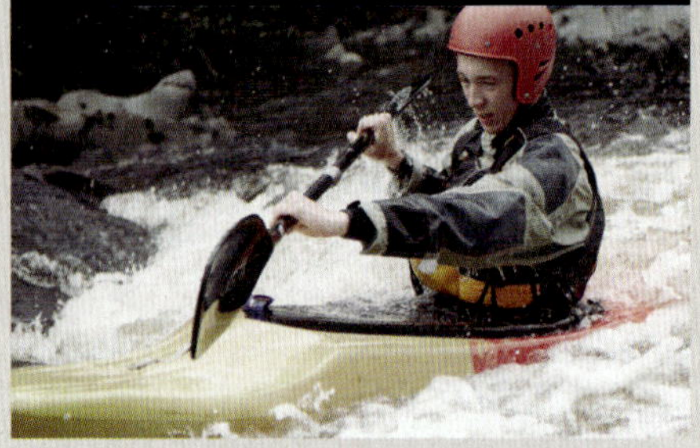

Die Rotationsbewegungen fordern die Lendenwirbelsäule. Die gesamte Oberkörpermuskulatur wird trainiert; kontrollierte Bewegungen machen Überlastungen unwahrscheinlich. **Beachten:** Da alle Rumpfmuskeln intensiv aktiviert werden, ist zusätzliches Krafttraining für diese Muskelgruppen nicht notwendig. Einsteiger sollten es langsam angehen lassen und auf die richtige Technik achten.

Klettern
Ideales Ganzkörpertraining

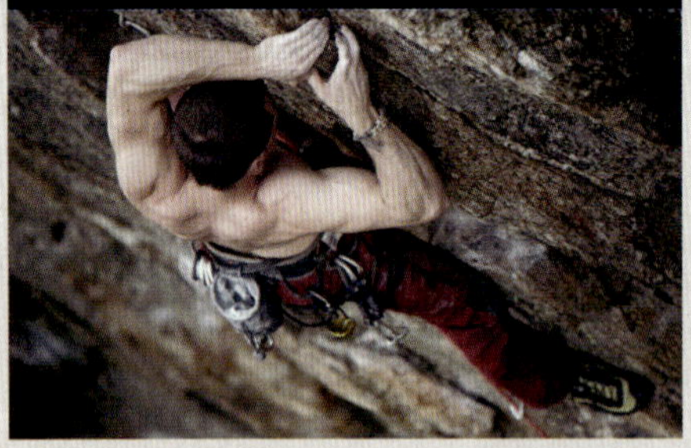

Die Brustwirbelsäule wird etwas mehr beansprucht als der Lendenbereich, die komplette Rumpfmuskulatur trainiert. Die kontrollierten Bewegungen sind besonders rückenschonend. **Beachten:** Da Klettern die gesamte Oberkörpermuskulatur aktiviert, ist ergänzendes Krafttraining nicht nötig. Im Anschluss ist allerdings intensives Dehnen umso wichtiger, damit sich die Muskeln nicht verkürzen.

Yoga
Dehnt und mobilisiert

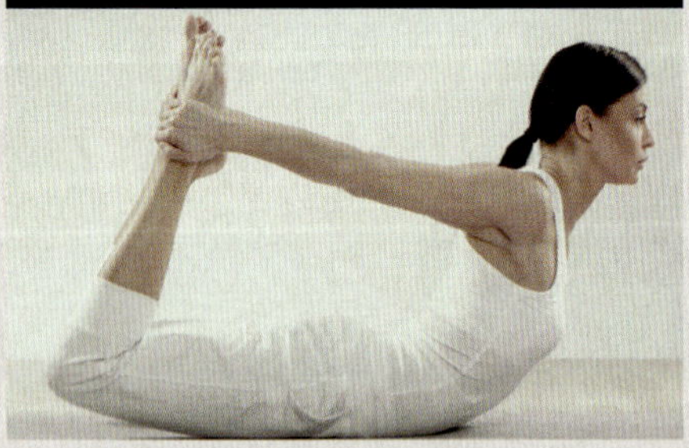

Die Belastung für die Wirbelsäule ist je nach Übung sehr unterschiedlich. Bei einem professionellen Training werden alle Rückenmuskeln intensiv gedehnt und die Wirbel mobilisiert. **Beachten:** Die komplexen Bewegungsabläufe müssen unbedingt erfahrene Lehrer vermitteln und kontrollieren. Das Erlernen braucht Zeit; Anfänger sollten die Intensität nur langsam steigern.

Fotos: A1PIX, Corbis, Getty Images (5), Jump Fotoagentur, Masterfile, Superbild

Golf
Ausgleichstraining wichtig

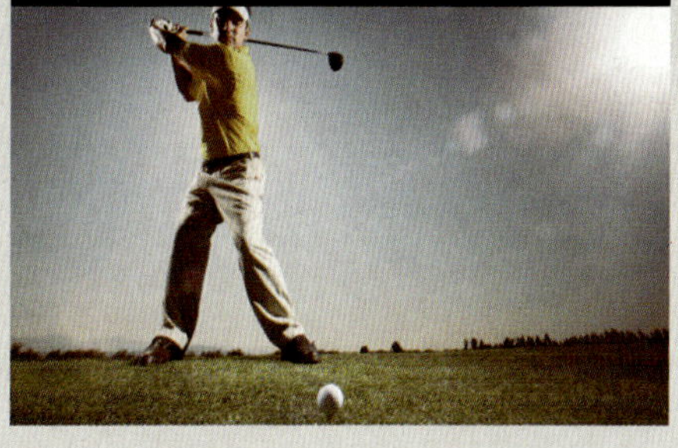

Die Lendenwirbelsäule wird beim Abschlag gedreht; es wirken große Kräfte auf die Bandscheiben. Der immergleiche Bewegungsablauf fordert die Rumpfmuskeln nur einseitig.
Beachten: Gerade ältere Golfer sollten regelmäßig Übungen zur Rückenstärkung machen. Studien belegen, dass Krafttraining auch im Alter Volumen und Reaktionsfähigkeit der Muskeln deutlich verbessert.

Radfahren
Kräftigt je nach Haltung

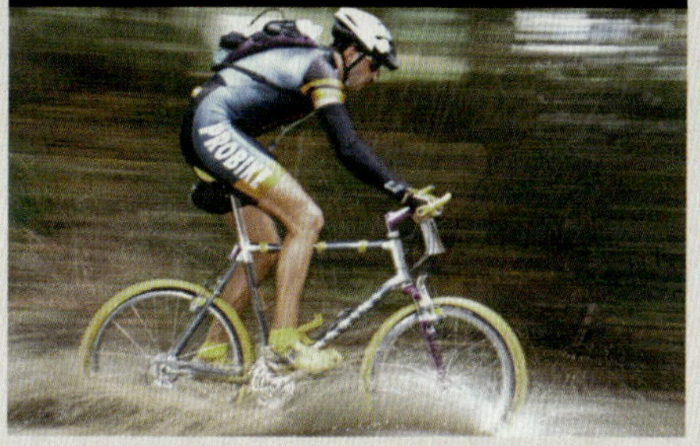

Eine aufrechte Sitzhaltung schont die Wirbelsäule, trainiert aber auch kaum die Rumpfmuskulatur. Mountainbiken und Rennradfahren fordern die Lenden- und Halswirbelsäule intensiver.
Beachten: Biken kann bestehende Rumpfmuskulatur erhalten, aber nicht stärken. Um Verspannungen bei längeren Touren zu vermeiden, sollten die Muskeln an unterem Rücken und Nacken zusätzlich trainiert werden.

Krafttraining
Basis für alle Sportarten

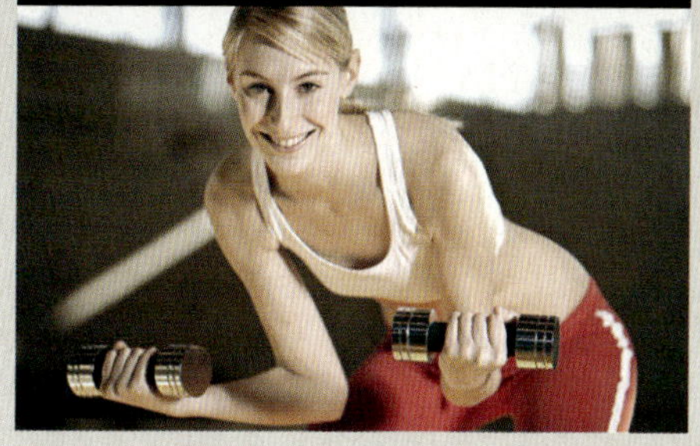

Je nachdem, für welche Sportart man seinen Rücken „wappnen" möchte, lassen sich muskuläre Defizite individuell und gezielt stärken. Schon 15 Minuten alle zwei Tage zeigen Wirkung.
Beachten: Ob Training an Geräten, Freihanteln oder nur mit dem eigenen Körpergewicht: Wichtig ist die richtige Ausführung, sonst sind Überlastungen programmiert. Vor allem Einsteiger brauchen professionelle Anleitung!

Fußball
Erfordert viel Rumpfkraft

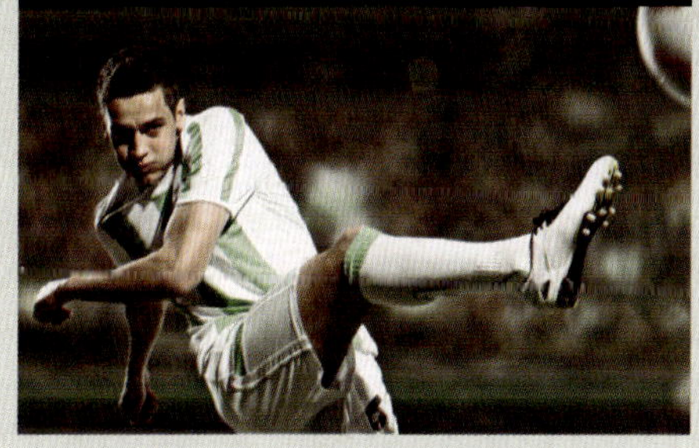

Am stärksten gefordert wird die Lendenwirbelsäule, da sie beim Schießen und Umdribbeln häufig gekippt, gedreht und gestaucht wird. Kopfbälle beanspruchen die Halswirbelsäule.
Beachten: Ist die Muskulatur, die die Wirbelsäule stabilisiert, zu schwach, können die abrupten Dreh- und Stoppbewegungen die Bandscheiben überfordern. Wichtig deshalb: intensives Krafttraining.

Joggen
Gut für den Muskelerhalt

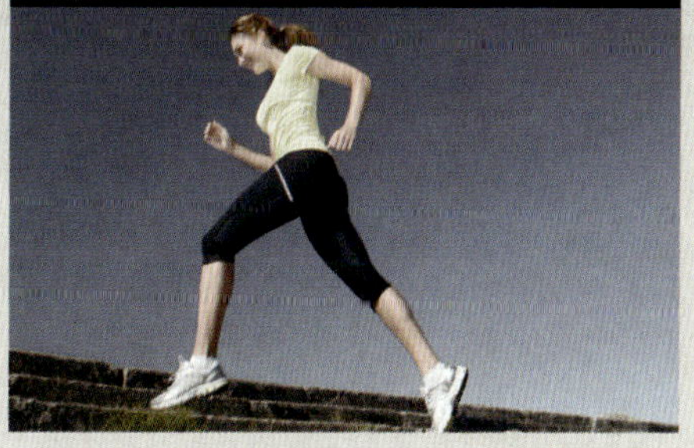

Der Lendenwirbelbereich federt mehr ab als der Nacken. Die Rückenmuskeln werden im Wechsel be- und entlastet, Verspannungen sind deshalb unwahrscheinlich.
Beachten: Regelmäßiges Laufen ist ideal, um bereits vorhandene Rückenmuskeln zu erhalten, reicht aber nicht, um sie zu stärken bzw. neue aufzubauen. Zusätzliches Krafttraining ist ratsam, auch der Bauchmuskeln.

Schwimmen
Auftrieb entlastet

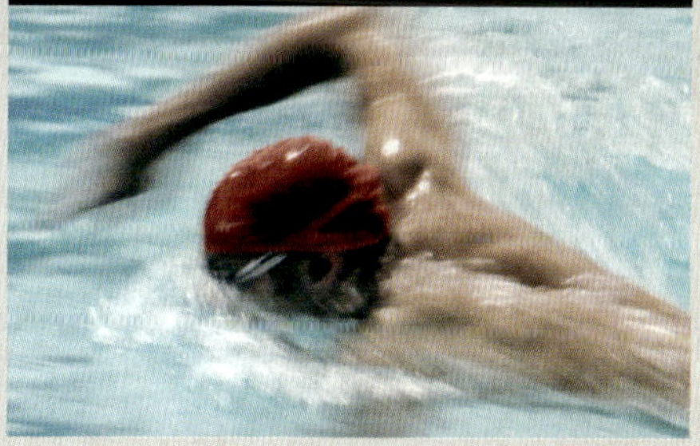

Der Auftrieb des Wassers entlastet die Wirbelsäule. Rückenschwimmen und Kraulen sind besonders rückenschonende Bewegungsabläufe, weil die Belastung ständig wechselt.
Beachten: Delfin und Brustschwimmen mit dem Kopf über Wasser überstrecken bei schwacher Muskulatur die Halswirbelsäule. Ergänzendes Krafttraining der Rumpfmuskeln ist für alle Disziplinen wichtig.

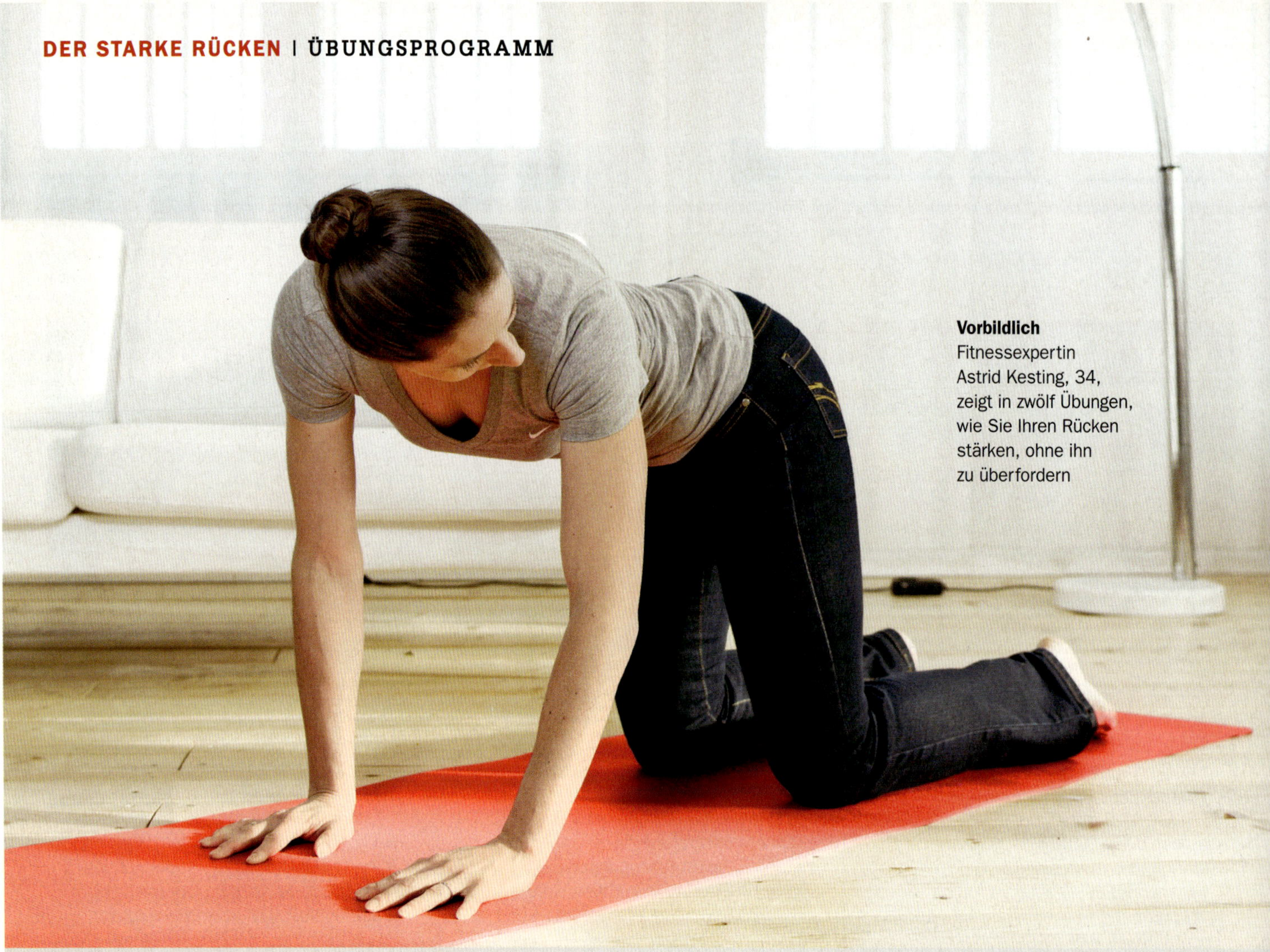

Vorbildlich
Fitnessexpertin Astrid Kesting, 34, zeigt in zwölf Übungen, wie Sie Ihren Rücken stärken, ohne ihn zu überfordern

Trainieren Sie sich **kreuzfidel!**

Ein starker und gedehnter Rumpf ist der beste **Schutz gegen Rückenschmerzen.** Jede kleine Alltagspause lässt sich nutzen – denn selbst ein 15-Minuten-Programm zeigt große Wirkung

Wer selbst nicht aktiv werden will, sollte nicht jammern!", sagt Wolfgang Buskies, 55, von der Universität Bayreuth. Der Sportwissenschaftler untersucht, welche Übungen am effektivsten sind, um die Rückenmuskeln zu stärken. „Unsere Studien zeigen, dass ein spezielles Training bei unspezifischen Rückenbeschwerden zu verringerter Schmerzhäufigkeit, -intensität oder gar zu völliger Schmerzfreiheit führt", so Buskies. Für FOCUS-Gesundheit hat der Experte ein Programm zusammengestellt, das bei wenig Zeitaufwand größtmögliche Wirkung verspricht. Die zwölf Übungen sind in 15 Minuten erledigt, machbar auch in Jeans und im Alltag zwischendurch. Gezeigt hat sie uns Astrid Kesting, ehemalige Studentin von Buskies. Die Fitnessexpertin bietet heute Gesundheitskurse für junge Mütter und Senioren in München an. „Auch wer nur fünf Minuten für die fünf Kräftigungsübungen aufbringen kann, hilft seinem Kreuz und Nacken", so Kesting. „Nehmen Sie sich alle zwei bis drei Tage einen Moment für Ihre Gesundheit – das Wichtigste ist Regelmäßigkeit." ■

MILA HANKE

Fotos: Dieter Mayr/FOCUS-Magazin

Übungen zur Mobilisation der Wirbelsäule …

… stellen die Beweglichkeit des Rückgrats wieder her. Durch starre Haltungen am Computer oder im Auto ist diese bei vielen Menschen stark eingeschränkt

Katzenbuckelkreisen

Wirkung: Mobilisation der gesamten Wirbelsäule und Verbesserung der Koordinationsfähigkeit.

Ausführung: Gehen Sie in den Vierfüßlerstand, und wölben Sie den Rücken in die Katzenbuckelposition. Bewegen Sie nun den Oberkörper gestreckt nach vorn unten, und machen Sie dabei den Rücken gerade. Bewegen Sie den Oberkörper dann wieder nach oben hinten zurück und in die Katzenbuckelposition. Wichtig: Bei Problemen im Nackenbereich Kopf und Hals in der gestreckten Position nicht nach oben biegen, sondern in Verlängerung der Halswirbelsäule halten.

Training: Versuchen Sie, die Übung möglichst rhythmisch auszuführen und in der Bewegung zu „versinken". Richtwert: 10 Wiederholungen.

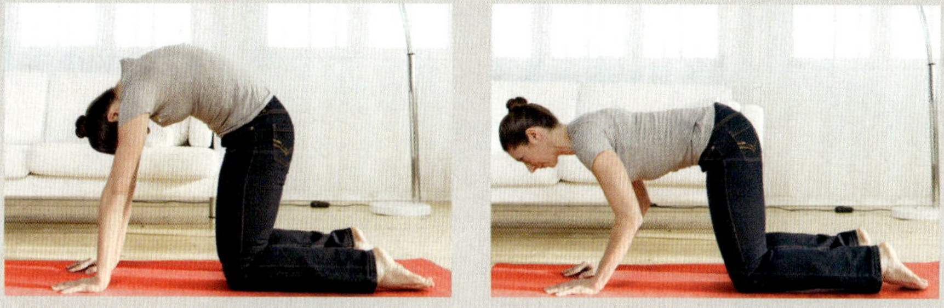

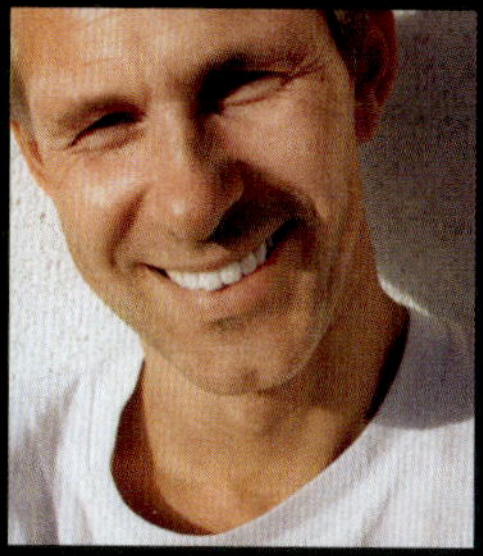

Der Rückenlehrer
Wolfgang Buskies …

… ist Professor für Sportwissenschaften an der Universität Bayreuth. Zusätzlich arbeitet Buskies in der Ausbildung von Fitnesstrainern und Rückenschulleitern. Er veröffentlichte zahlreiche Bücher mit Rückenübungen, unter anderem „Rückentraining. Sanft und effektiv" (Meyer & Meyer, 14,95 Euro).

Rotation

Wirkung: Rotation der Brustwirbelsäule.

Durchführung: Stellen Sie sich aufrecht hin, und ziehen Sie die Schultern nach unten. Die Beine stehen parallel und sind leicht gebeugt. Drehen Sie dann den Rumpf langsam zur Seite, und führen Sie die gestreckten Arme dabei diagonal nach hinten. Der Blick folgt den Händen. Wichtig: Nur der Oberkörper wird rotiert, das Becken bleibt gerade nach vorn gerichtet! Halten Sie diese Position am Endpunkt für einen Moment. Ziehen Sie dann noch etwas weiter nach, um die Dehnung zu verstärken. Drehen Sie den Rumpf anschließend langsam in die Ausgangsposition zurück, und führen Sie die Übung in gleicher Weise zur anderen Seite aus.

Training: Abwechselnd 3× nach links, 3× nach rechts.

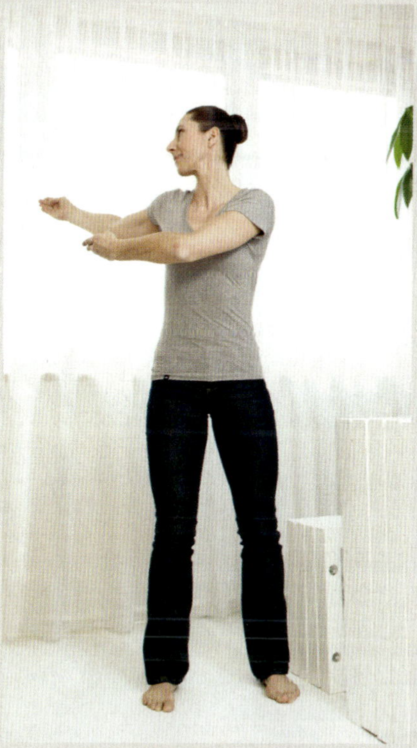

Schwanzwedler

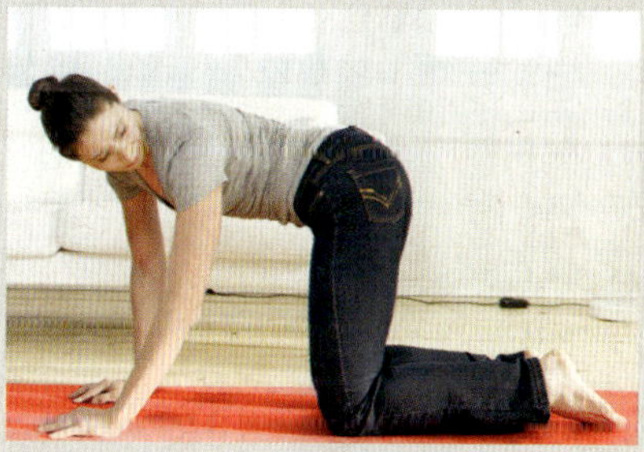

Wirkung: Seitliche Mobilisation der gesamten Wirbelsäule.

Ausführung: Gehen Sie in den Vierfüßlerstand. Bewegen Sie Gesäß und Kopf zur gleichen Seite hin, sodass Sie Ihr Gesäß sehen können und die Wirbelsäule seitlich gebogen ist wie eine Mondsichel. Wechseln Sie anschließend die Seite.

Training: Abwechselnd 3× nach links, 3× nach rechts.

Übungen zur Kräftigung – für Einsteiger und Fortgeschrittene – stärken die Muskulatur, die die Wirbelsäule stützt. Langes Sitzen in Bürojobs und Bewegungsmangel in der Freizeit schwächen diese stabilisierenden Rumpfmuskeln.

Crunch für Einsteiger

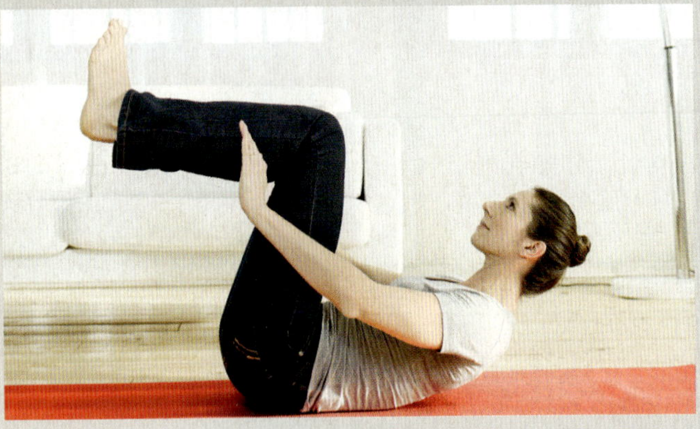

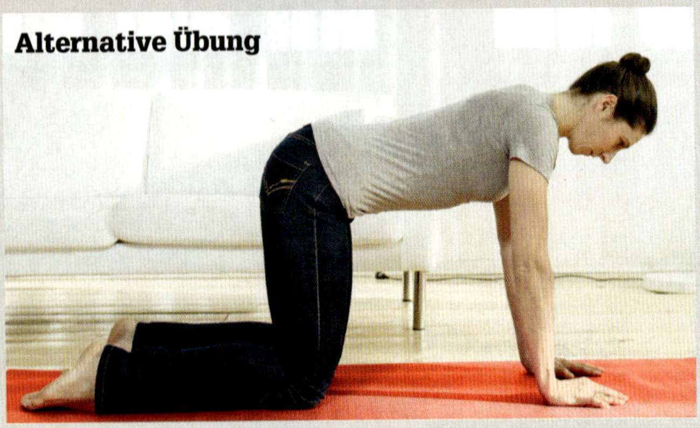

Wirkung: Kräftigt die Bauchmuskulatur von Einsteigern.

Ausführung: Legen Sie sich auf den Rücken, und ziehen Sie die Beine an den Bauch, sodass der Winkel zwischen Oberschenkel und Rumpf kleiner als 90° ist. Heben Sie den Oberkörper vom Boden ab, und strecken Sie beim Aufrollen (ausatmen) die Arme vor, als würden Sie mit den Händen etwas wegschieben. Legen Sie beim Zurücklegen des Rumpfs (einatmen) die Schultern nicht ab. Die Übung wird intensiver, wenn Sie die Hände an die Schläfen nehmen oder die Arme nach hinten strecken.

Training: Wiederholungen bis zum subjektiven Belastungsempfinden „mittel bis schwer". Richtwert: 10–20 Crunchs.

Wichtig: Sollten Sie bei dieser Übung Nackenbeschwerden haben, wählen Sie die alternative Übung „Bodendrücker".

Ausführung: Gehen Sie in den Vierfüßlerstand, pressen Sie Hände und Knie in den Boden, und versuchen Sie, die Hände Richtung Knie zu ziehen. Sie können die Übung intensivieren, indem Sie die Knie weiter nach hinten und/oder die Hände weiter nach vorn stellen. Regelmäßig weiteratmen.

Training: 3× ca. 8–10 Sekunden halten, je 10 Sekunden Pause.

Crunch für Fortgeschrittene

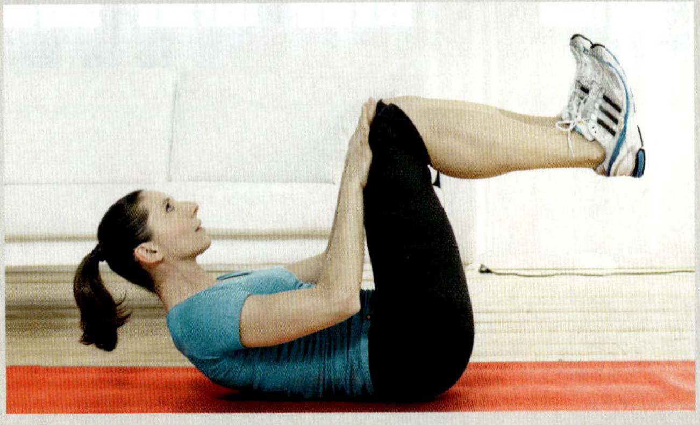

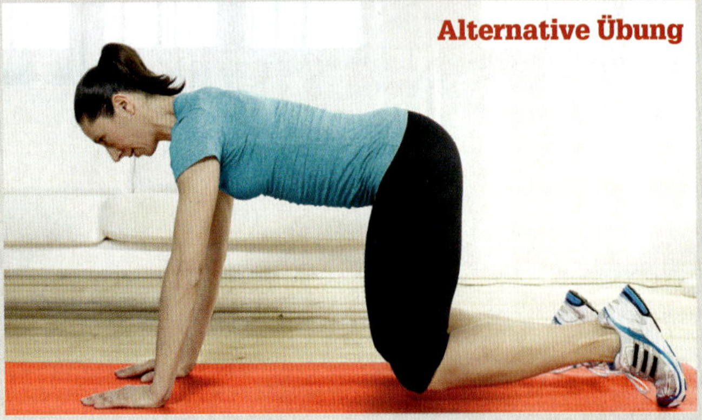

Wirkung: Fordert die Bauchmuskulatur von bereits Trainierten.

Ausführung: Die Grundhaltung ist für Einsteiger wie Fortgeschrittene dieselbe: auf den Rücken legen, Beine an den Bauch ziehen, sodass der Winkel zwischen Oberschenkel und Rumpf kleiner als 90° ist, und den Oberkörper vom Boden abheben. Dabei ausatmen. Dann Hände kräftig 2–3 Sekunden gegen die Oberschenkel drücken, als wollten Sie sie wegschieben. Beim Zurücklegen des Rumpfs einatmen, Schultern nicht ablegen.

Training: Wiederholungen bis zum subjektiven Belastungsempfinden „schwer". Richtwert: 15–20 Wiederholungen.

Wichtig: Verursacht der Crunch Nackenbeschwerden, ist „Bodendrücker mit abgehobenen Knien" die intensive alternative Übung.

Ausführung: Ausgangsposition ist wie bei der leichteren Variante der Vierfüßlerstand, pressen Sie diesmal aber Hände und Fußspitzen statt der Knie in den Boden. Heben Sie nun die Knie vom Boden ab, und ziehen Sie die Hände Richtung Fußspitzen. Die Übung wird noch intensiver, indem Sie die Fußspitzen weiter nach hinten und/oder die Hände weiter nach vorn stellen.

Training: 3× 8–10 Sekunden halten, je 10 Sekunden Pause.

Fotos: Dieter Mayr/FOCUS-Magazin

Die folgenden fünf Kräftigungsübungen wirken dem besonders effektiv entgegen. Sie beugen – regelmäßig alle zwei Tage durchgeführt – Rückenproblemen langfristig vor und lindern bereits bestehende Beschwerden.

Adler für Einsteiger

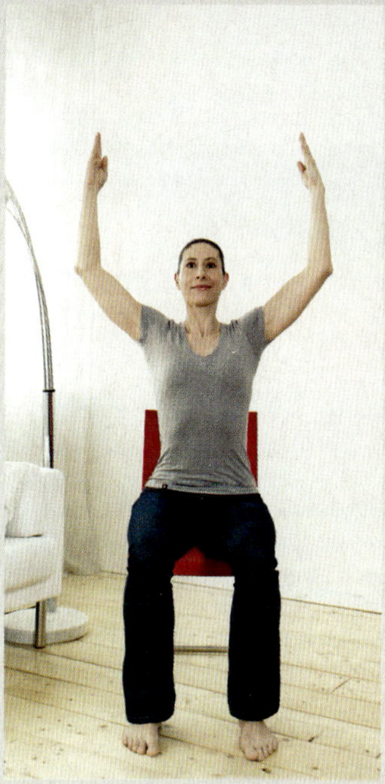

Wirkung: Stärkt bei Ungeübten die obere Rückenmuskulatur und dehnt die Brustmuskulatur.

Ausführung: Setzen Sie sich auf einem Stuhl aufrecht hin, Beine und Füße stehen parallel. Nehmen Sie jetzt die Arme in „Hände-hoch-Position“, und ziehen Sie die Oberarme und Schulterblätter sanft so weit wie möglich nach hinten. Die Schultern bleiben dabei unten. Wichtig: Atmen Sie während der Übung immer regelmäßig weiter.

Training: 3× ca. 8–10 Sekunden halten, jeweils ca. 10 Sekunden Pause dazwischen.

Adler für Fortgeschrittene

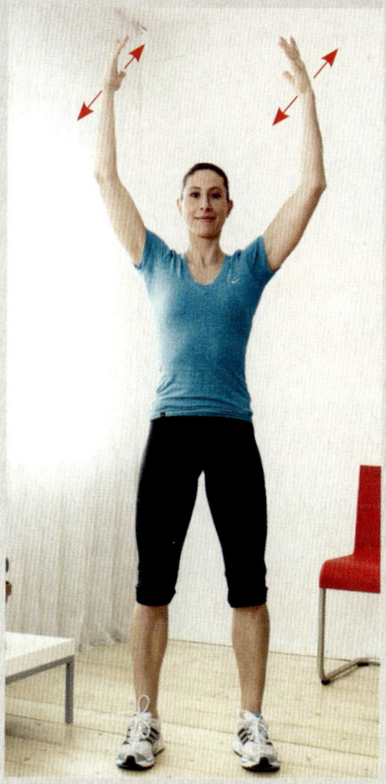

Wirkung: Gesteigerte Kräftigung der oberen Rücken und Dehnung der Brustmuskulatur.

Ausführung: Nehmen Sie beide Arme im Sitzen oder im Stand in die „Hände-hoch-Position“, und ziehen Sie die Oberarme und Schulterblätter so weit wie möglich nach hinten. Führen Sie jetzt in maximal zurückgeführter Armhaltung kleine Schiebebewegungen nach hinten durch. Atmen Sie während der Übung regelmäßig weiter.

Training: 3× ca. 8–10 Sekunden halten, mit jeweils ca. 10 Sekunden Pause dazwischen.

Kopfdrücker für Einsteiger

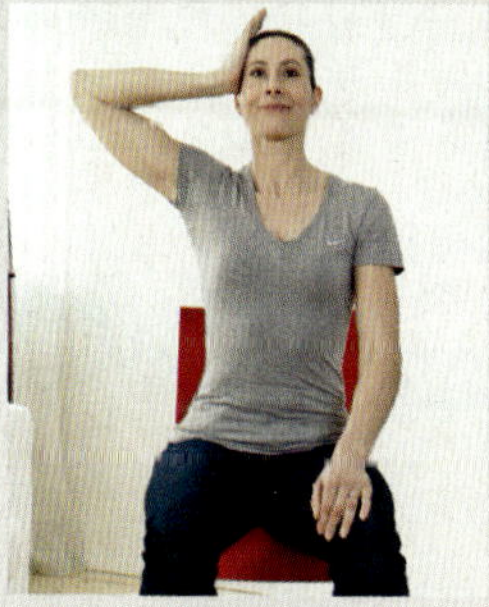

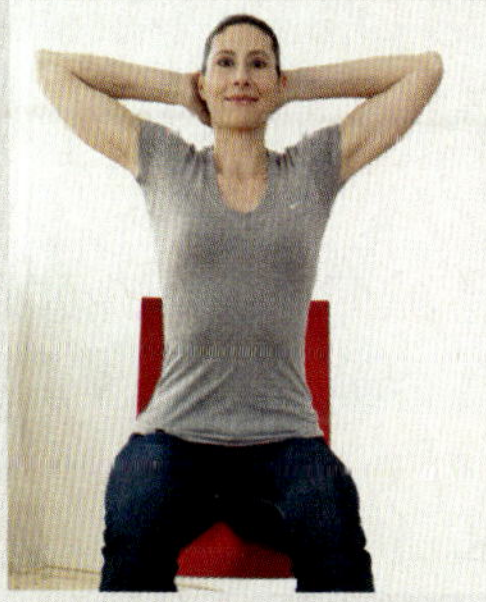

Wirkung: Sanfte Kräftigung der hinteren und seitlichen Nackenmuskulatur.

Ausführung: Legen Sie die rechte Hand an die Kopfseite. Üben Sie jetzt einen mittelstarken Druck auf den Kopf aus, halten. Wechseln Sie dann die Seite. Verschränken Sie anschließend die Hände hinter dem Kopf, und drücken Sie mittelstark dagegen. Halten.

Training: In jede Richtung 2× ca. 5–8 Sekunden anspannen, mit jeweils ca. 10 Sekunden Pause dazwischen. Immer regelmäßig weiteratmen.

Kopfdrücker für Fortgeschrittene

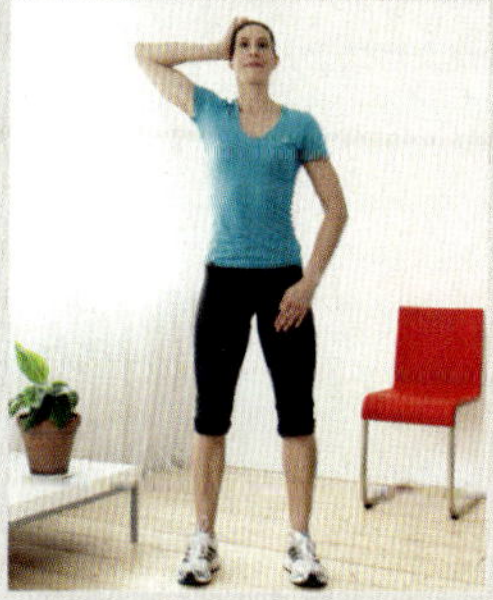

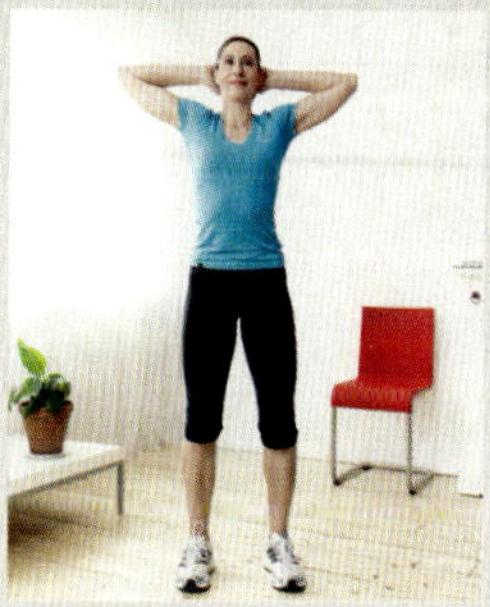

Wirkung: Stärkt intensiv die hintere und seitliche Nackenmuskulatur von bereits Trainierten.

Ausführung: Legen Sie – wie bei der Einsteigervariante – die rechte Hand an die Kopfseite, üben Sie jedoch stärkeren Druck auf den Kopf aus. Wechseln Sie dann die Seite. Verschränken Sie anschließend die Hände hinter dem Kopf. Üben Sie nun ebenfalls einen stärkeren Druck aus als bei der Einsteigerübung.

Training: In jede Richtung 2× ca. 8–10 Sekunden anspannen, mit jeweils ca. 10 Sekunden Pause dazwischen. Regelmäßig weiteratmen.

Unterarmliegestütz für Einsteiger

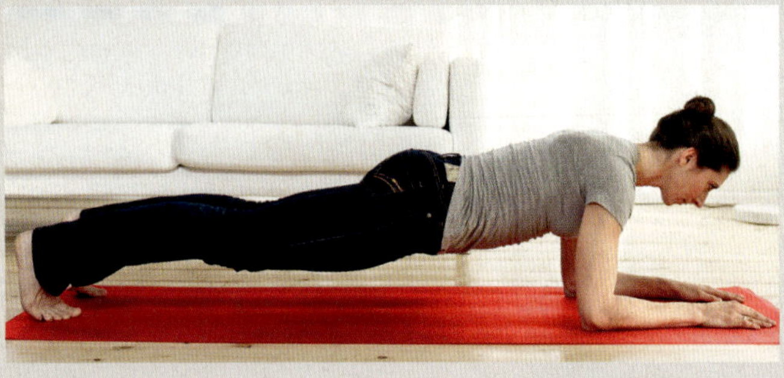

Wirkung: Kräftigt Bauch- und Rumpfmuskulatur von sportlichen Anfängern und erhöht die Ganzkörperspannung.

Ausführung: Gehen Sie in den Liegestütz auf Unterarmen und Fußspitzen. Halten Sie Rumpf und Kopf in einer geraden Linie, der Blick ist zwischen die Hände gerichtet. Spannen Sie Bauch-, Rumpf- und Gesäßmuskulatur an, und atmen Sie regelmäßig weiter. Wenn Sie diese Position halten können, verstärken Sie die Wirkung, indem Sie im Wechsel kurz das linke oder rechte Bein etwas vom Boden abheben.

Training: 3× 5–8 Sekunden anspannen, jeweils 10 Sek. Pause.

Unterarmliegestütz für Fortgeschrittene

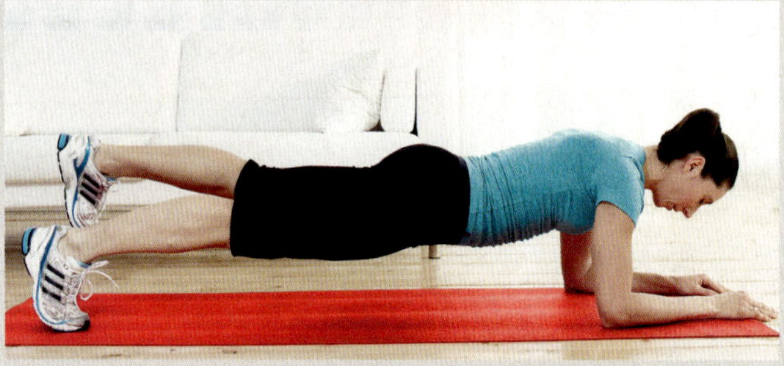

Wirkung: Trainiert intensiv die Bauch- und Rumpfmuskulatur von bereits Geübten, ebenso die Ganzkörperspannung.

Ausführung: Gehen Sie in den Liegestütz auf Unterarmen und Fußspitzen. Halten Sie den Rumpf und den Kopf in einer geraden Linie, richten Sie den Blick zwischen die Hände. Spannen Sie Bauch-, Rumpf- und Gesäßmuskulatur an, und atmen Sie regelmäßig weiter. Heben Sie dann wahlweise ein Bein oder einen Arm vom Boden ab, und halten Sie diese Position, ohne abzusetzen.

Training: 3× 6–10 Sekunden anspannen, je 10 Sek. Pause.

Beinrückheber für Einsteiger

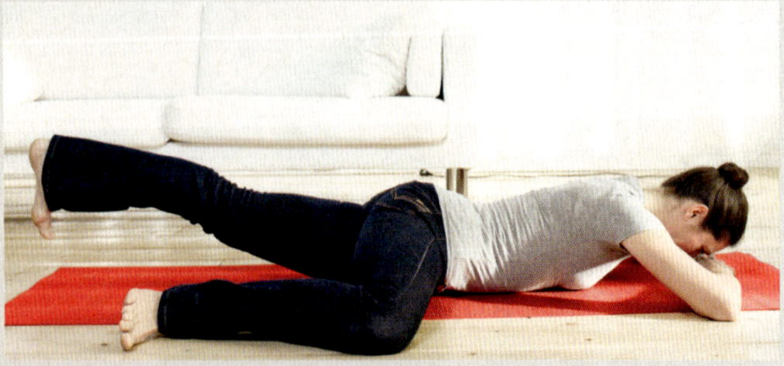

Wirkung: Stärkt sanft die Muskulatur des unteren Rückens, des Gesäßes und der Oberschenkelrückseite.

Ausführung: Legen Sie sich auf den Bauch, und ziehen Sie ein Bein Richtung Rumpf, um das Becken aufzurichten. Der Kopf befindet sich in der Verlängerung der Wirbelsäule. Führen Sie das andere Bein mit gestrecktem Kniegelenk maximal nach oben. Um die Wirkung zu steigern, machen Sie kleine Hubbewegungen nach oben oder beugen das Kniegelenk.

Training: Jedes Bein im Wechsel 3× 8–10 Sekunden anheben und halten, dazwischen jeweils 10 Sekunden Pause.

Beinrückheber für Fortgeschrittene

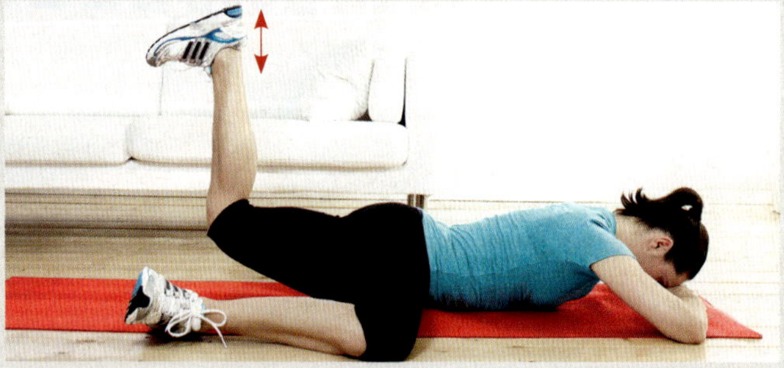

Wirkung: Fordert intensiv die Muskulatur von unterem Rücken, Gesäß und Oberschenkelrückseite.

Ausführung: Legen Sie sich – wie bei der Einsteigervariante – auf den Bauch, und ziehen Sie ein Bein Richtung Rumpf. Der Kopf liegt auch hier in der Verlängerung der Wirbelsäule. Führen Sie das andere Bein nun mit gebeugtem Knie maximal nach oben, indem Sie die Fußsohle nach oben schieben. Kleine Hubbewegungen nach oben verstärken die Intensität.

Training: Jedes Bein im Wechsel 3× 8–10 Sekunden anheben und halten, dazwischen jeweils 10 Sekunden Pause.

Fotos: Dieter Mayr/FOCUS-Magazin

Dehnübungen wirken einer verkürzten Muskulatur entgegen. Sie gleichen Fehlhaltungen aus und lösen Verspannungen – beides häufige Ursachen von Rückenschmerzen.

Schräger Käfer

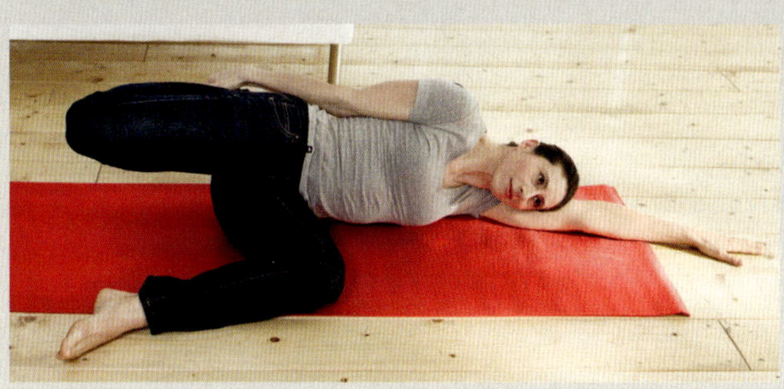

Wirkung: Dehnung der Oberschenkelvorderseite und der Hüftbeugemuskulatur.

Ausführung: Legen Sie sich auf die Seite, der Kopf ruht auf dem ausgestreckten Arm. Ziehen Sie das untere Bein gebeugt Richtung Oberkörper. Greifen Sie das Fußgelenk des oberen Beins, und fixieren Sie die Ferse mit der Hand am Gesäß. Schieben Sie die Hüfte des oberen Beins nach vorn, bis Sie eine Dehnung in der Hüfte und an der Oberschenkelvorderseite spüren.

Training: 10–20 Sekunden andehnen, bis sich die Muskulatur angepasst hat. Dann noch 10–20 Sekunden nachdehnen.

Rumpfeinroller

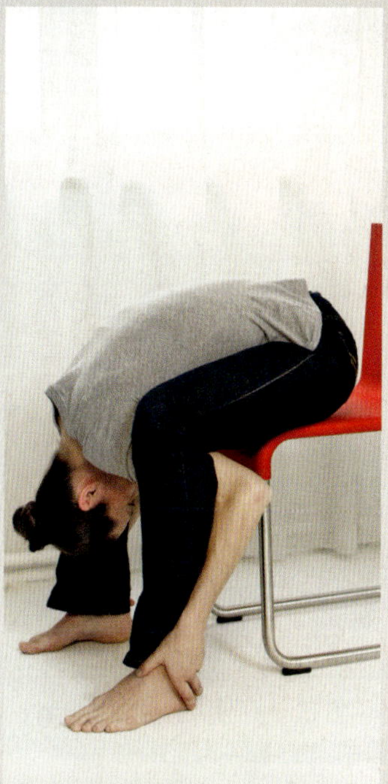

Wirkung: Dehnung der unteren Rückenmuskulatur.

Ausführung: Beugen Sie den Oberkörper im Sitzen nach vorn. Machen Sie den Rücken dabei ganz rund, bis Sie eine Dehnung spüren, vor allem im unteren Rücken. Durch leichten Zug der Hände an den Knöcheln können Sie die Dehnung verstärken. Beim Aufrichten auf den Oberschenkeln abstützen.

Training: 10–20 Sekunden andehnen, bis der Muskel sich an die Spannungsintensität angepasst hat. Dann 10–20 Sekunden etwas weiter nachdehnen.

Kopfneiger

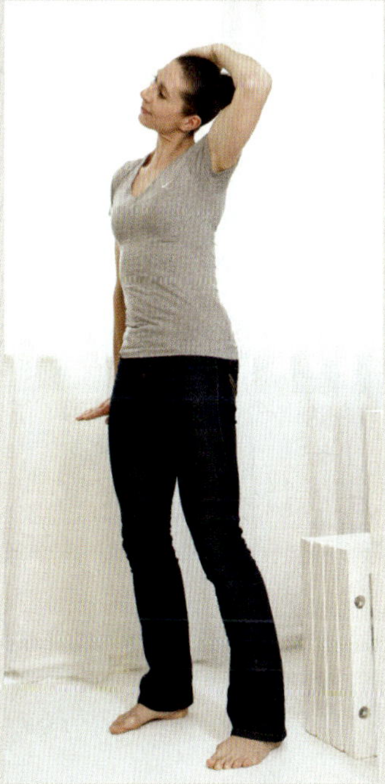

Wirkung: Dehnung der seitlichen Nacken-Hals-Muskulatur.

Ausführung: Neigen Sie im Stand oder Sitzen den Kopf zur Seite. Indem Sie eine Hand über den Kopf legen, verstärken Sie den Zug. Drücken Sie die Schulter der zu dehnenden Seite zusätzlich aktiv nach unten, bis Sie die Dehnung in der seitlichen Halsmuskulatur spüren. Wechseln Sie die Seite. Variation: Drehen Sie die Kinnspitze der zu dehnenden Seite etwas nach oben, und schauen Sie zum angehobenen Ellenbogen.

Training: 10–20 Sekunden andehnen, dann 10–20 Sekunden nachdehnen.

Riesenausfallschritt

Wirkung: Dehnung der Hüftbeugemuskulatur.

Ausführung: Legen Sie im Riesenausfallschritt den Oberkörper auf dem Oberschenkel ab oder leicht daneben. Die Hände stützen am Boden. Drücken Sie die Hüfte des hinteren Beins Richtung Boden, und strecken Sie gleichzeitig das hintere Knie, bis Sie eine Dehnung im Hüftbereich spüren.

Training: 10–20 Sekunden andehnen, bis sich die Muskulatur angepasst hat. Dann noch 10–20 Sekunden nachdehnen.

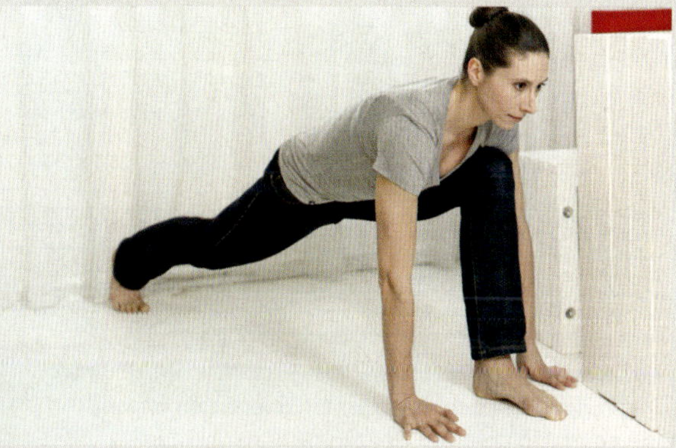

Ärzteliste

Von FOCUS ausgewählt: 131 führende Spezialisten für Rückenschmerz und Wirbelsäulenchirurgie

Arzt- und Patientenempfehlung

Bundesweit haben Mediziner Kollegen aus ihrem Fachbereich empfohlen. Zusätzlich wurden ausgewiesene Experten ausführlich interviewt, Einschätzungen von Selbsthilfegruppen eingeholt sowie die wichtigsten Foren und Arztbewertungsportale ausgewertet. Nur Ärzte mit besonders vielen Empfehlungen sind aufgeführt.

Publikationen

Eingang fand die Anzahl der wissenschaftlichen Publikationen eines Arztes der vergangenen fünf Jahre. Recherchequelle war PubMed, die größte medizinische Fachdatenbank.

Wartezeit

Die Ärzte wurden gefragt, wie lang die durchschnittliche Wartezeit eines Kassenpatienten für einen Termin zur Erstvorstellung bei ihnen persönlich dauert (kein Notfall).

Schmerzspezialisten

Arzt/Klinik	Ort/Tel.-Nr.	Fachrichtung	von Kollegen empfohlen	von Patienten empfohlen	Publikationen	Wartezeit	Versorgungsstruktur	ausgewählte Spezialisierung
Dr. Hans-Christian Hogrefe Klinik Bad Bergzabern www.klinikum-ld-suew.de	**Bad Bergzabern** 06343/9503301	O, PH	•	◆		◴◴	a, s	*Mixed Pain Syndrome; gemischte somatische/neuropathische Schmerzsyndrome; funktionell bedingte Schmerzsyndrome, insbesondere mit/bei Verkettungsreaktion*
Dr. med. Erwin G. Boss Schmerzklinik am Arkauwald www.schmerz.com	**Bad Mergentheim** 07931/545151	A	•	◆◆		◴	a, s, t	*Fibromyalgie; Borreliose; Nervenschmerzen*
Priv.-Doz. Dr. Roland Wörz Schmerzzentrum	**Bad Schönborn** 0725[illegible]	N, PSY	••	◆◆		◴	a	*Fibromyalgie; Schmerz bei psychischen Störungen*

Versorgungsstruktur

Der angegebene Arzt behandelt seine Patienten nach eigener Angabe ambulant (a), oder stationär (s) bzw. teilstationär (t) in seiner Klinik oder unterhält Belegbetten in einem Krankenhaus.

Spezialisierungen

Die Informationen sind Eigenangaben des jeweiligen Arztes auf Grundlage eines Fragenkatalogs. FOCUS nahm eine Auswahl vor. Sofern ein Mediziner keine Rückmeldung auf die Befragung gab, ist dies hier vermerkt.

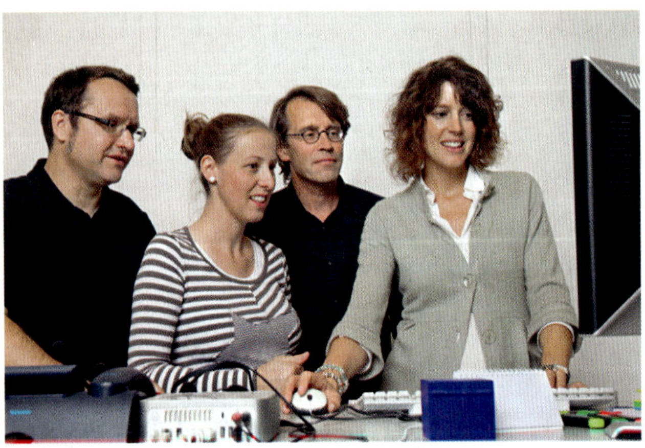

Orientierungshelfer Mittels systematischer Ärzte-Interviews, Patientenbefragungen und Datenbankauswertungen filterten Marc Langner, Sarah Himmelsbach, Karl-Richard Eberle und Mirjam Siegfried die empfehlenswerten Spitzenmediziner heraus

Wichtiger Hinweis:

Die Auswahl der Spezialisten erfolgte anhand der genannten Kriterien und sorgfältiger Recherche. Die Qualifikation der vielen Ärzte, die wir in den FOCUS-Listen nicht nennen, wird selbstverständlich nicht angezweifelt.

Quelle/Recherche: Munich Inquire Media GmbH

Schmerzspezialisten

Arzt/Klinik	Ort/Tel.-Nr.	Fachrichtung	von Kollegen empfohlen	von Patienten empfohlen	Publikationen	Wartezeit	Versorgungsstruktur	ausgewählte Spezialisierung
Dr. Hans-Christian Hogrefe Klinik Bad Bergzabern www.klinikum-ld-suew.de	**Bad Bergzabern** 06343/9503301	**O, PH**	●	◆		◷◷	a, s	*Mixed Pain Syndrome; gemischte somatische/neuropathische Schmerzsyndrome; funktionell bedingte Schmerzsyndrome, insbesondere mit/bei Verkettungsreaktion*
Dr. med. Erwin G. Boss Schmerzklinik am Arkauwald www.schmerz.com	**Bad Mergentheim** 07931/545151	**A**	●	◆◆		◷	a, s, t	*Fibromyalgie; Borreliose; Nervenschmerzen*
Priv.-Doz. Dr. Roland Wörz Schmerzzentrum	**Bad Schönborn** 07253/31865	**N, PSY**	●●	◆◆		◷	a	*Fibromyalgie; Schmerz bei psychischen Störungen*
Dr. Stefan Middeldorf Schön Klinik www.schoen-kliniken.de/staffelstein	**Bad Staffelstein** 09573/56501	**O**	●●	◆◆		◷	a, s	*komplexes regionales Schmerzsyndrom (CRPS)*
Dr. Georg Jäger Rommel-Klinik www.rommel-klinik.de	**Bad Wildbad** 07081/171159	**O, PH, PSY**	●	◆◆		◷◷	a, s	*komplexes regionales Schmerzsyndrom (CRPS); Schmerz bei Parkinson*
Prof. Dr. Matthias Keidel Bezirkskrankenhaus www.bezirkskliniken-oberfranken.de	**Bayreuth** 0921/2833301	**N**	●●	◆		◷	a, s	*posttraumatischer Kopfschmerz (nach Unfällen); idiopathische und symptom. Kopfschmerzen; somatoforme Schmerzsyndrome; Polyneuropathien; Neuralgien*
Dr. Kai Hermanns Praxis – www.schmerzzentrum-berlin-prenzlauer-berg.de	**Berlin** 030/42858758	**A**	●●●	◆		k. A.	a	*CRPS; Neuralgien; Polyneuropathien; Rheumaschmerzen; Schmerzen bei Durchblutungsstörungen bzw. des Bewegungsapparats; somatoforme Schmerzsyndrome*
Dr. Jan-Peter Jansen Schmerzzentrum www.schmerzzentrum-berlin.de	**Berlin** 030/44341901	**A**	●●	◆◆		◷	a	*Rheumaschmerzen; Gesichtsschmerzen; Neuralgien; Polyneuropathien; Schmerzen des Bewegungsapparats; Schmerzen bei Durchblutungsstörungen*
Dr. Andreas Kopf Uniklinikum Charité www.anaesthesie.charite.de	**Berlin** 030/84453386	**A**	●●●	◆	■	◷◷	a, s	*refraktärer Tumorschmerz; Schmerzen bei Durchblutungsstörungen; komplexes regionales Schmerzsyndrom (CRPS)*
Dr. Ulf Marnitz Praxis www.ruecken-zentrum.de	**Berlin** 030/25899500	**O**	●●	◆	■	◷◷	a	*Behandlung chronischer Rückenschmerzpatienten in interdisziplinärer, multimodaler Schmerzklinik; ambulante Therapie von chronischen Rückenschmerzpatienten*
Dr. Axel Krau Praxis	**Bielefeld** 0521/179747	**A**	●●●	◆◆		◷◷◷	a	*alle Schmerzsyndrome; Osteopathie; Akupunktur*
Prof. Dr. Christoph Maier Uniklinikum Bergmannsheil www.bergmannsheil.de	**Bochum** 0234/3026632	**A**	●●●	◆	■■	◷◷◷	a	*Gesichtsschmerzen; Neuralgien; Polyneuropathien; Schmerzen bei Durchblutungsstörungen; Schmerzen des Bewegungsapparats*
Dr. Theodoros Theodoridis Viktoria Klinik www.dr-theodoridis.de	**Bochum** 0234/3389878	**O**	●●	◆	■	◷	a, s	*Neuralgien; Polyneuropathien; Schmerzen des Bewegungsapparats*
Dr. Michael Küster Schmerzzentrum – www.schmerz-zentrum-bonn-bad-godesberg.de	**Bonn** 0228/9323999	**A, AF, AM**	●●●	◆◆		◷	a, t	*Gesichtsschmerzen; Neuralgien; Polyneuropathien; Schmerzen des Bewegungsapparats; somatoforme Schmerzsyndrome*
Dr. Hubertus Kayser Praxis www.schmerztherapie-bremen.de	**Bremen** 0421/4679849	**A**	●	◆◆		◷◷		*multimodale Schmerztherapie bei unspezifischen Kreuzschmerzen; Tumorschmerztherapie*
Dr. Anette Delbrück Gemeinschaftspraxis www.schmerzpraxis-celle.de	**Celle** 05141/483175	k. A.	●●	◆◆		k. A.	k. A.	*Ärztin wurde angeschrieben, beteiligte sich aber nicht an der FOCUS-Befragung*
Dr. Uwe Richter Med. Versorgungszentrum – www.drk-chemnitz.de/praxen-ambulanzen	**Chemnitz** 0371/8328100	k. A.	●●	◆		k. A.	k. A.	*Arzt wurde angeschrieben, beteiligte sich aber nicht an der FOCUS-Befragung*

A = Anästhesie
AF = andere Fachrichtungen
AM = Allgemeinmedizin
N = Neurologie
O = Orthopädie
PH = Physikalische u. Rehabilitative Medizin
PM = Psychosomatische Medizin u. Psychotherapie
PSY = Psychiatrie/Psychologische Psychotherapie

● = von Kollegen empfohlen
●● = häufig von Kollegen empfohlen
●●● = überdurchschnittlich häufig von Kollegen empfohlen
◆ = von Patienten empfohlen
◆◆ = häufig von Patienten empfohlen

■ = viel publiziert
■■ = überdurchschnittlich viel publiziert
◷ = bis 2 Wochen
◷◷ = 3 Wochen bis 2 Monate
◷◷◷ = länger als 2 Monate

k. A. = keine Angaben
a = ambulant
s = stationär
t = teilstationär

▷

Foto: Wolf Heider-Sawall/FOCUS-Magazin

Schmerzspezialisten

Arzt/Klinik	Ort/Tel.-Nr.	Fachrichtung	von Kollegen empfohlen	von Patienten empfohlen	Publikationen	Wartezeit	Versorgungsstruktur	ausgewählte Spezialisierung
Dr. Bernhard Arnold Amper Kliniken www.amperkliniken.de	**Dachau** 08131/764050	A	●●	◆	■	◷◷	t	*Karzinomschmerzen; Fibromyalgie-Syndrom; Kreuzschmerzen*
Prof. Dr. Boris Zernikow Vestische Kinder- und Jugendklinik www.vodafone-stiftungsinstitut.de	**Datteln** 02363/975180	AF	●●●	◆	■■	◷◷	a, s	*Kopf- und Krebsschmerzen bei Kindern; CRPS – Morbus Sudeck bei Kindern; Ganzkörperschmerz bei Kindern; Schmerzen bei schwer mehrfachbehinderten Kindern*
Torsten Kupke Praxis www.arztpraxis-kupke.de	**Dresden** 0351/8497190	AF	●●	◆		k. A.	a	*Schmerzen des Bewegungsapparats; somatoforme Schmerzsyndrome; Neuralgien (u. a.)*
Prof. Dr. Rainer Sabatowski Uniklinikum www.anaesthesie-dresden.de	**Dresden** 0351/4583354	A	●●	◆◆	■■	◷◷	a, s, t	*diabetische Polyneuropathie; Post-Zoster-Neuralgie*
Dr. Günther Bittel Medizinisches Versorgungszentrum www.schmerzzentrum-duisburg.de	**Duisburg** 02065/31183	k. A.	●●	◆◆		k. A.	k. A.	*Arzt wurde angeschrieben, beteiligte sich aber nicht an der FOCUS-Befragung*
Klaus Längler Regionales Schmerzzentrum www.schmerzzentrum-erkelenz.de	**Erkelenz** 02431/81024	A	●●●	◆		◷◷	a	*Gesichtsschmerzen; Neuralgien; Polyneuropathien; Schmerzen bei Durchblutungsstörungen bzw. des Bewegungsapparats; somatoforme Schmerzsyndrome*
Prof. Dr. Christian Maihöfner Uniklinikum www.neurologie.uk-erlangen.de	**Erlangen** 09131/8534455	N	●●	◆	■■	◷	a, s, t	*Kopfschmerzen; Nervenschmerzen*
Dr. Reinhard Sittl Uniklinikum – www.schmerzzentrum.klinikum.uni-erlangen.de	**Erlangen** 09131/8532558	A	●●	◆◆	■■	◷◷	a, t	*somatoforme Schmerzsyndrome, Palliativschmerzen; Kreuzschmerzen*
Prof. Dr. Hans-Christoph Diener Uniklinikum – www.westdeutsches-kopfschmerzzentrum.de	**Essen** 0201/4369 60	N	●●●	◆	■■	◷◷	a, s, t	*Kopfschmerzen*
Dr. Astrid Gendolla Praxis www.praxis-gendolla.de	**Essen** 0201/232864	N	●●●	◆◆	■	◷◷	a	*Polyneuropathien; Gesichtsschmerzen; Neuralgien; Schmerzen des Bewegungsapparats; somatoforme Schmerzsyndrome*
Dr. Hubert Miles Schmerzzentrum www.schmerzzentrum-frankfurt.de	**Frankfurt am Main** 069/2998800	A	●	◆		◷	a	*viszerale Schmerzen; Schmerzen bei CRPS (Morbus Sudeck); zentraler Schmerz*
Prof. Dr. Ulrich T. Egle Celenus-Kliniken www.celenus-kliniken.de	**Freiburg** 07803/808200	PM	●	◆	■	◷◷	s	*CMD (craniomandibuläre Dysfunktion); Fibromyalgie-Syndrom*
Dr. Jörg Schweigler Praxisgemeinschaft Wiehre www.praxisgemeinschaft-wiehre.de	**Freiburg** 0761/791880	AM, A	●	◆◆		k. A.		*Kopfschmerzen*
Dr. Hans-Bernd Sittig Med. Versorgungsztr. Buntenskamp www.mvz-buntenskamp.de	**Geesthacht** 04152/8771030	A	●	◆		◷◷	a	*Tumorschmerzen; Schmerzen bei CRPS (Morbus Sudeck); Zosterneuralgien; Sympathikus-Schmerzen; somatoforme Schmerzstörungen*
Dr. Hans-Rudolf Weiß Praxis www.scoliosisxpert.com	**Gensingen** 06727/894040	O, PH, PM	●●	◆	■■	◷◷	k. A.	*Claudicatio spinalis; Rückenschmerzen bei Wirbelsäulendeformitäten*
Dr. Winfried Hoerster Krankenhaus Balserische Stiftung www.krh-balserische-stiftung.de	**Gießen** 0641/73421	A	●●●	◆◆		◷◷◷	a, s	*therapeutische Lokalanästhesie; interventionelle Schmerztherapie bei Bandscheibenschäden*
Dr. Gerhard Müller-Schwefe Schmerz- und Palliativzentrum www.mueller-schwefe.de	**Göppingen** 07161/97645	AM, A	●●●	◆◆	■	◷◷	a	*multimodale Rückenschmerztherapie; Schulter-, Kopf-, Krebsschmerzen; Schmerzen bei Spastik; Postpolio-Syndrom, Schmerzen bei chronischen Vergiftungen*

A	= Anästhesie	PH	= Physikalische u. Rehabilitative Medizin
AF	= andere Fachrichtungen	PM	= Psychosomatische Medizin u. Psychotherapie
AM	= Allgemeinmedizin	PSY	= Psychiatrie/Psychologische Psychotherapie
N	= Neurologie		
O	= Orthopädie		

●	= von Kollegen empfohlen
●●	= häufig von Kollegen empfohlen
●●●	= überdurchschnittlich häufig von Kollegen empfohlen
◆	= von Patienten empfohlen
◆◆	= häufig von Patienten empfohlen
■	= viel publiziert
■■	= überdurchschnittlich viel publiziert
◷	= bis 2 Wochen
◷◷	= 3 Wochen bis 2 Monate
◷◷◷	= länger als 2 Monate
k. A.	= keine Angaben
a	= ambulant
s	= stationär
t	= teilstationär

Schmerzspezialisten

Arzt/Klinik	Ort/Tel.-Nr.	Fachrichtung	von Kollegen empfohlen	von Patienten empfohlen	Publikationen	Wartezeit	Versorgungsstruktur	ausgewählte Spezialisierung
Dr. Helmut Staudenmayer Schmerztherap. Zentrum www.dr-staudenmayer.de	**Göppingen** 07161/963390	**AM**	●●	◆◆		◷◷	a	*Kopf-, Rücken-, Nervenschmerzen; Schmerzen und Erschöpfungszustände (z. B. Burn-out-Syndrom); Rückenschmerzen bei Übergewicht und Bewegungsmangel*
Stefan Holthusen Praxis www.schmerztherapie-holthusen.de	**Göttingen** 0551/58976	**PM**	●●	◆◆		◷	a, t	*funktionelle Störungen des Bewegungssystems; muskuläre Dysbalancen; Muskelspannungsstörungen; Abteilung Fibromyalgie-Syndrom (FMS)*
Prof. Dr. Walter Paulus Uniklinikum www.neurologie.uni-goettingen.de	**Göttingen** 0551/396650	**N**	●	◆	■■	◷◷	a, s	*Gesichtsschmerzen; Neuralgien; Polyneuropathien*
Prof. Dr. Michael Pfingsten Uniklinikum www.zari.med.uni-goettingen.de	**Göttingen** 0551/398816	**PSY**	●●●	◆	■■	◷◷	a, s, t	*Schmerzen des Bewegungsapparats; somatoforme Schmerzsyndrome*
Dr. Uwe Reuter Med. Versorgungsztr. Gartenweg www.klinik-imleben.de	**Greiz** 03661/456520	**O**	●●●	◆		◷◷	a, s, t	*chronische Schmerzen; Krebsschmerzen*
Dr. Bruno Kniesel Zentrum am Rothenbaum www.schmerzklinik-hamburg.de	**Hamburg** 040/41350530	**A**	●	◆◆		◷◷◷		*Wirbelsäulenschmerzen; Neuropathien; Durchblutungsschmerzen*
Prof. Dr. Arne May Uniklinikum www.tinyurl.com/3ahstyx	**Hamburg** 040/741059094	**N**	●●●	◆	■■	◷◷	a, s	*Kopfschmerzen, Gesichtsschmerzen*
Dr. Gerd Müller Rückenzentrum am Michel www.ruecken-zentrum.de	**Hamburg** 040/4136230	**O**	●●●	◆◆		◷	a	*Schmerzen des Bewegungsapparats; somatoforme Schmerzsyndrome; Neuralgien*
Dr. Ulrich Peschel Asklepios Klinik St. Georg www.asklepios.com/sanktgeorg	**Hamburg** 040/181885 2642	**O, PH**	●	◆		◷	s, t	*chronifizierte und chronische Rückenschmerzen*
Dr. Kay Niemier Klinik für Manuelle Therapie www.kmt-hamm.de	**Hamm** 02381/986718	**PH, AM**	●	◆◆		◷◷	a	*CRPS; generalisierte Schmerzsyndrome/Fibromyalgie; Medikamenten-Kopfschmerz; Schmerzzustände nach Operationen (Wirbelsäule, Gelenke); Schleudertrauma*

▷

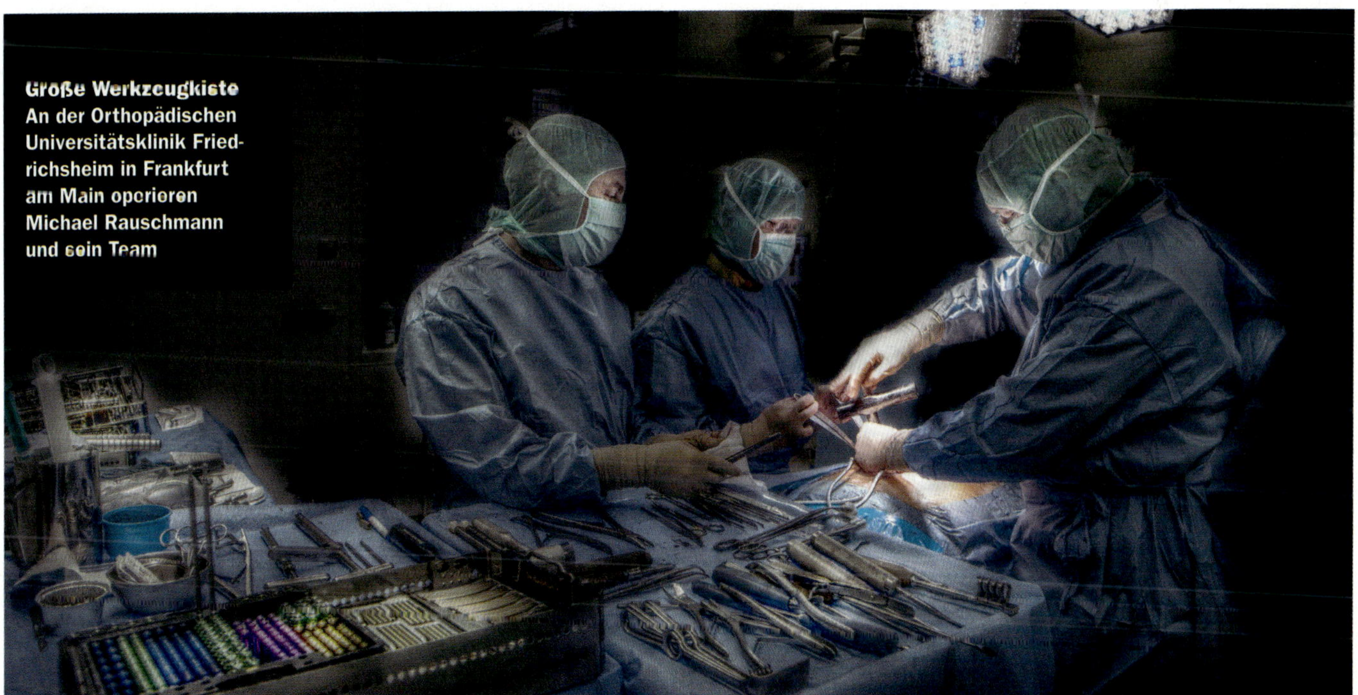

Große Werkzeugkiste An der Orthopädischen Universitätsklinik Friedrichsheim in Frankfurt am Main operieren Michael Rauschmann und sein Team

Foto: Marcus Thelen/FOCUS-Magazin

Schmerzspezialisten

Arzt/Klinik	Ort/Tel.-Nr.	Fachrichtung	von Kollegen empfohlen	von Patienten empfohlen	Publikationen	Wartezeit	Versorgungsstruktur	ausgewählte Spezialisierung
Prof. Dr. Marcus Schiltenwolf Uniklinikum, Orthopädie I www.orthopaedie.uni-hd.de	**Heidelberg** 06221/966323	O, PH	●●●	◆◆	■■	◷◷	a, t	*multimodale Schmerztherapie; Rheumaschmerzen; Schmerzen des Bewegungsapparats*
Dr. Birgit Zöller Praxis	**Heidelberg** 06221/160006	A	●●	◆◆		◷	a	*Kopfschmerzen*
Dr. Klaus Klimczyk m&i-Fachklinik Enzensberg www.fachklinik-enzensberg.de	**Hopfen am See** 08362/123554	O, PH	●●●	◆◆		k. A.	s	*ganzheitliche Betrachtung des Schmerzproblems im Sinne des bio-psychosozialen Schmerzmodells*
Dr. Florian Danckwerth St. Bernhard-Hospital www.st-bernhard-hospital.de	**Kamp-Lintfort** 02842/708405	O	●●	◆		◷	a, s	*alle Formen von akuten und chronischen Schmerzen; Schmerzen, bei denen die Warn- und Leitfunktion verloren gegangen ist; unklare Schmerzen*
Dr. Werner Steinleitner Praxis www.orthopaedischetagesklinik.de	**Kandel** 07275/61100	AF, O	●	◆		◷	k. A.	*Gesichtsschmerzen; Neuralgien; Schmerzen des Bewegungsapparats; somatoforme Schmerzsyndrome*
Dr. Johannes Horlemann Praxis	**Kevelaer** 02832/976070	AM, AF	●●●	◆◆		◷	a	*Palliativmedizin; somatoforme Schmerzen; Kopfschmerzen; Rückenschmerzen*
Prof. Dr. Ralf Baron Uniklinikum www.neurologie-kiel.uk-sh.de	**Kiel** 0431/5978505	k. A.	●●●	◆	■■	k. A.	k. A.	*Arzt wurde angeschrieben, beteiligte sich aber nicht an der FOCUS-Befragung*
Prof. Dr. Wolf-Dieter Gerber Uniklinikum www.uni-kiel.de/med-psych/	**Kiel** 0431/6594630	PSY	●●	◆◆	■	◷	a	*Kopf- und Rückenschmerzen*
Prof. Dr. Hartmut Göbel Schmerzklinik Kiel www.schmerzklinik.de	**Kiel** 0431/200990	N	●●●	◆◆	■■	◷◷	a, s, t	*Migräne; Cluster-Kopfschmerzen; Kopfschmerzen bei Medikamentenübergebrauch; Neuralgien*
Dr. Bernhard Kügelgen Med. Versorgungszentr. Koblenz www.therapiezentrum-koblenz.de	**Koblenz** 0261/3033011	PH, N, PSY	●●	◆◆		◷	a, t	*CRPS (komplexes regionales Schmerzsyndrom, Morbus Sudeck); posttraumatische Schmerzen*
Prof. Dr. Volker Limmroth Klinikum Köln-Merheim www.kliniken-koeln.de	**Köln** 0221/890733775	N	●●●	◆	■■	◷◷	a, s, t	*Kopfschmerzerkrankungen; neuropathische Schmerzsyndrome insbesondere bei multipler Sklerose*
Dr. Wolfram Seidel Sana Kliniken Sommerfeld www.sana-hu.de	**Kremmen** 033055/52301	PH	●●	◆◆		◷◷	s, t	*funktionelle Schmerzmedizin; Schmerzerkrankungen des Bewegungssystems*
Dr. Klas Mildenstein Praxis	**Laatzen** 0511/878370	k. A.	●	◆◆		k. A.	k. A.	*Arzt wurde angeschrieben, beteiligte sich aber nicht an der FOCUS-Befragung*
Dr. Jörg Henning Medizinisches Zentrum Lahnhöhe www.lahnhoehe-orthopaedie.de	**Lahnstein** 02621/915568	O, PH	●	◆◆		◷◷◷	a, s	*Rücken- und Kreuzschmerzen; Schmerzen des Bewegungsapparats und von Knochenkrankheiten*
Dr. Zoltan Medgyessy Berolina Klinik www.klinik-für-migräne.de	**Löhne** 05731/782153	PH	●	◆◆		◷	s	*Prophylaxe und Therapie der Migräne*
Dr. Jan Holger Holtschmit Marienhausklinik St. Josef www.marienhauskliniken.de	**Losheim am See** 06872/9030	AF, O	●	◆		◷◷	s, t	*Neuralgien; Rheumaschmerzen; somatoforme Schmerzsyndrome; Schmerzen des Bewegungsapparats*
Alexander Philipp Praxis	**Ludwigsburg** 07141/6858636	k. A.	●	◆◆		k. A.	k. A.	*Arzt wurde angeschrieben, beteiligte sich aber nicht an der FOCUS-Befragung*

A = Anästhesie	**PH** = Physikalische u. Rehabilitative Medizin	● = von Kollegen empfohlen	■ = viel publiziert	k. A. = keine Angaben	
AF = andere Fachrichtungen	**PM** = Psychosomatische Medizin u. Psychotherapie	●● = häufig von Kollegen empfohlen	■■ = überdurchschnittlich viel publiziert		
AM = Allgemeinmedizin	**PSY** = Psychiatrie/Psychologische Psychotherapie	●●● = überdurchschnittlich häufig von Kollegen empfohlen	◷ = bis 2 Wochen	a = ambulant	
N = Neurologie		◆ = von Patienten empfohlen	◷◷ = 3 Wochen bis 2 Monate	s = stationär	
O = Orthopädie		◆◆ = häufig von Patienten empfohlen	◷◷◷ = länger als 2 Monate	t = teilstationär	

Schmerzspezialisten

Arzt/Klinik	Ort/Tel.-Nr.	Fachrichtung	von Kollegen empfohlen	von Patienten empfohlen	Publikationen	Wartezeit	Versorgungsstruktur	ausgewählte Spezialisierung
Dr. Oliver Emrich Praxis – www.schmerzzentrum-ludwigshafen.de	**Ludwigshafen** 0621/654031	A, AM	●●●	◆◆		◷	a	*Rücken- und Kopfschmerzen – multimodale und integrierte Versorgung; neuropathische Schmerzen*
Dr. Ralph Spintge Sportklinik Hellersen – www.schmerzzentrum-luedenscheid.de	**Lüdenscheid** 02351/9452246	A	●	◆◆		k. A.		*Schmerzen des Bewegungsapparats*
Dr. Olaf Günther Praxis www.schmerzzentrum-magdeburg.de	**Magdeburg** 0391/6099370	AF, AM	●●	◆◆		◷◷	a	*myofasziale Schmerzsyndrome; Rückenschmerzen; orofaziales Syndrom/Gesichtsschmerzen*
Prof. Dr. Hans-Raimund Casser DRK Schmerz-Zentrum www.drk-schmerz-zentrum.de	**Mainz** 06131/988501	O, PH	●●●	◆◆	■	◷◷	a, s, t	*akute und chronische Rücken-, Gelenk- und Muskelschmerzen; behandlungsresistente, andauernde Schmerzen*
Dr. Tamina Brinkschmidt Med. Versorgungszentrum www.algesiologikum.de	**München** 089/2122555	A	●●	◆		◷◷	a, s	*Gesichtsschmerzen; Neuralgien; Polyneuropathien; Schmerzen des Bewegungsapparats; somatoforme Schmerzsyndrome*
Priv.-Doz. Dr. Stefanie Förderreuther Uniklinikum www.klinikum.uni-muenchen.de	**München** 089/51602455	k. A.	●●●	◆		k. A.	k. A.	*Ärztin wurde angeschrieben, beteiligte sich aber nicht an der FOCUS-Befragung*
Dr. Martin Gessler Deutsches Schmerzzentrum www.deutsches-schmerz-zentrum.de	**München** 089/54047350	N	●●	◆◆		◷◷	a, s	*Phantomschmerzen; Gesichts- und Kopfschmerzen bei Kiefergelenksfehlfunktionen; Schmerzen im Zentralnervensystem*
Priv.-Doz. Dr. Dominik Irnich Uniklinikum Innenstadt www.klinikum.uni-muenchen.de	**München** 089/51607508	A	●●	◆◆	■■	◷◷	a, s, t	*chronische Schmerzen*
Dr. Holger Kaube Neurologie und Kopfschmerzzentrum www.neurologe-pfaffenrath-reiter.de	**München** 089/3899770	N	●●	◆	■	◷◷◷	a, s	*Cluster-Kopfschmerz; Migräne; Kopfschmerzen bei Liquorüber- und -unterdruck; Kopfschmerzen nach Schädelverletzungen, OPs und bei Hypophysentumoren*
Dr. Martin Mühlbauer Neurologische Praxisgemeinschaft www.drmuehlbauer.de	**München** 089/6885200	N	●	◆◆		◷◷	a	*Cluster-Kopfschmerzen*
Prof. Dr. Andreas Straube Uniklinikum Großhadern www.klinikum.uni-muenchen.de	**München** 089/70953690	N	●●●	◆	■■	◷◷	a, s, t	*alle Formen von Kopf- und Gesichtsschmerzen; lumbale und zervikalene Spinalkanalstenosen; komplexes regionales Schmerzsyndrom (CRPS I und II)*
Dr. Reinhard Thoma Med. Versorgungszentrum www.algesiologikum.de	**München** 089/2122555	A	●●	◆◆	■	◷◷	a, s	*FBSS (fortbestehende Schmerzen nach Wirbelsäulenoperationen); schwer chronifizierte Schmerzpatienten mit psychosozialen Belastungssituationen*
Prof. Dr. Thomas R. Tölle Klinikum rechts der Isar www.med.tu-muenchen.de	**München** 089/41404613	N	●●●	◆	■■	◷◷	a, s	*alle Formen neuropathischer Schmerzen; Rückenschmerzen*
Prof. Dr. Ingrid Gralow Uniklinikum www.klinikum.uni-muenster.de	**Münster** 0251/8346121	A	●●	◆◆	■	◷◷	a, s, t	*Gesichtsschmerzen; Neuralgien; somatoforme Schmerzsyndrome*
Prof. Dr. Markus Schilgen Akademie für Manuelle Medizin www.manuellemedizin.de	**Münster** 0251/9813020	O	●●●	◆◆		◷	a	*interdisziplinäre Diagnostik und Therapie von Erkrankungen/Funktionsstörungen des Bewegungssystems; interdisziplinäre Behandlung von Osteoporose*
Dr. Klaus Wrenger Schmerztherapiezentrum www.schmerztherapie-ms.de	**Münster** 0251/4843444	A	●	◆		◷◷◷	a	*Kopfschmerzerkrankungen; Fibromyalgie; Rückenschmerzen; somatoforme Schmerzerkrankungen*
Dr. Thomas Eberbach Regionales Schmerzzentrum DGS www.schmerzzentrum-osnabrueck.de	**Osnabrück** 0541/46052	A	●	◆◆		◷◷		*Neuralgien; somatoforme Schmerzsyndrome; Schmerzen bei Durchblutungsstörungen; Schmerzen des Bewegungsapparats; Rheumaschmerzen; Polyneuropathien*

A = Anästhesie	PH = Physikalische u. Rehabilitative Medizin	● = von Kollegen empfohlen	■ = viel publiziert
AF = andere Fachrichtungen	PM = Psychosomatische Medizin u. Psychotherapie	●● = häufig von Kollegen empfohlen	■■ = überdurchschnittlich viel publiziert
AM = Allgemeinmedizin	PSY = Psychiatrie/Psychologische Psychotherapie	●●● = überdurchschnittlich häufig von Kollegen empfohlen	k. A. = keine Angaben
N = Neurologie		◆ = von Patienten empfohlen	◷ = bis 2 Wochen
O = Orthopädie		◆◆ = häufig von Patienten empfohlen	◷◷ = 3 Wochen bis 2 Monate
			◷◷◷ = länger als 2 Monate
			a = ambulant; s = stationär; t = teilstationär

▷

Schmerzspezialisten

Arzt/Klinik	Ort/Tel.-Nr.	Fachrichtung	von Kollegen empfohlen	von Patienten empfohlen	Publikationen	Wartezeit	Versorgungsstruktur	ausgewählte Spezialisierung
Dr. Knud Gastmeier Zentrum für ambulantes Operieren www.praxis-gastmeier.de	**Potsdam** 0331/743070	A	●	◆		◷	a	*Gesichtsschmerzen; Neuralgien; Polyneuropathien; Schmerzen des Bewegungsapparats; somatoforme Schmerzsyndrome*
Dr. Martin Strohmeier Schmerzzentrum Bodensee www.orthopaedie-ravensburg.de	**Ravensburg** 0751/35559770	O	●●	◆◆		◷	a, s	*Rückenschmerzen; ausstrahlende Schmerzen in Arme und/oder Beine; Schmerzen nach Operationen des Stütz- und Bewegungsapparats*
Dr. Uwe Junker Sana-Klinikum www.sana-klinikum-remscheid.de	**Remscheid** 02191/130	A	●●	◆	■	◷◷◷	a, s, t	*komplexes regionales Schmerzsyndrom (CRPS, Morbus Sudeck)*
Dr. Volker Malzacher Neurologische Praxis	**Reutlingen** 07121/144830	N, PSY	●●	◆◆		◷◷	a, s	*Gesichtsschmerzen; Neuralgien*
Dr. Hans-Hermann Nägelein Praxis www.schmerztherapie-rosenheim.de	**Rosenheim** 08031/31114	AM, A	●●●	◆◆		◷	a	*komplexes regionales Schmerzsyndrom (CRPS); kraniomandibuläre Dysfunktion (Fehlregulationen der Muskel-/Kiefergelenksfunktion); Medikamentenentgiftung*
Dr. Frank Bartel Praxis	**Rostock** 0381/4909266	k. A.	●●	◆◆		k. A.	k. A.	*Arzt wurde angeschrieben, beteiligte sich aber nicht an der FOCUS-Befragung*
Dr. Harald Lucius Schmerzzentrum Nord www.schmerztherapie-schleswig.de	**Schleswig** 04621/831120	N, PSY	●	◆		◷◷◷	a	*Fibromyalgie-Syndrom; psychiatrische Krankheiten mit dem Symptom Schmerz, z. B. Depressionen, paranoide Störungen usw.*
Prof. Dr. Guy Arnold Klinikum www.klinikverbund-suedwest.de	**Sindelfingen** 07031/9812362	N	●●	◆		◷	a, s, t	*Cluster-Kopfschmerzen*
Dr. Matthias Psczolla Loreley-Kliniken St. Goar-Oberwesel www.loreley-kliniken.de	**St. Goar** 06741/800800	O, PH	●●●	◆◆		k. A.	a, s	*alle Schmerzsyndrome des Bewegungsapparats, besonders nach operativen Eingriffen, z. B. Mixed Pain Syndrome*
Dr. Hermann Locher Praxis www.orthopaede-tettnang.de	**Tettnang** 07542/93390	O	●●	◆		k. A.	a	*Arzt wurde angeschrieben, beteiligte sich aber nicht an der FOCUS-Befragung*
Dr. Hans Flatter Gemeinschaftspraxis www.schmerzzentrum-passau.de	**Tittling** 08504/91300	AM	●●●	◆		k. A.		*Gesichtsschmerzen; Neuralgien; Polyneuropathien; Schmerzen bei Durchblutungsstörungen bzw. des Bewegungsapparats; somatoforme Schmerzsyndrome*
Dr. Alfons Linke Praxis www.aerzte-im-netz.de/alfons.linke	**Tübingen** 07071/35194	A	●	◆		k. A.	a	*Gesichtsschmerzen; Neuralgien; Polyneuropathien; Schmerzen bei Durchblutungsstörungen bzw. des Bewegungsapparats; somatoforme Schmerzsyndrome*
Priv.-Doz. Dr. Rolf Malessa Sophien- und Hufeland-Klinikum www.klinikum-weimar.de	**Weimar** 03643/571300	N	●●●	◆◆		◷◷	a, s	*Borreliose; Gürtelrose; seltene Kopfschmerzarten; Schulter-, Arm-, Thoraxschmerzen; Schmerz nach Schlaganfall, bei Parkinson, nach Rückenmarksverletzung*
Dr. Thomas Nolte Schmerz- und Palliativzentrum www.schmerzzentrum-wiesbaden.de	**Wiesbaden** 0611/44754000	A	●●	◆◆	■	◷◷	a, s	*integrierte Versorgungskonzepte bei Rückenschmerzen; spezialisierte ambulante Palliativversorgung; sektorenübergreifende Behandlungskonzepte (ambulant-stationär)*
Dr. Till Wagner Medizinisches Zentrum www.mz-ac.de	**Würselen** 02405/623651	A	●●	◆◆		◷◷◷	a, s	*periphere Neuropathien*
Dr. Edwin Klaus Praxis für spez. Schmerztherapie www.drklaus-drlanges.de	**Würzburg** 0931/55655	A	●●	◆◆		k. A.		*Injektionen; Bandscheibenvorfälle*
Dr. Thomas Cegla Krankenhaus St. Josef – www. krankenhaus-st-josef-wuppertal.de	**Wuppertal** 0202/4852601	A	●●●	◆◆		◷◷◷	a, s, t	*Schmerzen des Bewegungsapparats*

A = Anästhesie	**PH** = Physikalische u. Rehabilitative Medizin	● = von Kollegen empfohlen	■ = viel publiziert
AF = andere Fachrichtungen	**PM** = Psychosomatische Medizin u. Psychotherapie	●● = häufig von Kollegen empfohlen	■■ = überdurchschnittlich viel publiziert
AM = Allgemeinmedizin	**PSY** = Psychiatrie/Psychologische Psychotherapie	●●● = überdurchschnittlich häufig von Kollegen empfohlen	◷ = bis 2 Wochen
N = Neurologie		◆ = von Patienten empfohlen	◷◷ = 3 Wochen bis 2 Monate
O = Orthopädie		◆◆ = häufig von Patienten empfohlen	◷◷◷ = länger als 2 Monate
k. A. = keine Angaben	**a** = ambulant	**s** = stationär	**t** = teilstationär

Wirbelsäulenchirurgen

Arzt/Klinik	Ort/Tel.-Nr.	von Kollegen empfohlen	von Patienten empfohlen	Publikationen	Behandlungsspektrum: Bandscheiben-OPs	Wirbelfusionen	Arthroplastik	Tumorchirurgie	Revisionen	ausgewählte Spezialisierung
Dr. Felix Hohmann Hessingpark-Clinic www.hessingpark-clinic.de	**Augsburg** 0821/9099000	●	◆◆		▲▲	▲	▲		▲	*Wirbelsäulentherapie*
Prof. Dr. Alexander Wild Hessing Stiftung www.hessing-stiftung.de	**Augsburg** 0821/909241	●●	◆◆	■■	▲▲	▲▲	▲	▲	▲▲	*Wirbelsäulenchirurgie; minimalinvasive, nicht operative Wirbelsäulentherapie*
Dr. Heinrich Böhm Zentralklinik www.zentralklinik-bad-berka.de	**Bad Berka** 036458/51401	●●●	◆◆	■	▲	▲▲	▲	▲▲	▲▲	*Korrektur von Deformitäten; Brustwirbelersatz in Schlüssellochtechnik; Dekompressionen*
Dr. Daniel Rosenthal Praxis www.taunus-klinik.de	**Bad Homburg** 06172/91710	●	◆◆		▲▲	▲	▲	▲	▲	*minimalinvasive Eingriffe; Bandscheibenoperationen*
Dr. Oliver Meier Werner-Wicker-Klinik www.werner-wicker-klinik.de	**Bad Wildungen** 05621/803245	●●	◆◆	■	▲	▲▲		▲	▲▲	*Fusion von Wirbelkörpern; Dekompressionen; Korrektur von Deformitäten; Revisionseingriffe*
Priv.-Doz. Dr. Michael Putzier Uniklinikum Charité, CCM www.wirbelsaeule-charite.de	**Berlin** 030/450615044	●	◆	■	▲	▲	▲▲	▲▲	▲	*chirurgische und konservative Behandlung von Erkrankungen, Verletzungen und Deformitäten der Wirbelsäule*
Priv.-Doz. Dr. Jörg Herdmann St. Vinzenz-Krankenhaus www.vinzenz-duesseldorf.de	**Düsseldorf** 0211/9582900	●●	◆		▲▲	▲	▲	▲	▲	*Operationen an der Halswirbelsäule; Stabilisierung mit Knochenzement; Dekompressionen*
Prof. Dr. Wolfgang Börm Ev.-luth. Diakonissenanstalt www.diako.de/diako-flensburg	**Flensburg** 0461/8121901	●	◆	■	▲▲	▲	▲	▲▲	▲	*degenerative Erkrankungen der Wirbelsäule; operative Behandlung; Tumorchirurgie*
Priv.-Doz. Dr. Frank Kandziora BG Unfallklinik www.bgu-frankfurt.de	**Frankfurt am Main** 069/4752020	●●	◆◆	■■	▲	▲		▲▲	▲▲	*Wirbelsäulenchirurgie (v. a. Fusionen, Korrektureingriffe)*
Prof. Dr. Michael Rauschmann Uniklinikum Friedrichsheim www.friedrichsheim.de	**Frankfurt am Main** 069/6705228	●	◆	■■	▲	▲▲	▲▲	▲▲	▲	*Wirbelsäulenchirurgie (v. a. Fusionen, Arthroplastik); spezielle Schmerztherapie*
Priv.-Doz. Dr. Ralph Kothe Schön Klinik Hamburg Eilbek www.schoen-kliniken.de	**Hamburg** 040/20927001	●●	◆	■	▲	▲	▲	▲	▲▲	*Wirbelsäulenchirurgie (v. a. Fusion von Wirbelkörpern, Dekompression bei Stenosen)*
Priv.-Doz. Dr. Michael Muschik Klinik Fleetinsel www.klinik-fleetinsel.de	**Hamburg** 040/37671650	●	◆◆		▲	▲	▲			*Korrektur von Deformitäten; Fusion von Wirbelkörpern*
Priv.-Doz. Dr. Thomas Niemeyer Asklepios Klinik St. Georg www.asklepios.com/sanktgeorg	**Hamburg** 040/181885 2111	●●	◆◆	■	▲	▲	▲	▲	▲	*chirurgische Behandlung von Wirbelsäulenerkrankungen*
Prof. Dr. Luca Papavero Schön Klinik Hamburg Eilbek www.schoen-kliniken.de/eilbek	**Hamburg** 040/20927001	●●●	◆	■	▲▲	▲	▲	▲▲	▲	*mikrochirurgische Eingriffe (Stenosen, Bandscheibenvorfälle); Wirbelsäulentumoren*
Dr. Rafael Donatus Sambale Orthopäd. Klinik Hess. Lichtenau www.klinik-lichtenau.de	**Hessisch Lichtenau** 05602/831301	●●	◆◆		▲▲	▲		▲	▲▲	*Revisionseingriffe; Spinalkanalstenosen; Bandscheibenprothesen (Halswirbelsäule)*
Prof. Dr. med. Rolf Kalff Uniklinikum www.med.uni-jena.de/neurochir	**Jena** 03641/9323001	●	◆	■■	▲▲	▲	▲	▲▲	▲	*Bandscheibenoperationen; Tumorchirurgie*
Prof. Dr. Jürgen Harms SRH Klinikum K.-Langensteinbach www.srh-kliniken.de	**Karlsbad** 07202/613346	●●●	◆◆	■■	▲	▲▲	▲▲	▲▲	▲▲	*Schädelbasis-Chirurgie; Korrektureingriffe im Kleinstkindalter; Behandlung von Infektionen*
Priv.-Doz. Dr. Tobias Pitzen SRH Klinikum K.-Langensteinbach www.srh-kliniken.de	**Karlsbad** 07202/613100	●●●	◆	■	▲▲	▲▲	▲	▲▲	▲	*chirurgische Therapie bei krankhaften Veränderungen aller Art an der Halswirbelsäule*

● = von Kollegen empfohlen
●● = häufig von Kollegen empfohlen
●●● = überdurchschnittlich häufig von Kollegen empfohlen
◆ = von Patienten empfohlen
◆◆ = häufig von Patienten empfohlen
■ = viel publiziert
■■ = überdurchschnittlich viel publiziert
▲ = nimmt Eingriff vor
▲▲ = nimmt Eingriff häufig vor
k. A. = keine Angaben

Wirbelsäulenchirurgen

Arzt/Klinik	Ort/Tel.-Nr.	von Kollegen empfohlen	von Patienten empfohlen	Publikationen	Bandscheiben-OPs	Wirbelfusionen	Arthroplastik	Tumorchirurgie	Revisionen	ausgewählte Spezialisierung
					Behandlungsspektrum					
Prof. Dr. Christoph Hopf Lubinus Clinicum www.skoliose.de	**Kiel** 0431/388302	●●●	◆◆		▲▲	▲▲	▲▲	▲▲	▲▲	*Deformitäten; Bandscheibenersatz an Lenden- und Halswirbelsäule; degenerative Erkrankungen; Revisionen*
Dr. Francis Kilian Katholisches Klinikum www.kk-koblenz.de	**Koblenz** 0261/4966457	●	◆◆		▲▲	▲	▲▲	▲	▲	*Wirbelsäulen- und Rückenmarkschirurgie*
Priv.-Doz. Dr. Viola Bullmann St. Franziskus-Hospital www.st-franziskus-koeln.de	**Köln** 0221/55910	●	◆◆	■■	▲	▲▲		▲▲	▲	*Operation bei Deformitäten (auch Kinder); degenerative Erkrankungen und Tumoren; Osteoporose*
Prof. Dr. Peer Eysel Uniklinikum orthopaedie.uk-koeln.de	**Köln** 0221/4784601	●●	◆◆	■■	▲▲	▲		▲		*Wirbelsäulenchirurgie; Tumororthopädie*
Prof. Dr. Christoph Josten Uniklinikum chirurgie1.uniklinikum-leipzig.de	**Leipzig** 0341/9717004	●●	◆	■■		▲		▲▲	▲	*Wirbelsäulenerkrankungen, insbesondere Tumoren, Verletzungen, Entzündungen, Fehlstellungen*
Univ.-Doz. Dr. Christian Bach St. Remigius-Krankenhaus Opladen www.remigius.de	**Leverkusen** 02171/4092191	●	◆	■	▲	▲▲	▲▲	▲▲	▲▲	*Revisionen nach misslungenen Primäreingriffen an der Wirbelsäule; Korrektur der Wirbelsäulenverkrümmung*
Priv.-Doz. Dr. Jörg Franke Uniklinikum orthopaedie.uni-magdeburg.de	**Magdeburg** 0391/6714050	●	◆	■	▲	▲	▲▲	▲▲	▲	*Wirbelsäulenchirurgie (v. a. Arthroplastik und Fusionen)*
Dr. Christoph Schätz Orthopädische Klinik www.okm.de	**Markgröningen** 07145/912241	●●	◆◆		▲▲	▲▲	▲▲	▲	▲▲	*Wirbelsäulenchirurgie inklusive mikrochirurgische Techniken; operative Stabilisation mit Zugang von vorn und hinten*
Prof. Dr. Hans Hertlein Städtisches Klinikum Harlaching www.khmh.de	**München** 089/62103264	●	◆		▲▲	▲▲		▲▲	▲▲	*Kinderchirurgie; Stabilisierung von Wirbelbrüchen; Operation der Halswirbelsäule durch den Mund; Behandlung von Infektionen*
Prof. Dr. Michael Mayer Schön Klinik Harlaching www.schoen-kliniken.de/okm	**München** 089/62112011	●●●	◆	■	▲▲	▲	▲			*Bandscheibenoperationen inklusive künstliche Bandscheiben an der Halswirbelsäule; dynamische Stabilisierung*
Prof. Dr. Bernhard Meyer Uniklinikum rechts der Isar www.neurokopfzentrum.med.tum.de	**München** 089/41402151	●●	◆	■■	▲▲	▲▲	▲▲	▲▲	▲▲	*Wirbelsäulenchirurgie inklusive Eingriffe an der Halswirbelsäule; Neuro-Onkologie*
Prof. Dr. Ulf Liljenqvist St. Franziskus-Hospital www.cfh-muenster.de	**Münster** 0251/9353693	●●●	◆◆	■■	▲	▲		▲	▲	*operative Behandlung sämtlicher Erkrankungen der Wirbelsäule (inklusive Skoliose- und Tumorchirurgie)*
Prof. Dr. Henry Halm Schön Klinik Neustadt www.schoen-kliniken.de/neustadt	**Neustadt** 04561/544901	●●●	◆◆	■■	▲▲	▲▲	▲	▲	▲▲	*Korrektur von Deformitäten bei Kindern und Erwachsenen; Fusionen; Dekompression; Revisionen*
Dr. Axel Reinhardt Oberlinklinik www.oberlinklinik.de	**Potsdam** 0331/7634315	●●	◆		▲	▲▲	▲▲	▲	▲	*Fusion von Wirbelkörpern; Einsatz von künstlichen Bandscheiben (auch an der Halswirbelsaule)*
Prof. Dr. Rudolf Beisse Krankenhaus Rummelsberg www.krankenhaus-rummelsberg.de	**Schwarzenbruck** 09128/5043469	●●●	◆	■	▲	▲▲	▲▲	▲	▲	*thorakoskopische Chirurgie; Korrekturen nach missglückter Operation oder Unfall; Bandscheibenvorfälle der Brustwirbelsäule*
Priv.-Doz. Dr. Michael Ruf SRH Zentralklinikum www.zentralklinikum-suhl.de	**Suhl** 03681/355750	●●	◆	■	▲	▲▲	▲	▲	▲	*Wirbelsäulenchirurgie (z. B. degenerative Erkrankungen, Skoliose, Tumoren, rheumatische Veränderungen)*
Prof. Dr. Cornelius Wimmer Schön Klinik www.bhz-vogtareuth.de	**Vogtareuth** 08038/901529	●●	◆◆	■	▲▲	▲▲		▲	▲	*konservative und chirurgische Behandlung von Skoliose- und Schmerzpatienten; minimalinvasive Verfahren*
Prof. Dr. Marcus Richter St. Josefs-Hospital www.joho.de	**Wiesbaden** 0611/1773701	●●●	◆	■	▲▲	▲▲	▲▲	▲▲	▲▲	*Wirbelsäulenchirurgie (computernavigiert, minimalinvasive Verfahren); komplexe Korrekturen und Revisionen*

● = von Kollegen empfohlen
●● = häufig von Kollegen empfohlen
●●● = überdurchschnittlich häufig von Kollegen empfohlen
◆ = von Patienten empfohlen
◆◆ = häufig von Patienten empfohlen
■ = viel publiziert
■■ = überdurchschnittlich viel publiziert
▲ = nimmt Eingriff vor
▲▲ = nimmt Eingriff häufig vor
k. A. = keine Angaben

Wissen

Der starke Rücken – die wichtigsten anatomischen Fachbegriffe

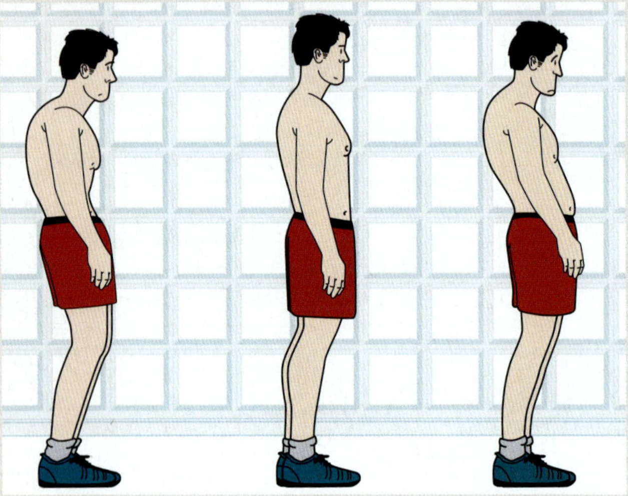

Rund-Rücken   gerader Rücken   Hohlkreuz

Anatomie

Wirbelsäule: Bewegliche, doppelt s-förmig geschwungene Stütze des Körpers, die sich in fünf Abschnitte einteilen lässt und aus 33 Wirbeln (Vertebrae) besteht. Diese sind über Bandscheiben (Disci intervertebrales) und Bänder (Ligamente) miteinander verbunden.

Wirbelsäulenabschnitte: Die Einteilung beinhaltet die Halswirbelsäule (7 Halswirbel), die Brustwirbelsäule (12 Brustwirbel), die Lendenwirbelsäule (5 Lendenwirbel), das Kreuzbein (5 Kreuzbeinwirbel) und das Steißbein (3–5 Steißwirbel).

Wirbelbögen: Sie besitzen kleine Einkerbungen, die übereinandergelegt seitliche Öffnungen, die sogenannten Zwischenwirbellöcher (Foramina intervertebralia) bilden.

Wirbelkanal: Die Wirbel haben eine Öffnung und bilden aneinandergereiht eine Röhre, den sogenannten Wirbelkanal mit dem Rückenmark.

Bandscheiben: Insgesamt 23 Bandscheiben liegen zwischen den Wirbelkörpern der Wirbelsäule, wo sie mit Rand und Kappen der Wirbelkörper verwachsen sind. Somit tragen die Bandscheiben zur Beweglichkeit der Wirbelsäule bei. Die Bandscheiben machen etwa 25 Prozent der Gesamtlänge der Wirbelsäule aus.

Halswirbelsäule (HWS): Aus sieben Wirbeln bestehender, erster Abschnitt der Wirbelsäule, wobei die einzelnen Segmente von C1 bis C7 durchnummeriert werden.

Atlas: Erster Halswirbel (C1) des Menschen, gleicht einem Ring und verfügt über keinen Wirbelkörper.

Facettengelenke: Winzige Gelenke zwischen den Fortsätzen benachbarter Wirbel. Sie ermöglichen die Beweglichkeit der Wirbelsäule.

Nervenwurzel: Auf jeder Seite eines Wirbelkörpers gibt es je eine vordere und eine hintere Nervenwurzel. Diese vereinigt sich innerhalb der Zwischenwirbellöcher zum eigentlichen Spinalnerv. Nervenfasern der vorderen Wurzel verlassen das Rückenmark, um die Muskeln zu versorgen und lebenswichtige Körperfunktionen zu koordinieren.

Zentrales Nervensystem (ZNS): Besteht aus Rückenmark und Gehirn. Das ZNS löst unter anderem die gezielte Motorik des Menschen aus und ist für die Reizinformationsverarbeitung zuständig.

Spinalnerven: Der Nervus spinalis ist ein aus dem Rückenmark entspringender Nerv und gehört zum peripheren Nervensystem. Zwischen zwei Wirbeln tritt je ein Spinalnervenpaar aus dem Wirbelkanal, insgesamt hat der Mensch 31 Paare.

Bänder: Stränge aus elastischem Bindegewebe, die zwischen Wirbelkörpern, Wirbelbögen und Wirbelfortsätzen verlaufen. Ohne die Bänder böte die Wirbelsäule keinen Halt, sie ermöglichen zudem deren Beweglichkeit.

Iliosakralgelenk: Verbindet das Kreuzbein (Os sacrum) mit der Darmbeinschaufel (Os ilium) und stellt so eine Kraftübertragung von der Wirbelsäule auf den Beckenring her. Verschiebungen der Gelenkflächen führen zum schmerzhaften Iliosakralgelenk-Syndrom.

Lordose: Ventrale (bauchseitige) Krümmung der Wirbelsäule. Das Hohlkreuz ist eine Extremform.

Rückenmuskulatur, Funktion: Die Rückenmuskulatur spielt für den gesunden Rücken eine grundlegende Rolle. Sie kräftigt und stützt die Wirbelsäule und ermöglicht durch Streckung des Rückens den aufrechten Gang.

Autochthone Rückenmuskulatur: Der Begriff bezieht sich auf die embryonale Entstehungsgeschiche der Muskulatur und meint die am Rücken selbst („ortsständig") entstandene Muskulatur. Sie erstreckt sich vom Kreuzbein bis hinauf zum Hinterhaupt. Im Gegensatz dazu steht die allochthone („eingewanderte") oder oberflächliche Muskulatur.

Musculus erector spinae: Der ausdauernde „Aufrichter der Wirbelsäule" kann schwere Gewichte heben und tragen. Er besteht aus drei großen Rückenmuskeln: Dem Musculus iliocostalis, dem Musculus longissimus und dem Musculus spinalis.

Oberflächliche Rückenmuskulatur: Entstammt entwicklungsgeschichtlich der Schulter- und Armmuskulatur. Dazu zählt der flächenmäßig größte Muskel des Menschen, der Musculus latissimus dorsi, sowie der Musculus trapezius, der Trapezmuskel.

Mobilisation: Sicherstellung einer ausreichenden Beweglichkeit. Sie gilt als Voraussetzung für ein wirkungsvolles Training zur Prävention von Rückenbeschwerden.

Rückenschule: Verschiedene Anleitungen zum gesundheitsbewussten Verhalten bekämpfen Rückenprobleme. Auch die Therapie bereits vorhandener Beschwerden sowie die Vermeidung von chronischen Schmerzen zählen zu den Aufgaben der Rückenschule.

Dynamisches Sitzen: Ein für Büroangestellte empfohlenes Sitzverhalten, bei dem Bewegungspausen die Rückenbelastungen minimieren sollen.

Rückentests: Standardisierte Verfahren zur Erkennung von Rückenleiden. Sie dienen jedoch lediglich der groben Selbsteinschätzung – und ersetzen im Fall von Beschwerden keinesfalls den Arzt.

Illustrationen: Jörg Dommel/FOCUS-Magazin

Hilfreiche Adressen und Lesetipps

Aktion Gesunder Rücken e. V.: Einen Beitrag gegen die Volkskrankheit Rücken will die von Ärzten und Therapeuten gegründete Vereinigung leisten. Besonderer Service: ein Verzeichnis rückengesunder Hotels. www.agr-ev.de

Bundesverband der deutschen Rückenschulen e. V. Sucht z. B. nach geprüften Rückenschullehrern, hat eigene Stützpunkte in den Bundesländern. www.bdr-ev.de

Deutsche Schmerzliga e. V.: Informationen zu Selbsthilfegruppen, Therapien und wissenschaftlicher Literatur. Diskussionsforum für Patienten. www.schmerzliga.de

Deutsche Gesellschaft zum Studium des Schmerzes (DGSS) e. V.: Größte wissenschaftliche Vereinigung zum Thema in Europa. Fördert Aus-, Fort- und Weiterbildung, vertritt die Interessen Schmerzkranker. www.dgss.org

Deutsche Gesellschaft für Schmerztherapie (DGS): Setzt sich für Qualitätssicherung ein und möchte den Schmerz als eigene medizinische Fachrichtung anerkannt sehen. www.stk-ev.de

Deutsche Schmerzhilfe e. V.: Viele Informationen über Patientenrechte rund um das Thema Rücken. www.schmerzhilfe.de

Bundesselbsthilfeverband für Osteoporose: Dachverband mit Patienten-Hotline, Service für Ärzte und vielen Informationen. Die Zeitschrift „Osteoporose – Das Gesundheitsmagazin" erhalten Mitglieder viermal im Jahr kostenlos. www.osteoporose-deutschland.de

Deutsche Vereinigung Morbus Bechterew e. V.: Viele nützliche Informationen und Veranstaltungen zum Thema, Newsletter und das Morbus-Bechterew-Journal. www.bechterew.de

Bundesverband Skoliose-Selbsthilfe e. V.: Termine, Veranstaltungen, Verzeichnis von Selbsthilfegruppen. www.bundesverband-skoliose.de

Skoliose-Kindernetzwerk: Verzeichnis von Selbsthilfegruppen, Hilfreich auch für Eltern, deren Kinder z. B. ein Korsett benötigen. www.skoliose-netzwerk.de

Deutsche Arthrose-Hilfe e. V.: Vermittelt Kontakte zwischen Betroffenen. www.arthrose.de

„Der große Patientenratgeber Osteoporose: Frühzeitig vorbeugen, richtig diagnostizieren, erfolgreich behandeln", R. Bartl u. W. Buchberger. Verständliches und praxistaugliches zum Thema. Zuckschwerdt Verlag, 234 Seiten, 19,90 Euro.

„Das neue Rücken-Akut-Training" von Ingo Froböse. Das Trainingsprogramm für Prävention und Rehabilitation des Professors an der Sporthochschule in Köln; Gräfe und Unzer, 176 Seiten, 19,99 Euro.

„Bandscheiben Aktiv-Programm: Endlich wieder schmerzfrei – dauerhaft belastbar bleiben" von Doris Brötz. In sieben Tagen beweglicher, verspricht die Physiotherapeutin und liefert Tipps für den Alltag; Trias, 137 Seiten, 17,95 Euro.

„Rückenschmerz und Lendenwirbelsäule. Interdisziplinäres Praxisbuch entsprechend der ‚Nationalen Versorgungsleitlinie Kreuzschmerz'", J. Hildebrandt u. M. Pfingsten (Hrsg.). Medizinisches Fachbuch mit Nachschlage-Charakter. Vorsicht, Tiefgang! Enthält alles Wichtige zum Thema für diejenigen, die es wirklich wissen wollen; Urban & Fischer, 496 Seiten, 89,95 Euro.

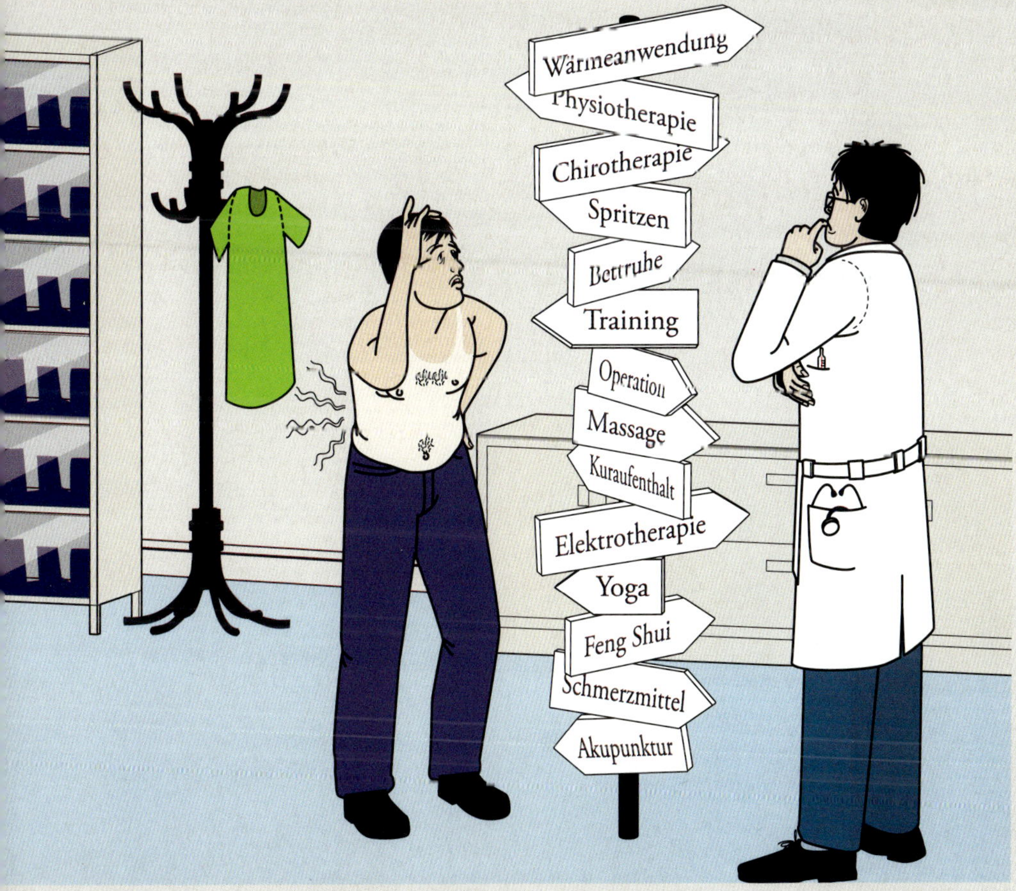